임상지침서

최강실전한방

한의학박사 배진석 저

도서출판 의성당

서 문

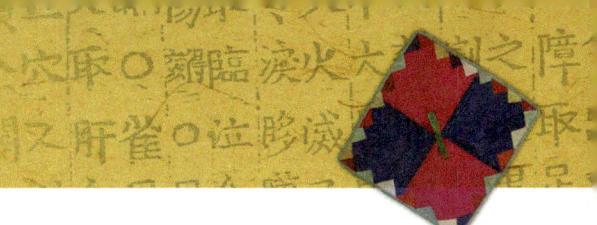

한의대를 졸업하고 임상을 한지 20년이 되어 간다. 그간 환자를 진료하면서 한의학의 놀라운 치료효과를 경험하면서 자긍심과 보람의 기쁨도 많이 얻을 수 있었다. 그러나 때론 실패의 아픔을 겪으면서 내 자신의 무능에 질책하고 잠 못 이루며 괴로워하기도 했었다.

그러는 중에 항상 내 머리 속에 우수한 치료 효과가 있는 한의학이 뛰어난 장점에 비해, 현실에서 저평가 되고 소외 되고 있다는 안타까움에 사로잡히게 되었다.
왜! 그럴까? 무엇 때문일까? 누구의 잘못일까?
한의학은 세공되지 못해 아직 빛이 제대로 나지 못하는 보석 같다고나 할까! 그러나 한의학은 잘 연마되면 가치를 형용할 수 없는 값진 보석이 될 수 있다.

그럼, 한의학의 맹점은 뭘까?
첫째, 한의학의 침, 부항, 약침, 봉침, 한약 등의 뛰어난 효과에도 불구하고 과학적으로 검증하기 어렵다.
둘째, 시술자의 개인 능력에 따라 같은 치료법이라도 효과의 차이가 많아 보편적인 일정한 치료효과를 얻기 어렵다.
셋째, 환자 진단에 있어 과학적으로 객관화하기가 어렵다.
넷째, 한약재에 있어 각 약재별 치료효과와 부작용에 대한 과학적인 연구와 정확성이 떨어지고 각 약재별 품질의 균일화가 이루어지기 어렵다.

이에 반해 양의학은 눈부신 과학의 발전과 글로벌 의료기 회사들로 인해 최신 장비들을 통한 진단의 객관화가 되어 있고 글로벌 제약회사들의 검증된 약을 사용함으로써 효과와 부작용에 대한 정확한 근거가 있어 방금 졸업한 의사나 오랜 임상을 한 의사 등 차이 없이 일정한 검진과 치료효과를 얻을 수 있다는 것이다. 그리고 통증에 대한 제어와 응급상황에 대한 대처가 뛰어나다는 것이다.

그렇지만 낙심하지 않는다. 어린 소년 다윗이 거인 골리앗을 물리쳤듯이, 임상에서는 병을 잘 낫게 하는 학문이 결국에는 살아남고 승리자가 되리라는 생각을 한다.

대안책은 ?

고가의 검진 장비가 없어 객관화된 검사 결과를 말할 수는 없지만 한의학의 전통적인 검진 방법과 환자가 호소하는 증상 내용을 충분히 청취하고 직접 환부를 보고 만지고 테스트 해보면 이 환자가 어디가 아프며 어떻게 치료하면 나을 수 있는지를 알 수 있다는 것이다.

양의학은 분석학적으로 원인을 제거하는 데 뛰어난 의학이고 한의학은 환자를 전체적으로 보면서 호소하는 증상을 통한 검진과 치료에 우수한 의학이라고 생각한다.

한의학의 장점은 ?

첫째, 결국에 환자가 원하는 것은 원인을 아는 것도 중요하지만 무엇보다 어떻게 해서든지 자신이 고통 받는 것을 해결해서 낫고 싶은 것이 가장 최우선이라는 것이다. 그런 면에서 한의학은 진단에 있어 부족한 점이 많지만 환자의 고통을 경감하거나 근본적인 치료를 해줄 수 있는 뛰어난 치료효과가 있는 의학이라는 것이다. 꿩 잡는 것이 매라는 속담이 있지 않는가? 병 잡는 매 같은 한의학!

둘째, 한방에서 환자를 낫게 하는데 있어 어느 정도 보편화되고 동일한 치료효과를 얻을 수 있는 방법은 없을까?

공부를 많이 하고 풍부한 임상경험을 한 한의사만이 뛰어난 치료효과를 나타내고 게으르고 빈약한 임상경험을 한 한의사는 치료효과를 기대하지 말아야 하는가? 이제 갓 졸업한 한의사는 매번 임상에서 실패를 해야만 하는가?

그렇지 않을 수 있는 방법이 있다. 누구나 객관화되고 보편적인 치료율과 우수한 치료효과를 나타낼 수 있다.

방법은 각 증상별 질환별 침, 약침, 부항, 뜸, 한약, 추나요법, 물리요법 등에 대한 치료효과에 대한 철저한 검증을 통해 누구나 효과를 낼 수 있는 치료방법과 기술을 발굴해서 보편화된 치료방법을 실시하면 된다는 것이다.

문제는 각 질환별로 우수한 효과가 있는 치료법이 있음에도 불구하고 비법이라는 이름 안에 감춰두고 가족이나 가까운 사람에게만 전수하고 널리 알리지 않는 풍토가 한의학의 발전을 더디게 한다고 생각한다.

한의학이 부흥하고 부활하기 위해서는 비법, 노하우 등을 공개하고 가르치고 실험하고 증명해야 하는 산통의 노력과 결단이 있어야 한다는 것이다.

전에 난 항상 부족하다고 생각을 했었다. 그리고 아둔한 나로서는 한의학의 이론들은 제대로 이해하고 임상에 활용하기에 어려움이 많았었다. 그래서 그 부족함을 메우기 위해 임상에서 분야별 세상의 큰 스승들을 만났고 배우려고 애를 썼으며, 그 배운바가 진실로 효과가 있는지 알기 위해 검증에 검증을 거듭했다. 침으로는 사암침, 동씨침, 평형침, 석호침, 일침, 두침, 상대성침, 수침, 이침, 편도침, MPS, 사혈요법, 약침, 봉침 등 무수한 침법 등을 배웠다. 일단 한 침법을 배울 때는 배운 대로 믿고 환자에게 그 침법을 최대한 많이 활용하여 지속적인 실험을 하였다. 그리하여 수십, 수백, 수천의 검증에 검증을 거듭하여 각 침법 중에서 각 분야별 우수한 효과가 있는 부분들을 찾아내고 임상에 활용할 수 있게 되었다. 난, 이제 진단에 있어 환자를 보고 듣고 만져서 이 병이 내가 치료할 수 있는 병인지, 얼마나 오래 걸리지, 어느 정도 치료 효과를 얻을 수 있는지 알 수 있다. 치료에 있어서 증상별, 질환별 어느 혈을 취혈하고 어떤 치료법을 활용하면 환자의 고통을 경감하고 즉각적인 효과를 낼 수 있는지 아는 단계에 이르게 되었다. 한약에 대해서도 어떤 질환에는 어떤 처방을 쓰면 뛰어나 효과가 있는지를 알게 되어 자신 있게 약을 사용하고 그만큼의 효과와 보람도 느낀다.

이 책은 개인적으로 조금이라도 효과가 없는 것은 싣지 않으려고 노력 했으며 ★ 표시 등을 통해 뛰어난 효과가 있는 것은 쉽게 알 수 있도록 하였다.
이 책에 아무런 표시가 없는 것들조차 많은 가치와 의미를 가지고 있다. 마음을 열고 이 책을 숙독하면 수많은 보배들을 발견 할 수 있을 것이다.
==이 책의 가장 장점은 한의학에 대한 기본지식이 있다면 누구나 쉽게 습득할 수 있고 그대로 시행한다면 대부분 동일한 우수한 치료효과를 기대할 수 있다는 것이다.==

이 책을 통해 수천 년의 역사 속에 뛰어나 치료효과로 인해 민중에게 사랑받아 온 한의학이 좀 더 보편화 되고 체계화 되고 과학화 되는데 조그만 단초가 되기를 바란다.

그동안 나 자신을 돌아보면 임상에서 한의학 치료를 하면서 나의 부주의와 무지를 통해 크고 작은 의료사고들을 발생하게 했었다.
풍지혈에 장침을 이용해 자침하다 지주막하 출혈을 유발해 환자가 위중한 상황에 처하게도 하고 마른 체형의 환자에게 견정혈에 깊게 자침해서 기흉을 발생시키기도 하고 보관을 잘못 한 약침을 시술해서 환부에 발진을 유발하기도 하고 침으로 신체 말단부위 신경을 찔러 통증을 더 가중시키기도 하고 봉침시술 후 고통을 호소하는 수많은 전화를 받기도 하는 등 수많은 의료사고와 환자의 불만 등을 경험했었다. 그리고 동료 한의사들도 많은 의료사고의 어려움을 겪는 것을 지켜보기도 하였다. 또한, 치료의 잘못

보다도 환자의 오해와 위중한 환자의 상태로 인한 결과로서 어려움을 겪는 경우도 종종 접할 수 있었다.

뜸으로 화상을 입으면 의료사고가 되는지 아는 한의사가 많지는 않을 것이다. 고령의 환자의 비율이 많은 한의학의 현실에서 언제나 의료사고가 날 수 있다는 것을 숙지하고 항상 대비책을 세우고 안전하게 진료해야 한다고 생각한다. 이 책을 통해 나 같은 실수를 하지 않기를 바라는 마음에 책 중간에 주의해야 할 경우에는 ✹ 표시로 나타내었다.

마지막으로 침술의 대가이시며 전국을 주유하며 우수한 한약처방과 치료법들을 발굴하신 박희수 교수님을 통해 침을 맞으면 즉각 효과가 날 수 있다는 침술에 대한 자신감을 얻었고 증평의 평화한약방 연만희 선생님을 통해 仁術과 환자를 대하는 법을 알게 되었다. 그리고 아둔한 제자를 오랫동안 거두어 주시면서 아낌없이 모든 것을 전수해 주신 울산의 삼성한의원 김홍기 교수님을 통해 한의학의 우수성과 뛰어난 한약의 효과를 경험할 수 있었다.

이 자리를 통해 진심어린 존경과 사랑을 스승님께 드리며, 이 책을 사랑하는 딸 예진, 아들 승준이와 동료 한의사분들께 바칩니다.

2015년 4월 순천에서

한의학을 사랑하는 남자
한의학박사 **배 진 석** 올림

일러두기

① 이 책의 내용들 대부분은 임상에서 효과가 있는 부분들만 수록한 것으로 이미 수많은 검증을 한 결과물로써 효과에 대한 두려움 없이 바로 사용해도 동일한 결과를 나타낼 수 있다.

② 임상에서 치료확률이 높을수록 중요도 표시(★)를 하여 쉽게 중요한 내용들을 인지하도록 하였다.
① 아무런 표시 없는 내용조차도 효과가 있는 내용들로 구성하였다.
② ★ : 양호한 효과. 치료시 호전되는 것을 볼 수 있다.
③ ★★ : 뛰어난 효과
④ ★★★ : 매우 뛰어난 효과
⑤ ★★★★ : 실패가 거의 없는 치료법

③ 한방에서도 치료시 다양한 의료사고에 접할 수 있다. 의료사고에 위험이 높을수록 주의 표시(✹)를 하여 의료사고를 미연에 방지하도록 하였다.
① ✹ : 약간의 위험, 주의 요함
② ✹✹ : 많은 위험
③ ✹✹✹ : 매우 위험, 경고

④ 이 책에 나오는 한약재의 용량은 g을 기준으로 작성 되었다.

목 차

제01장. 총 론 | 13

제02장. 통증 질환 | 31

- 좌섬 요통 • 33
- 요각통 • 39
- 꼬리뼈 타박상(미추골 골절·염좌·타박상) • 47
- 두경부 염좌 • 51
- 배 통(등결림) • 56
- 경추추간판탈출(경추DISC) • 61
- 어깨 관절통 • 67
- 오십견 • 73
- 무릎 내외측통 • 79
- 무릎 퇴행성관절염 • 83
- 허벅지 강직, 장딴지 강직 (대퇴근 강직, 비복근 강직) • 88
- 팔꿈치 통증(테니스엘보우, 골프엘보우) • 92
- 손목터널증후군 • 97
- 손가락 방아쇠 관절 • 101
- 손가락 관절통 • 104
- 손목염좌 • 108
- 결절종(Ganglion) • 112
- 하지부 염좌 • 114
- 족저 근막염(발바닥 근막염) • 122
- 타박상·골절 • 126
- 두 통 • 128
- 현기증 • 136
- 턱관절통 • 138

제03장. 안이비인후과 | 143

- 비 염 • 145
- 축농증 • 151
- 코 피 • 156
- 편도선염 • 159
- 중이염 • 163
- 이 명·난 청 • 166
- 감 기 • 168
- 천 식 • 170
- 볼거리(이하선염) • 172
- 안구건조증 • 173
- 결막염 • 176
- 구 취(입냄새) • 177
- 구순염 • 178

제04장. 내 과 | 181

- 소화불량(식체) • 183
- 속쓰림 • 186
- 트림 • 189
- 역류성식도염(매핵기) • 190
- 구토 • 194
- 설사 • 197
- 변비 • 198
- 방광염 • 200
- 야뇨증 • 202
- 요로결석 • 203
- 심장병(협심증) • 204

제05장. 비 만 | 207

- 치료방법 • 209
- 식이요법 • 211

제06장. 피 부 | 225

- 아토피 • 227
- 여드름 • 230
- 두드러기 • 234
- 옻알러지 • 237
- 물사마귀 • 237

제07장. 보 약 | 239

- 남성보약 • 241
- 여성보약 • 241
- 소아보약 • 241
- 여름철보약 • 242
- 정력증진 • 242
- 성장보약 • 243
- 수험생보약 • 243
- 식욕증진보약 • 243

제08장. 불임·부인과 질환 | 245

- 여성불임 • 247
- 임신오저(입덧) • 250

- 조산·유산증후예방 • 253
- 하 혈 • 255
- 생리통 • 257
- 경 폐(생리불순) • 260
- 산후조리 • 262
- 골반염 • 266
- 자궁근종 • 267
- 난소낭종(난소물혹) • 268
- 여성불감증 • 270
- 갱년기증후군 • 271

제09장. 정신과 | 273

- 신경불안(우울증·화병) • 275
- 불면증 • 278

제10장. 중 풍 | 281

- 중 풍(뇌졸중) • 283
- 치 매 • 285
- 구안와사 • 292
- 안면경련 • 296

제11장. 대사질환 | 299

- 당뇨병 • 301
- 고혈압 • 312
- 만성간질환 • 316

제12장. 기 타 | 319

- 다한증 • 321
- 수족다한증 • 324
- 수족냉증 • 327
- 수족열감 • 330
- 치 질 • 333
- 탈모·원형탈모 • 335
- 산 삼 • 337

1장. 총 론

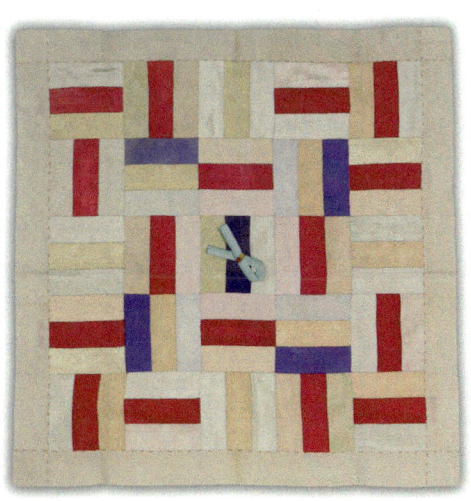

01 치료 순서

```
냉온치료(핫팩, 아이스팩) 겸 물리치료(저주파치료)
            ↓
         부항요법
            ↓
      봉침요법・약침요법
            ↓
          침치료
            ↓
         전침요법
            ↓
      견인치료 및 교정치료
            ↓
      운동요법・생활관리 설명
```

02 치료 개요

1) 냉온치료(핫팩, 아이스팩) 겸 물리치료(저주파치료)

▶ **핫팩**__일반 통증 질환, 만성 통증에 핫팩을 사용하면서 저주파 치료 겸한다. 보통 15~20분 실시한다.

▶ **아이스팩**__염좌, 타박상, 급성 통증 등으로 부종, 발열, 심한 통증이 있는 경우 사용한다. 물에 약간 젖은 수건을 냉팩을 감은 후 환부에 대고 있게 하고 너무 차가우면 잠시 띄었다가 다시 실시하게 한다.

2) 부항요법

- **일반부항**_통증 질환 초기에 환부에 1~2회 부착해서 어혈을 제거한다. 부착해서 3분 내외로 실시한다.
- **특수부항**_환부에 습부항을 3~7회 정도 실시하여 마지막에 선홍색 피가 비치면 끝내는 방법으로 고질적인 만성 통증, 극심한 통증 질환에 효과가 뛰어나다.★★★
- **부항마사지**_건부항이나 습부항을 실시한 후 손으로 부항컵을 잡고 좌우상하로 움직여서 피부 자극을 극대화하는 방법으로 습부항시 시간을 단축할 수 있고 뭉친 근육을 풀어주는데 효과가 뛰어나다.★★
- **부항오일마사지**_어깨, 등부위, 허리부위, 복부 등에 부항을 하기전 오일을 바르고 부항을 가볍게 부착한 후 손으로 부항컵을 잡고 환부를 수평이동하면서 마사지하는 방법으로 뭉친 근육을 이완시켜주는데 도움이 된다.

3) 봉침요법

(1) 봉침의 효과

봉침은 소염, 진통 작용이 뛰어나며 면역기능을 강화시켜주는 효과도 기대할 수 있다.

(2) 안전한 봉침 시술방법★★★

① 손바닥, 발바닥, 손·발가락관절, 손목·발목

20만대로 1회 시술 후 반응을 봐서 잘 견디면 ⇨ 다음 회에 2만대로 0.2cc로 시작해서 증량하면서 2회 정도 실시하고 ⇨ 잘 견디면 다음 회에 8천대로 해서 0.2cc로 시작해서 점차 증량하면서 3~7회 실시한다. ⇨ 잘 적응하면 2천대 0.2cc로 시작해서 증량하면서 치료한다.★★★

② 팔꿈치관절, 무릎관절

2만대로 0.2cc로 시작해서 증량하면서 2회정도 실시하고 ⇨ 잘 견디면 다음 회에 8천대로 해서 0.3cc로 시작해서 점차 증량하면서 3~7회 실시한다. ⇨ 잘 적응하면 2천대 0.2cc로 시작해서 증량하면서 치료한다.

③ 어깨, 목, 등, 허리

2만대로 0.2cc로 시작해서 증량하면서 1회 정도 실시하고 ⇨ 잘 견디면 다음 회에 8천대로 해서 0.2cc로 시작해서 점차 증량하면서 3~5회 실시한다. ⇨ 잘 적응하면 2천대

0.2cc로 시작해서 증량하면서 치료한다. ⇨ 심한 경우 1천대로 증량해서 치료한다.

④ 복부, 전립선 질환

8천대로 해서 0.2cc로 시작해서 점차 증량하면서 2회 실시한다. ⇨ 잘 적응하면 2천대 0.3cc로 시작해서 증량하면서 치료한다. ⇨ 심한 경우 1천대로 1~2cc 증량해서 치료한다.

(3) 봉침 부작용

▶ **가벼운 경우**__피부 발적, 소양감, 부종, 통증
▶ **심한 경우**__전신 두드러기, 호흡곤란, 몸살
▶ **봉침 시술전 유의 사항**__평소 피부 알러지 질환이 있는지 여부와 전에 봉침시술을 받고 힘든 적이 있는지 사전 문의가 필요하고 봉침으로 견디기 힘들었던 사람이나 봉침을 원하지 않는 사람은 봉침시술을 피하는 것이 의료사고 예방에 도움이 된다.**

(4) 봉침 부작용을 최소화하는 방법**

살이 많은 허리 등 복부 등에는 신경분포가 적어 봉침에 대해 반응이 적은 편이다. 관절, 사지 말단, 안면 부위 신경분포가 많은 부위는 봉침에 대한 반응이 강하게 나타난다. 특히 손바닥, 발바닥, 손·발가락 등은 아주 약한 봉침에도 강한 반응을 보이므로 특히 주의와 환자에 대한 사전 설명이 필요하다.

▶ **봉침 사전 설명**__봉침 시술 후 피부부위에 부종, 소양감, 통증이 심할 수 있으나 1~3일 정도 경과하면 자연이 소실된다. 봉침 시술을 3~5회 정도 실시하면 몸에서 적응하여 봉침반응이 약해진다.

(5) 봉침 부작용시 대처법***

봉침으로 가벼운 소양감 발적, 부종 현상은 정상적인 반응이므로 치료 과정으로 견디면 된다고 설명한다. 그러나 소양감이나 부종이 심해 견디기 힘들 경우 아이스팩을 이용해서 냉찜질을 실시하면 소양감이나 부종이 감소하므로 가정에서 냉찜질을 하도록 사전에 권하는 것이 좋다.

봉침부작용으로 전신 두드러기와 소양감이 심하게 나타난 경우 양방 병원이나 의원에서 항히스타민제제를 복용하도록 권한다.

봉침부작용이 심해 기관지가 좁아지면서 호흡곤란과 저혈압 증상을 보일 경우 급히 근처 병의원, 응급실에서 스테로이드제제나 심장 강심제(에피네피린) 투여 받게 해야 한다.

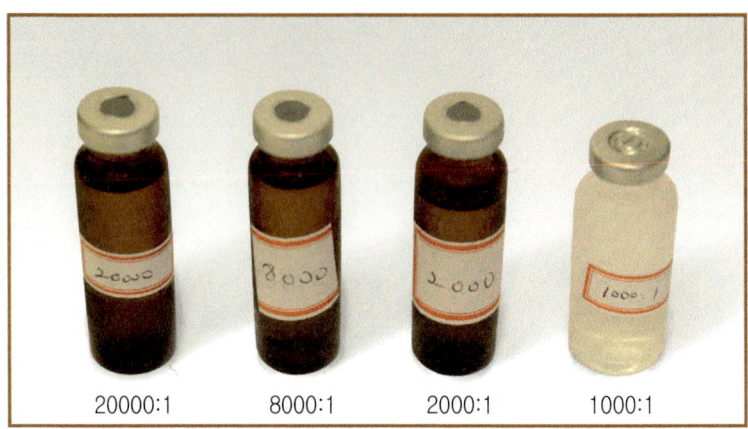

사진 1-1 봉침사진

4) 약침요법

▸ CS약침(주목나무기름)_윤제의 진통과 윤활작용을 하고 기제로서의 순환작용에도 기여한다. 통증부위에 1회 0.2cc~0.4cc로 2부위나 4부위 나눠서 주입

> **효 과**
> 어깨 근육 강직 해소(견정혈 약침)★★★, 두통 해소(풍지혈 약침), 피로 회복(견정혈과 풍지혈 약침)★★, 슬관절 윤활 및 진통작용(내슬안, 독비혈 약침)★★, 턱관절 윤활 및 진통작용(TM조인트와 압통처, 통증호소 부위 약침)★★★, 구안와사 윤활 작용(지창, 협거, 태양혈, 인중혈 등에 약침)

▸ HO약침(홍화기름)_혈액 순환 개선효과 기대 원형탈모에 효과적이다.★★

▸ 비만약침(산삼+사향+우황)_국소부위 지방제거 효과기대★

▸ 산삼약침(증류 산삼 정맥 주사요법)_피로회복★★, 편도선염 등 염증개선★★★, 면역기능 항진, 암 억제 및 구토 등 항암제 부작용 최소화

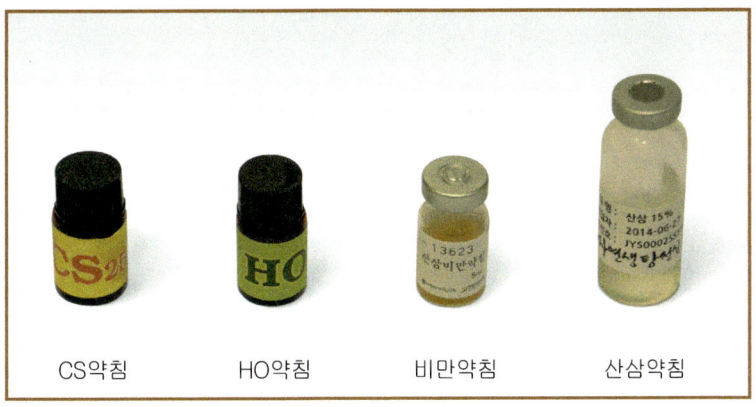

사진 1-2 약침사진

5) 침치료

　침치료시 신체 말단부위에 신경이 많이 분포하고 있어 통증을 쉽게 느끼므로 신경이 많이 분포해서 예민한 부위는 가급적 가는 침을 사용하는 것이 자침시 통증을 경감할 수 있다.**

▎침의 종류

- 0.25×30__사지 말단부위(손·발가락, 손·발목, 손·발바닥, 눈주위) 전용
- 0.30×40__두부, 복부, 배부, 경추, 어깨, 팔꿈치, 무릎 전용
- 0.40×60__환도부위 전용
- 0.50×60__한침 치료 전용***
- 0.30×90__비만침 전용
- 자루장삼릉침__편도 사혈치료 전용

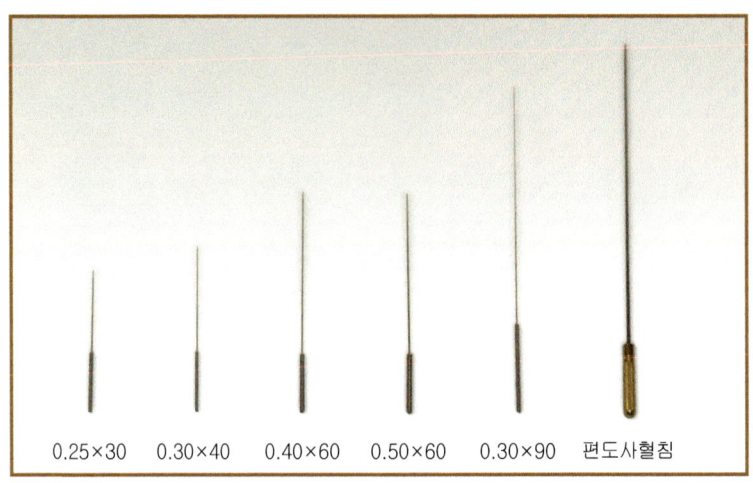

사진 1-3 침 비교 사진

6) 전침요법

침치료시 전침을 사용하면 지속적인 침자극을 실시하여 통증을 경감시키는 효과가 있다. 비만침 시술시 비만침 시술후 60Hz 전침 자극을 실시하면 지방분해 효과가 있는 것으로 알려져 있다.

7) 견인치료 및 교정치료

▶ **경추 견인치료**__경추추간판장애(경추 디스크, 협착)에 필수적으로 활용한다.**
▶ **요추 교정치료**__요추추간판장애(디스크, 협착)에 활용한다.**
    단, 요추 수술환자와 고령의 환자에는 사용을 자제한다.**

8) 운동요법 설명

치료 중에 운동요법을 지도하여 환자가 근본적인 치료를 할 수 있도록 도와주고 지속적으로 각 질환별로 운동을 꾸준히 할 수 있도록 조언해 준다.

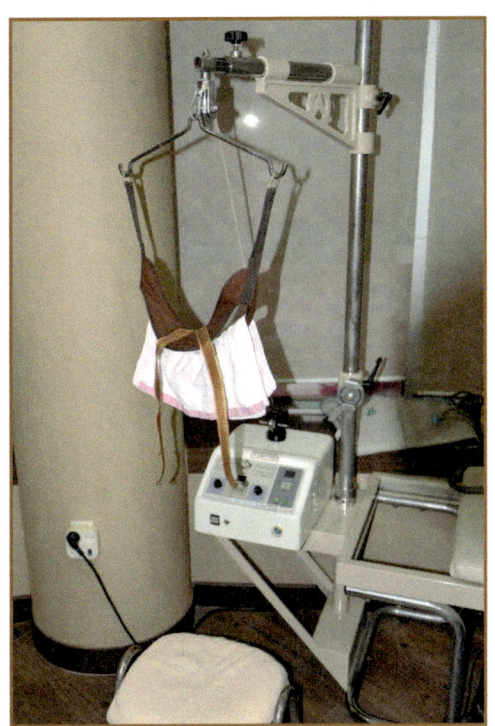

사진 1-4 경추 경인치료 장치

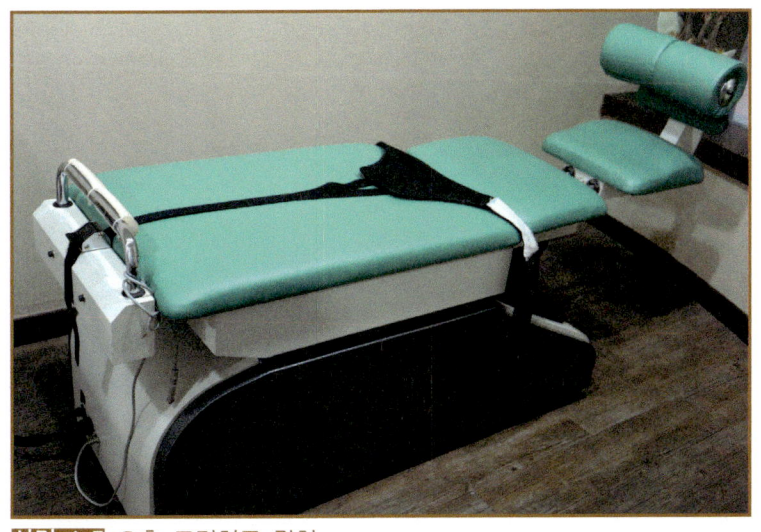

사진 1-5 요추 교정치료 장치

(1) 허리운동요법

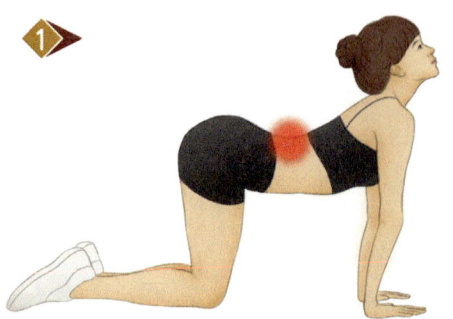

▎새우등 만들기 위와 같이 바닥에 엎드린 자세에서 호흡에 맞춰 허리를 고양이 등처럼 위로 둥글게 굽혔다 내린다.

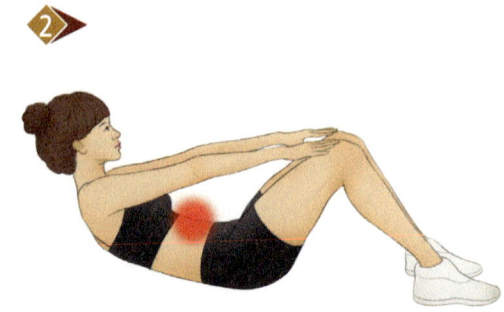

▎상체 들어올리기 똑바로 누운 자세에서 다리를 나란히 하고 두 무릎을 세운다. 양팔을 무릎쪽으로 뻗은 다음 고개를 들어 상체를 일으킨다.

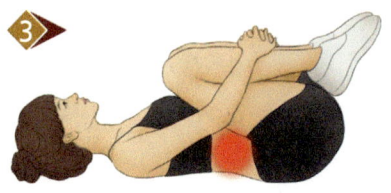

▎양다리 당기기 똑바로 누운 자세에서 두 손으로 양쪽 무릎을 안고 가슴까지 끌어당겼다 편다.

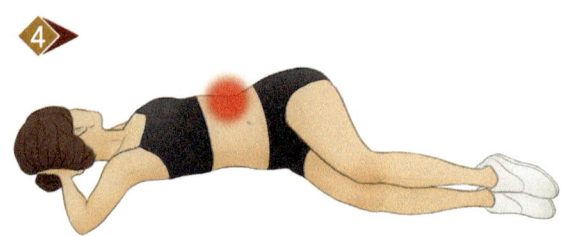

▎다리모아 돌리기 똑바로 누운 자세에서 무릎을 직각으로 굽힌 다음, 그 상태로 상체는 움직이지 않고 양쪽 무릎만 좌우로 움직인다. 시선은 반대쪽을 향하게 한다.

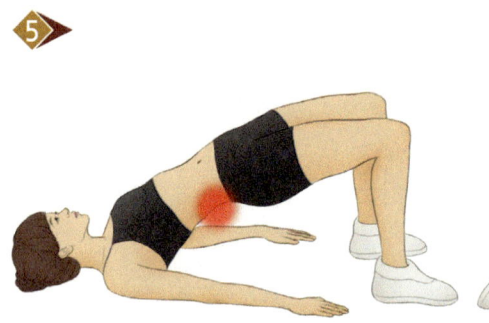

▎엉덩이 들어올리기 똑바로 누워서 양쪽 무릎을 세우고 허리를 들었다 내린다. 팔은 손바닥이 아래를 향하게 한다.

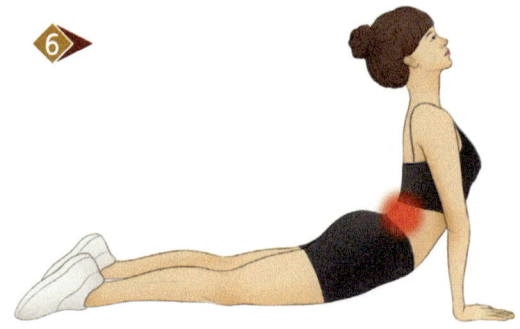

▎상체 올리기 바닥에 엎드려 누운 후 손을 바닥에 붙이고 팔을 쭉 펴면서 천천히 상체를 일으켜 뒤로 젖힌다.

그림 1-1 허리운동요법

(2) 웰빙스트레칭

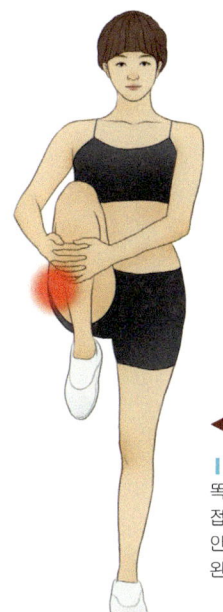

다리안기
똑바로 서서 오른쪽 다리를 접어 올려 두 손으로 감싸 안고 가슴 앞으로 당겨준다. 왼쪽도 마찬가지로 행한다.

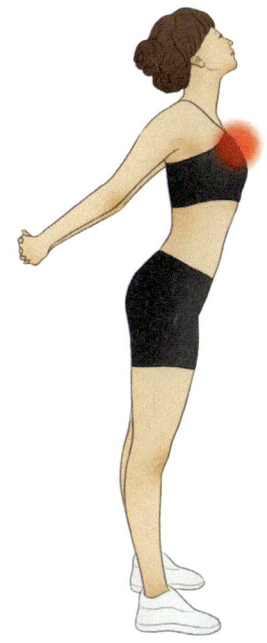

가슴 젖히기
똑바로 서서 다리는 어깨너비 만큼 벌리고 두 팔을 등 뒤로 돌려 손등이 바깥을 향하도록 깍지를 낀 다음 고개와 가슴을 뒤로 젖히면서 상체를 앞으로 한다.

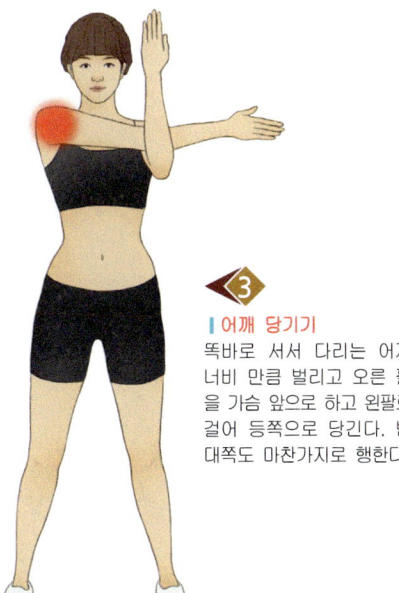

어깨 당기기
똑바로 서서 다리는 어깨너비 만큼 벌리고 오른 팔을 가슴 앞으로 하고 왼팔로 걸어 등쪽으로 당긴다. 반대쪽도 마찬가지로 행한다.

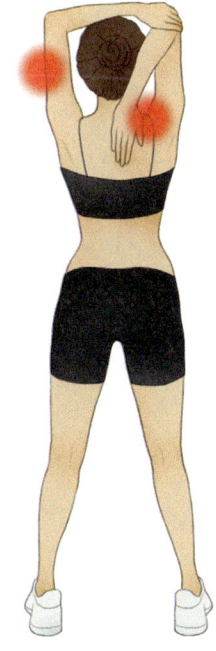

팔꿈치 누르기
똑바로 서서 다리는 어깨너비 만큼 벌리고 양팔을 머리위로 올려 구부린 상태에서 한쪽 팔꿈치를 반대쪽 손으로 잡고 뒤로 눌러준다. 반대쪽도 마찬가지로 행한다.

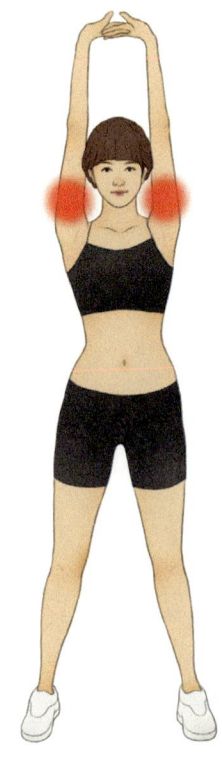
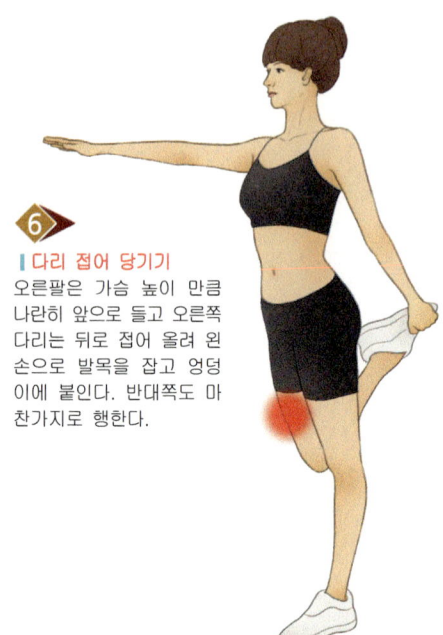

◆5
몸 펴기
똑바로 서서 다리는 어깨 너비 만큼 벌리고 손을 깍지 껴서 위로 쭉 올린다. 이때 손바닥이 위를 향한다.

◆6
다리 접어 당기기
오른팔은 가슴 높이 만큼 나란히 앞으로 들고 오른쪽 다리는 뒤로 접어 올려 왼손으로 발목을 잡고 엉덩이에 붙인다. 반대쪽도 마찬가지로 행한다.

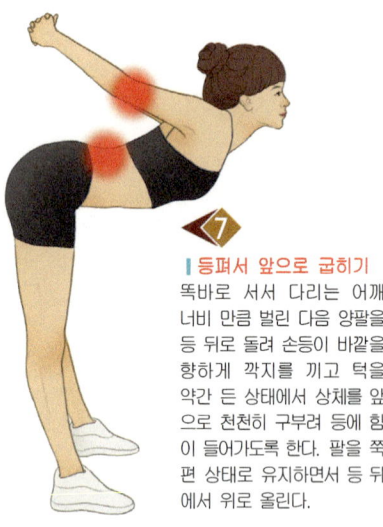
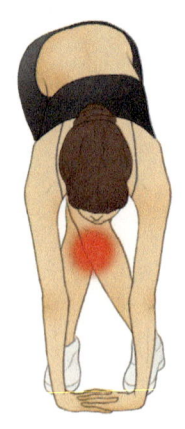

◆7
등펴서 앞으로 굽히기
똑바로 서서 다리는 어깨 너비 만큼 벌린 다음 양팔을 등 뒤로 돌려 손등이 바깥을 향하게 깍지를 끼고 턱을 약간 든 상태에서 상체를 앞으로 천천히 구부려 등에 힘이 들어가도록 한다. 팔을 쭉 편 상태로 유지하면서 등 뒤에서 위로 올린다.

◆8
두다리 꼬고 상체 굽히기
똑바로 선 자세에서 두 다리를 꼬고 상체를 앞으로 숙인다. 무릎은 굽히지 않도록 한다.

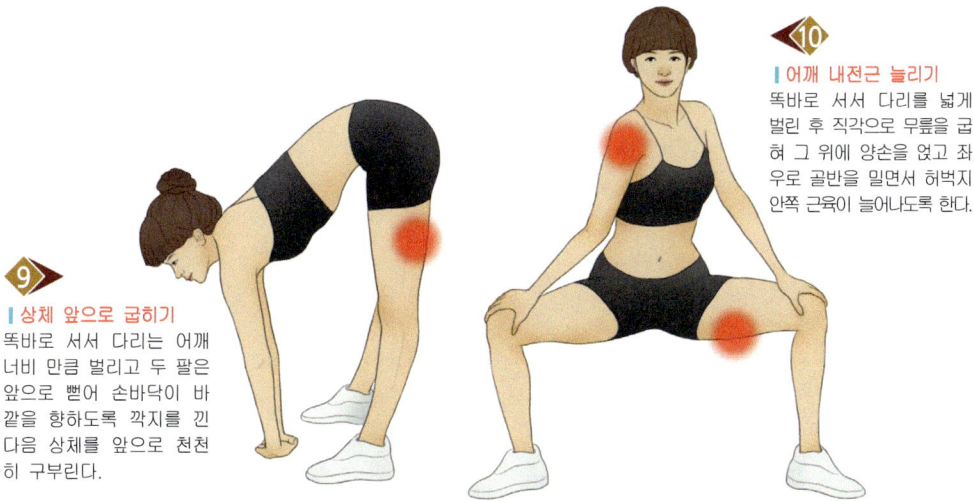

9 상체 앞으로 굽히기
똑바로 서서 다리는 어깨 너비 만큼 벌리고 두 팔은 앞으로 뻗어 손바닥이 바깥을 향하도록 깍지를 낀 다음 상체를 앞으로 천천히 구부린다.

10 어깨 내전근 늘리기
똑바로 서서 다리를 넓게 벌린 후 직각으로 무릎을 굽혀 그 위에 양손을 얹고 좌우로 골반을 밀면서 허벅지 안쪽 근육이 늘어나도록 한다.

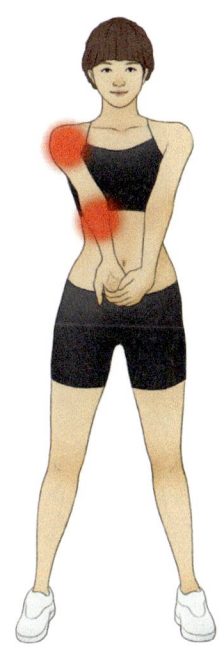

11 팔과 손목 늘이기
똑바로 서서 다리는 어깨 너비 만큼 벌리고 오른팔을 내린 상태에서 팔꿈치를 굽히지 않고 왼손으로 오른손을 오른손 손등방향으로 젖혀준다. 반대쪽도 마찬가지로 행한다.

그림 1-2 웰빙스트레칭

03 한의원 진료 분야 홍보

한의원 내부 벽면에 붙여서 대기 중인 환자가 볼 수 있도록 비치한다. 어떤 분야에 대해 중점적으로 치료하는지 여부를 알려주는 효과가 있다.

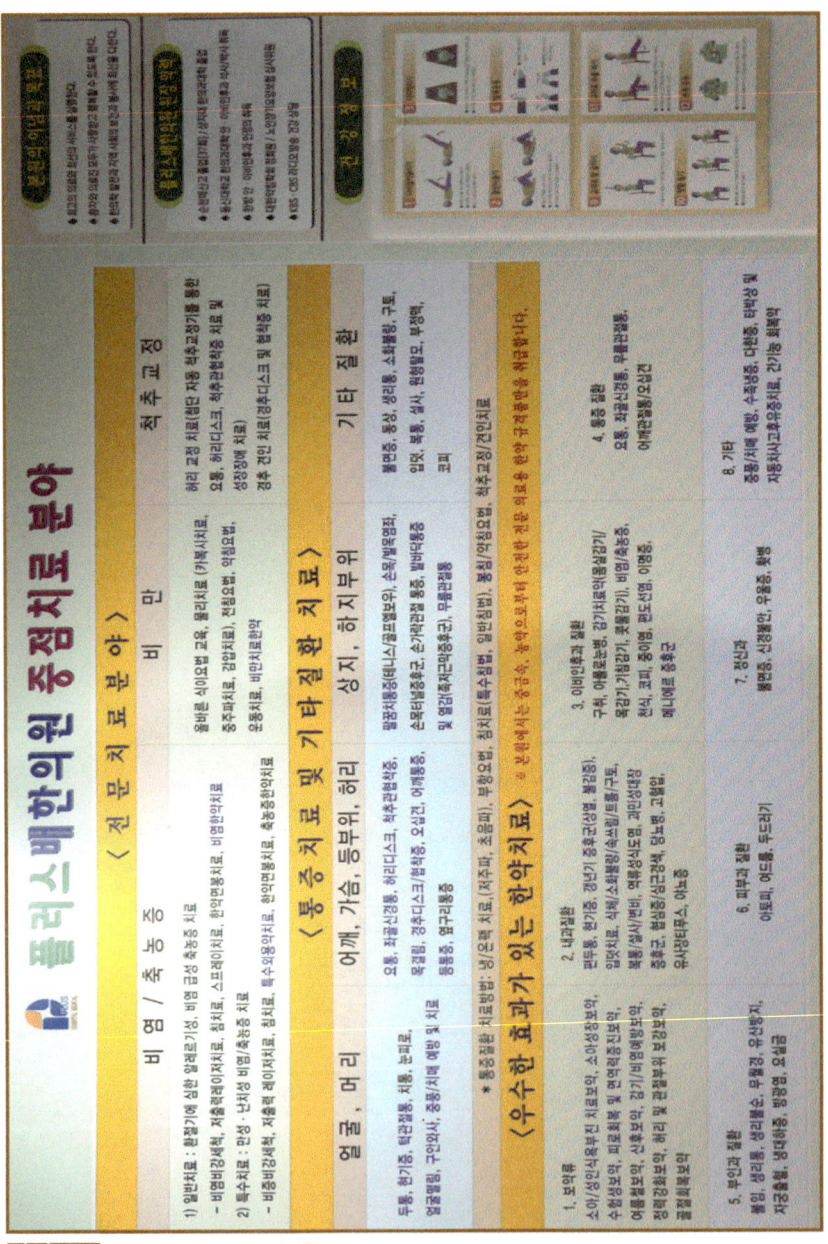

사진 1-6 한의원 진료 분야 홍보

전문 치료 분야		
비염·축농증	비만	척추교정
1) 일반치료 : 환절기에 심한 알레르기성 비염, 급성 축농증 치료, 비염비강세척, 저출력레이저치료, 침치료, 스프레이치료, 한약면봉치료, 비염한약치료 2) 특수치료 : 만성·난치성 비염·축농증 치료, 축농증비강세척, 저출력레이저치료, 침치료, 특수외용약치료, 한약면봉치료, 축농증한약치료	올바른 식이요법 교육, 물리치료(카복시치료, 중주파치료, 감압치료), 전침요법, 약침요법, 운동치료, 비만치료한약	허리 교정 치료(첨단 자동 척추교정기를 통한 요통, 허리디스크, 척추관협착증 치료 및 성장장애 치료) 경추 견인 치료(경추디스크 및 협착증 치료)

통증치료 및 기타 질환 치료			
얼굴, 머리	어깨, 가슴, 등부위, 허리	상지, 하지부위	기타 질환
두통, 현기증, 턱관절통, 치통, 눈피로, 얼굴떨림, 구안와사, 중풍·치매 예방 및 치료	요통, 좌골신경통, 허리디스크, 척추관협착증, 목결림, 경추디스크/협착증, 오십견, 어깨통증, 등통증, 옆구리통증	팔꿈치통증(테니스·골프엘보우), 손목·발목염좌, 손목터널증후군, 손가락관절통증, 발바닥통증 및 열감(족저근막증후군), 무릎관절통	불면증, 동상, 생리통, 소화불량, 구토, 입덧, 복통, 설사, 원형탈모, 부정맥, 코피

※ 통증질환치료방법 : 냉·온팩치료, 물리치료(저주파, 초음파), 부항요법, 침치료(특수침법, 일반침법), 봉침·약침요법, 척추교정·견인치료

우수한 효과가 있는 한약치료			
1. 보약류	2. 내과질환	3. 이비인후과질환	4. 통증 질환
소아식욕부진치료보약, 소아성장보약, 수험생보약, 피로회복 및 면역력증진보약, 여름철보약, 산후보약, 감기·비염예방보약, 정력강화보약, 허리 및 관절부위 보강 보약, 골절회복보약	편두통, 현기증, 갱년기증후군(상열, 불감증), 입덧치료, 식체·소화불량·속쓰림·트름·구토, 복통·설사·변비, 역류성식도염, 과민성대장증후군, 협심증·심근경색, 당뇨병, 고혈압, 유사장티푸스, 야뇨증	구취, 아폴로눈병, 감기치료약(몸살감기·목감기, 기침감기, 콧물감기), 비염·축농증, 천식, 코피, 중이염, 편도선염, 이명증, 메니에르 증후군	요통, 좌골신경통, 무릎관절통, 어깨관절통·오십견
5. 부인과 질환	6. 피부과질환	7. 정신과	8. 기타
불임, 생리통, 생리불순, 무월경, 유산방지, 자궁출혈, 냉대하증, 방광염, 요실금	아토피, 여드름, 두드러기	불면증, 신경불안, 우울증, 홧병	중풍·치매 예방, 수족냉증, 다한증, 타박상 및 자동차사고후유증치료, 간기능 회복약

04 환자 편의 제공 및 위생관리

1) 환자복

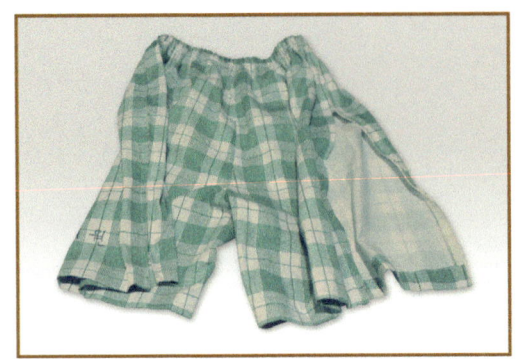

사진 1-7 자체 제작한 환자 지퍼반바지
▶ 바지 양옆에 지퍼 장착

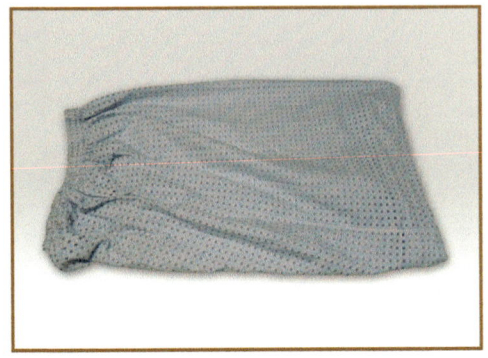

사진 1-8 자체 제작한 여성 환자용 상의 탑
▶ 가슴 윗부분까지 착용하여 어깨 부위가 노출되도록 한다.

2) 이마용 베개 위생 관리

뽑아서 사용할 수 있는 일회용 키친타올을 이마용 베개위에 부착하거나 베개위에 두어 사용할 수 있도록 한다. 1인당 1매씩 사용한다.

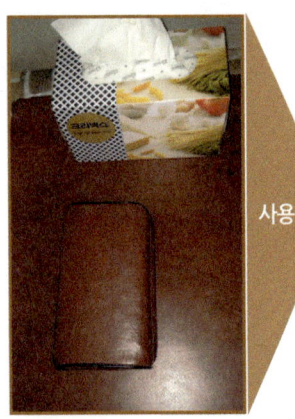
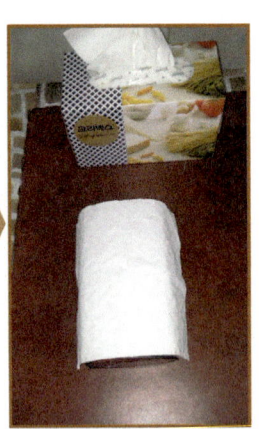
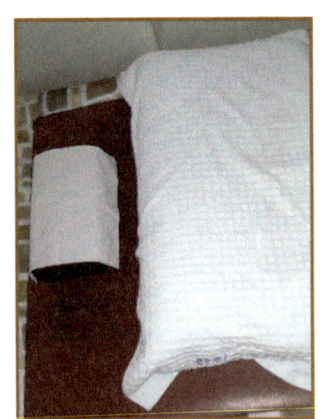

사진 1-9 베개 위생 관리

3) 침치료시 위생관리

침은 반드시 일회용 침을 사용한다. 침치료시 일회용 침관을 사용하고, 비만침 등의 장침 사용시 침관 대신 솜으로 침 중간을 잡고 자침하면 좀 더 위생적으로 자침할 수 있다.

4) 부항 위생관리

부항컵과 사혈란셋은 일회용을 사용한다.

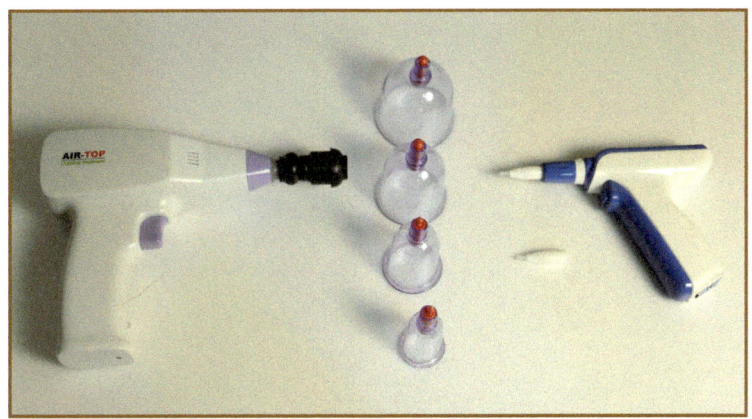

사진 1-10 부항사진(자동흡입기, 일회용 부항컵, 자동사혈침)

05 폐기물 관리

1) 폐기물 박스 기입사항

- 배출자__○○○ 한의원
- 사용기재년월일__날짜 기입
- 수거자__○○○(업체명)

2) 소독일지

소독일자	약품명	관리자	비 고
매주 1회	크레졸 3% 희석액	전담 직원 이름	전담 직원 사인
⋮	⋮	⋮	⋮

폐기물박스 옆에 크레졸 3% 희석액을 준비해 두고 주 1회 폐기물 박스 내용물 위에 코레졸 희석액을 분무하여 소독에 만전을 기한다.

06 한약 복용 환자에 대한 안내서

○○○ 복용법

- 복 용 법 : 1일 3회(아침, 점심, 저녁) 식후 30분 따뜻하게 복용
- 금기 식품 : 지방질식품(돼지고기지방, 닭고기껍질), 술, 녹두, 생무(생지황, 건지황, 숙지황 복용 시)
- 좋은 식품 : 채소, 과일, 콩요리(두유, 두부요리, 된장국), 현미밥
- 참고 사항 : 복용 중에 소화 장애가 있을 경우에는 약양을 절반으로 줄인 다음 물을 타서 희석시켜 복용하십시오.

건강 10훈

1. 少肉多菜 : 고기를 적게 먹고 야채를 많이 먹는다.
2. 少鹽多醋 : 소금을 적게 먹고 초를 많이 먹는다.
3. 少糖多果 : 설탕을 줄이고 과일을 많이 먹는다.
4. 少食多嚼 : 음식을 적게 먹고 많이 씹는다.
5. 少煩多眠 : 근심을 적게 하고 잠을 많이 잔다.
6. 少怒多笑 : 화를 적게 내고 많이 웃는다.
7. 少衣多浴 : 의복을 적게 입고 목욕을 자주 한다.
8. 少言多行 : 말을 적게 하고 행동을 많이 한다.
9. 少慾多施 : 욕심을 적게 내고 많은 봉사를 한다.
10. 少車多步 : 차를 적게 타고 많이 걷는다.

♥ 항상 건강하시길 기원합니다. ♥

☎ 플러스 배한의원 : 061) 727-7507~8

2장. 통증 질환

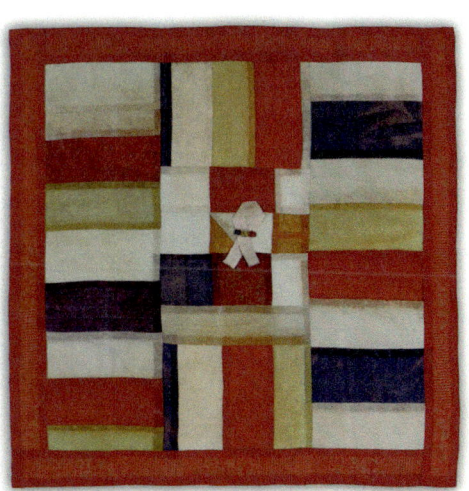

좌섬
요통

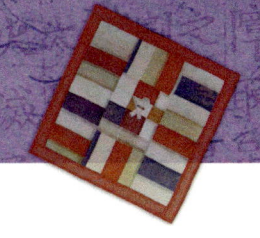

◆ 요 부

요부 침치료시 장침 사용시 자침 깊이 주의 요함(요추 부위 자침 깊이 5cm 이내로 실시)*

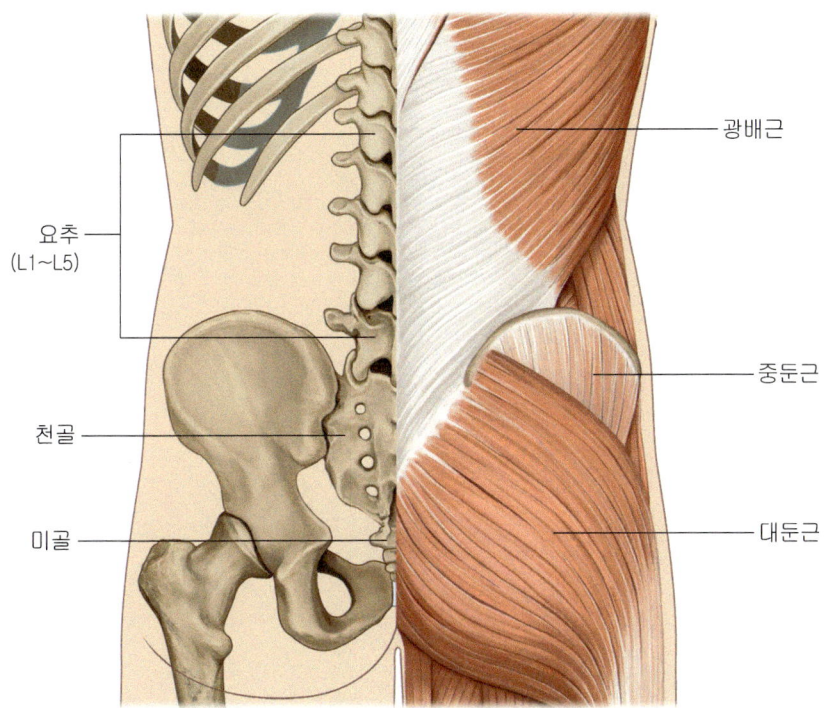

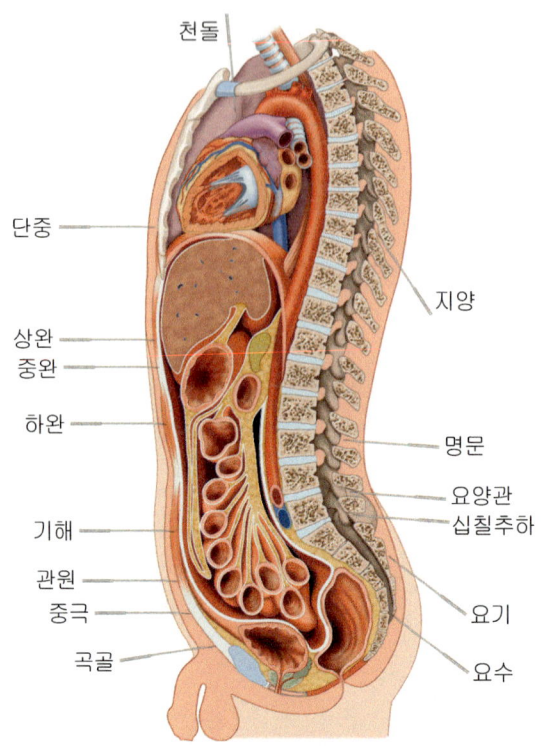

1) 원 인

허리를 삐끗한 경우. 불안정한 자세나 무거운 물건을 들다가 요부근육 염좌 발생한 경우

2) 증 상

요통이 심해 허리를 움직이기 힘들어 진다. 심한 경우 누웠다 일어나기 힘들거나 앉았다 일어서기 힘들어 진다. 심한 경우 허리가 한쪽으로 기울어지게 된다.

3) 치 료

(1) 부항요법★★

통증 유발 부위와, 통증 연관 근육 강직 부위 부항치료. 가벼운 요부 강직은 부항치료만으로도 개선효과가 뚜렷하다. 심한 요부 염좌의 경우 부항 마사지 치료만으로도 효과적이다. 아주 심한 요부염좌의 경우 부항횟수를 1회당 3분간 3~7회 정도 실시하여 선홍색 피가 보일 경우 그치면 뛰어난 효과가 있다.

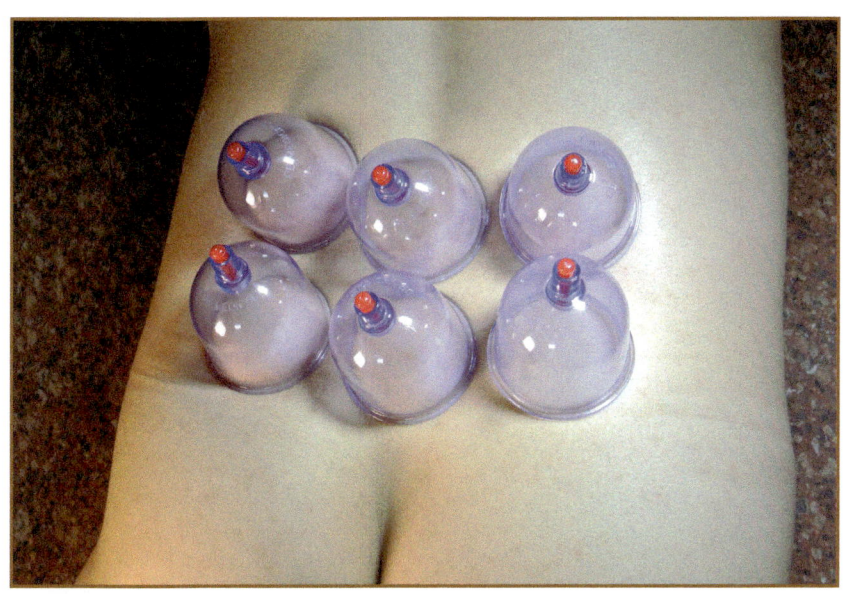

사진 2-1 좌섬 요통 부항요법

(2) 침치료

① **아시혈 침치료**★★★

   통증 유발 아시혈 부위 장침(0.50×60)을 사용 유침하지 않고 자침 후 바로 발침하면 움직이기 힘든 요통이 즉각 개선된다.

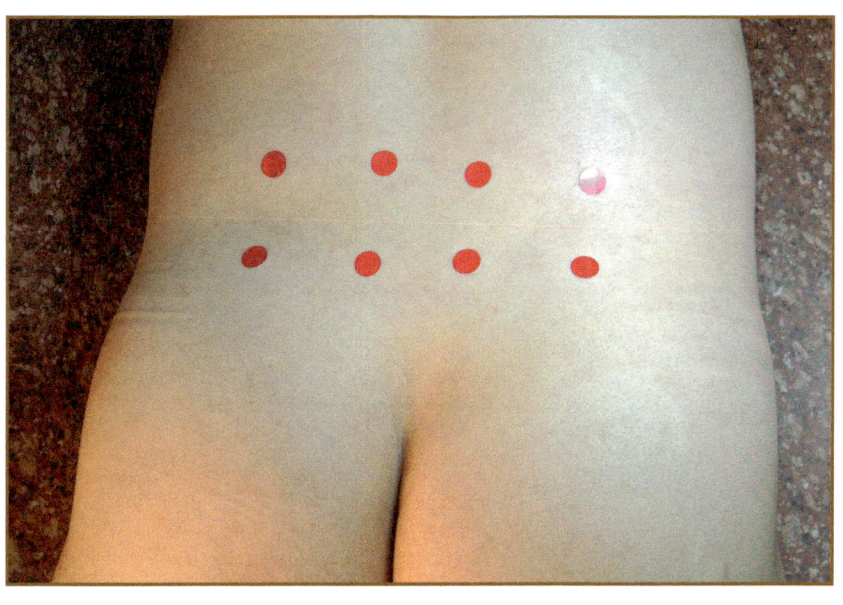

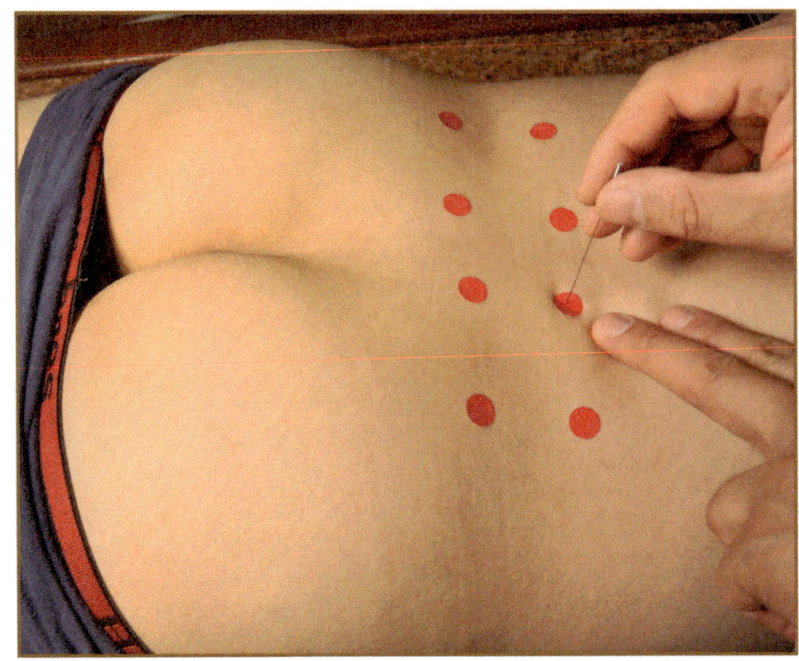

사진 2-2 좌섬 요통 아시혈 침치료

② 평형침 치료★★

　이마 부위 요통혈 평형침 치료시 일반체침(0.30×40)을 사용 이마부위 자침 후 3회 정도 제삽요법으로 자극 후 발침하면 요통 개선 효과가 있다.

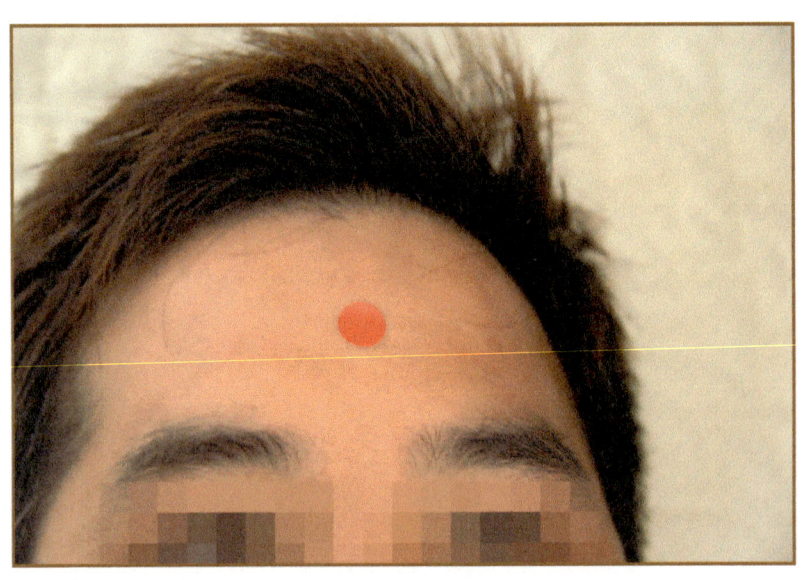

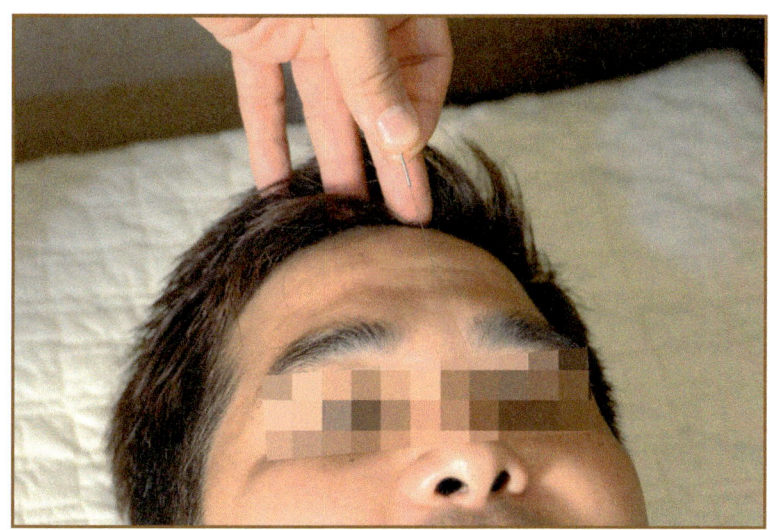
사진 2-3 좌섬 요통 평형침 치료

③ 봉침 치료★★
봉침을 사용 아시혈 부위에 사용하면 통증 개선 효과가 있다.

(3) 테이핑 치료
심한 요통으로 움직이기 힘든 경우 침치료 후 테이핑요법을 실시하면 통증 경감과 요통 재발 방지 효과가 있다.

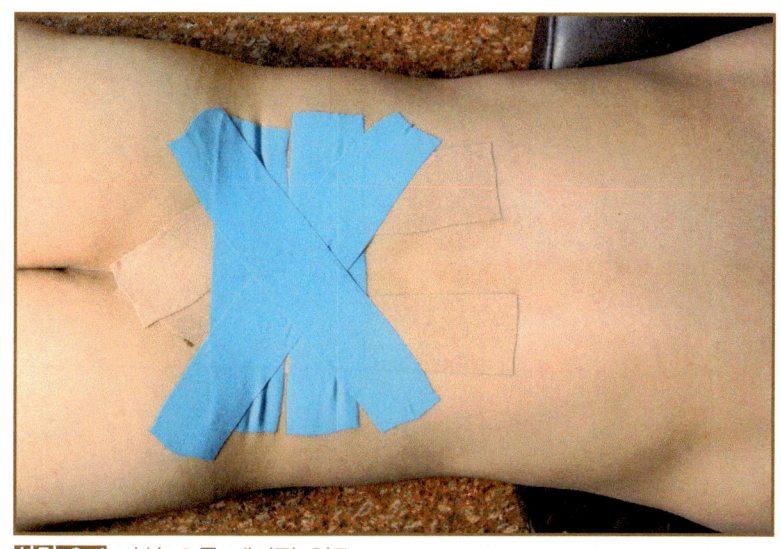
사진 2-4 좌섬 요통 테이핑 치료

(4) 한약요법

① 한 약**

▶ 육미지황탕가미__숙지황 16g, 산약, 산수유 각8g, 목단피, 택사, 백복령 각6g
  + 우슬, 두충, 오가피 각8g, 인삼, 파고지, 골쇄보 4g

② 보험약

▶ 독활방풍탕

(5) 운동치료

　좌섬요통 발생시 허리를 움직이기 힘든 경우 아시혈자극 치료 후 다리를 허리 높이까지 올리면서 20분간 걷게 하면 빠른 치료 효과를 얻을 수 있다.

▶ 보행 운동치료__다리를 90도로 올리면서 걷는 동작을 시행하면 둔부 대둔근 근육과 요배근 근육이 스트레칭이 되면서 강직된 근육이 이완되어 통증이 완화된다.**

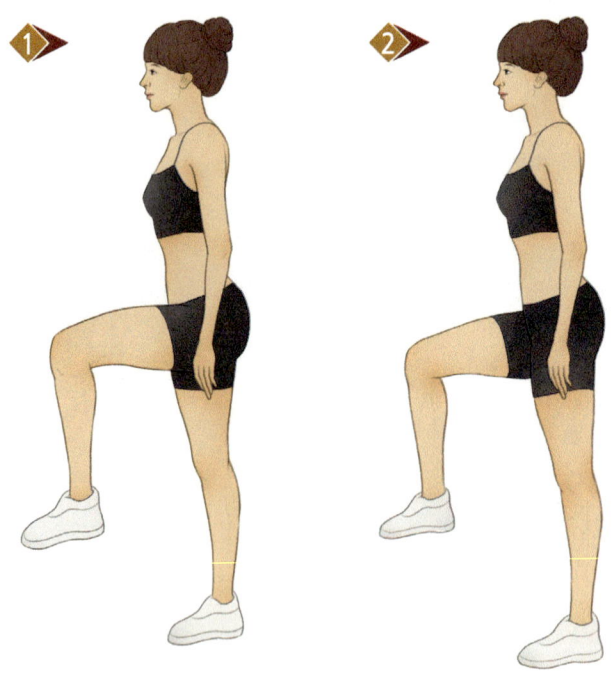

| 똑바로 서서 다리를 90도로 올리면서 양쪽을 번갈아 가며 걷는 동작을 한다.

그림 2-1 좌섬요통의 보행 운동치료

요각통

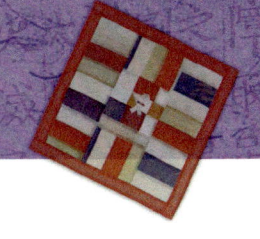

◆ 요각통 방산통

| 요각통(좌골신경통)의 경우 하지 통증부위를 통해 요추이상 부위를 추정할 수 있다.

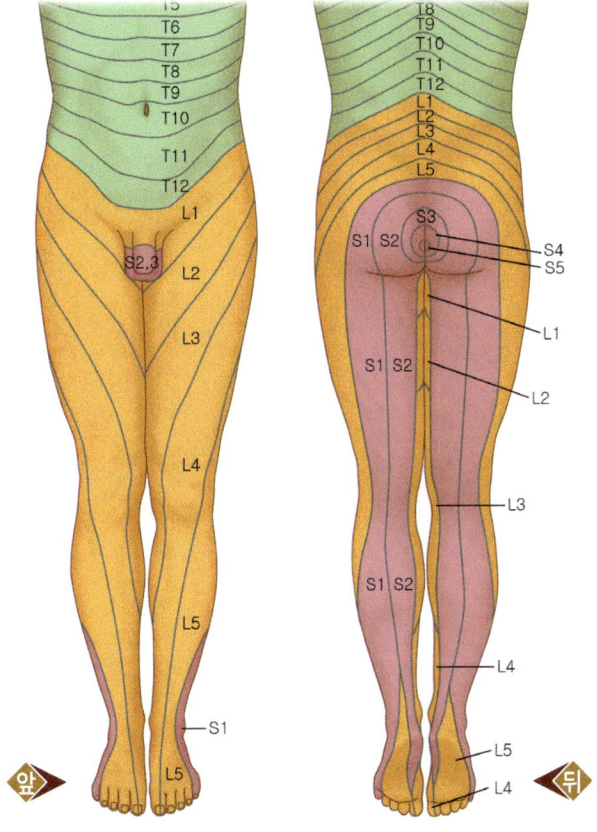

◆ 요추 추간판 탈출(DISC)과 요추추간판 협착 구별법

차이점	추간판 탈출	추간판 협착
사진 소견	사진상 디스크 튀어 나옴.	사진상 디스크 부위 눌러져서 변형된 모습 보임.
합병여부	디스크만 튀어 나온 경우가 많다.	협착시 디스크 동반하는 경우 많다.
하지거상검사	하지 거상시 다리 저림 발생함.	하지 거상시 다리 저림 없음.
통증 양상	오래 앉아 있기 힘듦.	오래 걷기 힘듦.
발생 연령	젊은 층에 많다.	노년층에 많다.
하지 저림	한쪽으로만 하지비증이 발생한다.	한쪽, 양쪽으로 하지비증이 발생한다.

◆ 요각통 중 즉각적인 수술을 요하는 경우

▌의료사고의 위험성을 내포한 경우로 주의를 요한다.**
① 대·소변을 보는 것을 느끼지 못하고 실수 하는 경우
② 요각통이 있는 해당 다리 감각이 없는 경우
③ 요각통 부위 요추추간판파혈이 심해 하지가 터질 것 같은 참기 힘든 통증이 발생한 경우
④ 요각통이 있는 엄지발가락 자극 검사상 이상이 있는 경우

1) 원 인

요추추간판탈출(DISC)이나 요추추간판협착으로 인해 하지 방산통 발생한 경우

2) 증 상

요통보다 하지저림증이 심하다. 심한 경우 다리에 터질 것 같은 통증과 마비감이 발생할 수 있다.

3) 치 료

(1) 부항요법**

요각통의 경우 요부와 하지저림 발생시 위중혈 부항치료가 효과적이다.

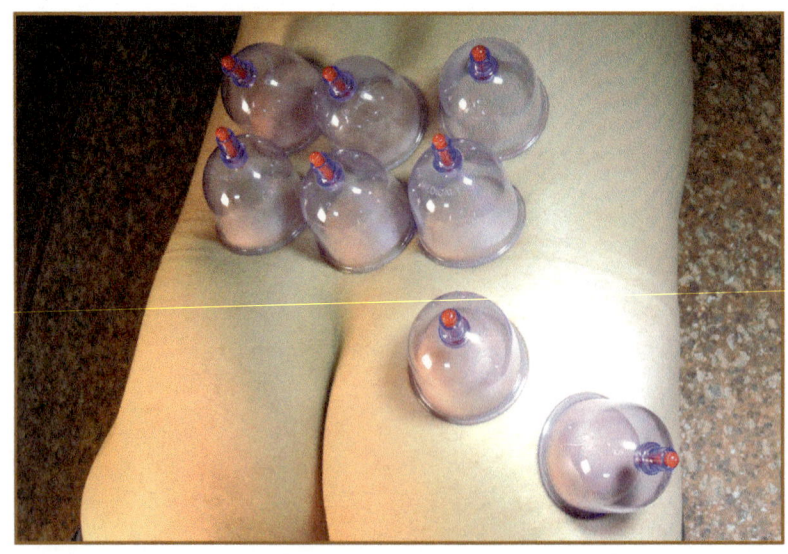

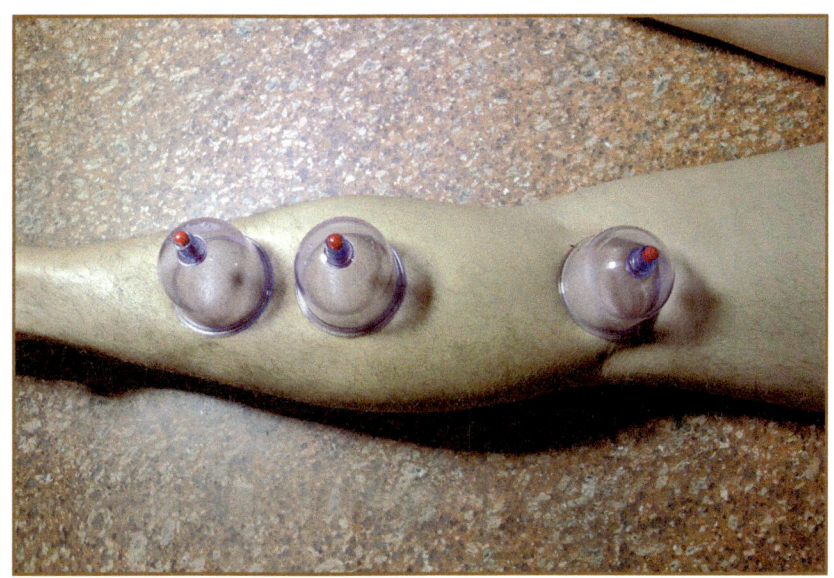

사진 2-5 요각통 부항요법

(2) 침치료

① 아시혈 침치료★★

　통증 유발 아시혈 부위 장침(0.50×60)을 사용 유침하지 않고 자침 후 바로 발침하면 요각통 개선 효과가 있다.

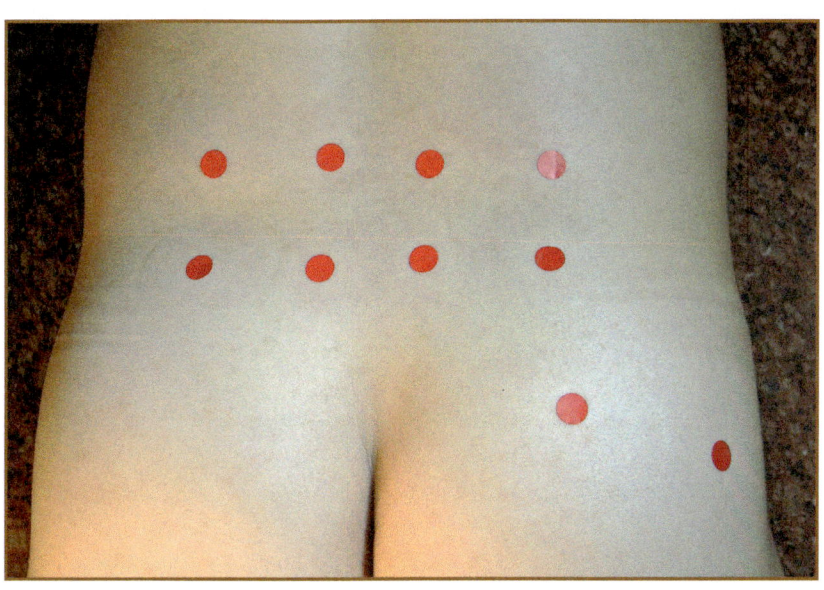

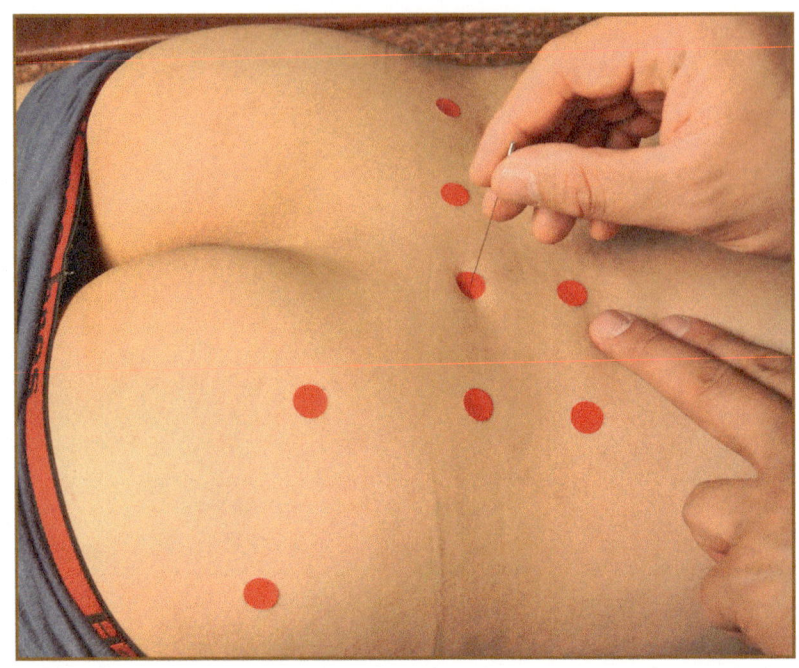

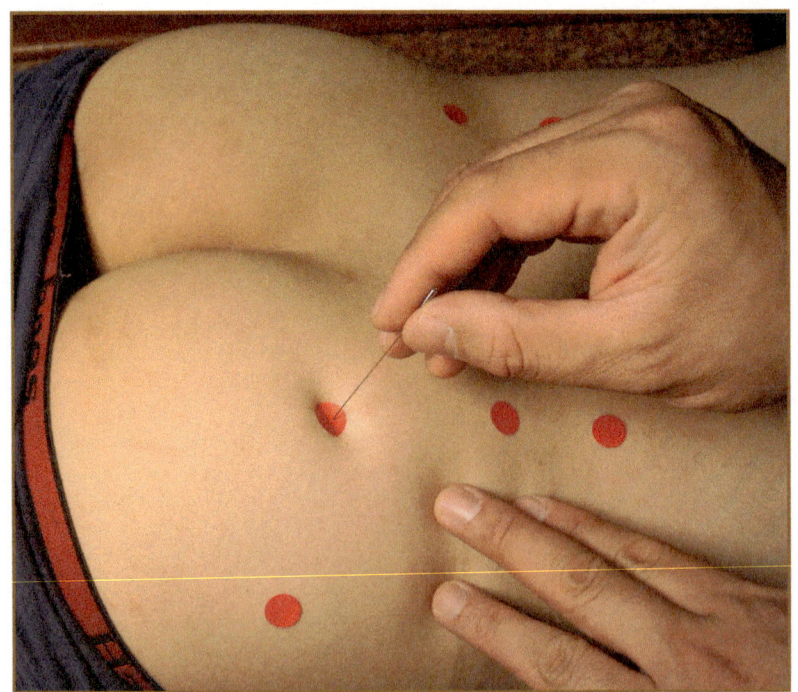

사진 2-6 요각통 아시혈 침치료

② **평형침 치료**★★

이마 부위 평형침 요통혈 치료시 일반체침(0.30×40)을 사용 이마부위 자침 후 3회 정도 제삽요법으로 자극 후 발침하면 요각통 개선효과 있다. 좌측으로 요통이 있을 경우 요통혈 중앙에서 좌측으로 자극 후 발침하고 우측으로 요통이 있을 경우 요통혈 중앙에서 우측으로 자극 후 발침한다.

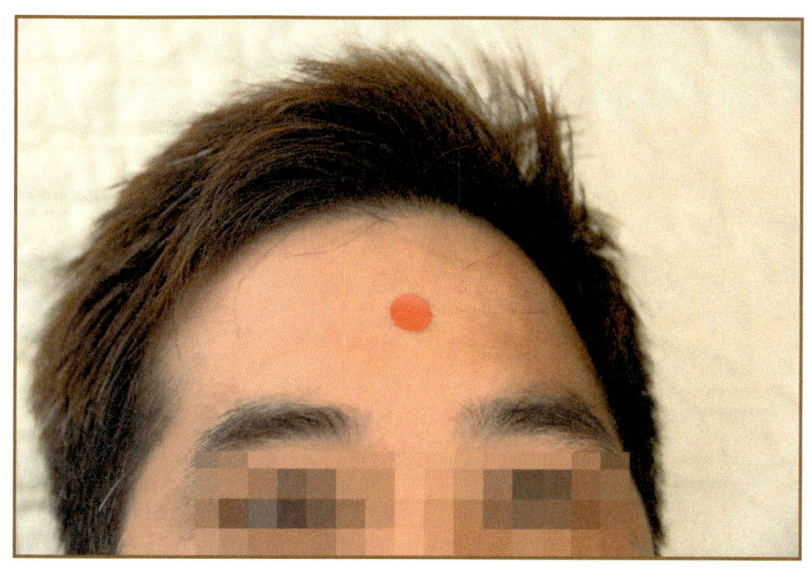

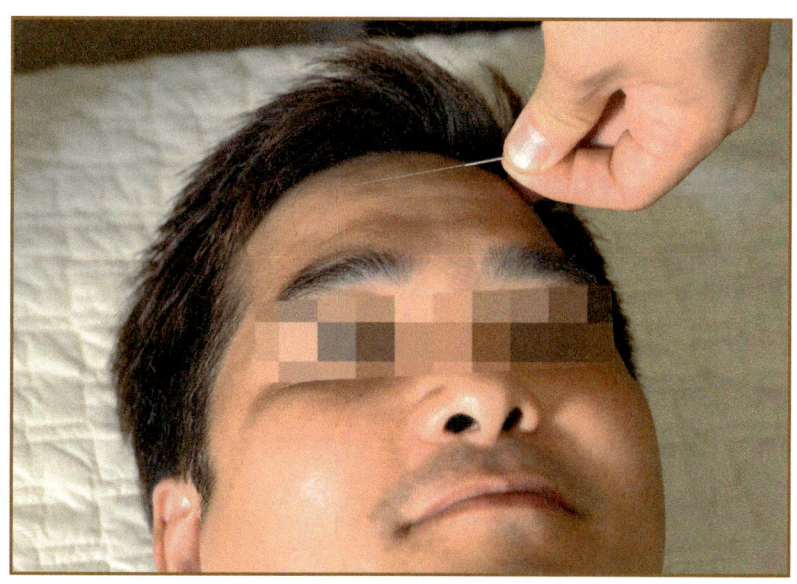

A. 우측 요각통 평형침 치료

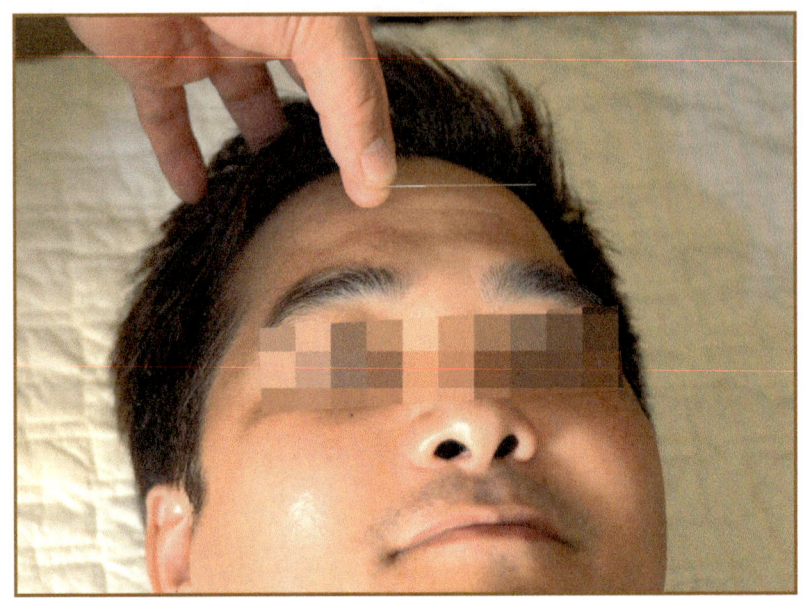

B. 좌측 요각통 평형침 치료

사진 2-7 요각통 평형침 치료

③ 봉침 치료★★

봉침은 염증을 가라앉히는 작용과 진통효과가 뛰어난데, 허리 디스크는 신경이 없어 통증을 느끼지 못하나 디스크가 튀어 나옴으로 인해 신경을 압박하면서 신경에 염증을 유발하여 요각통이 발생한다. 요추 추간판 주위 협척혈에 봉독을 자입하면 신경의 염증이 가라앉게 되어 요각통이 경감된다.

(3) 테이핑 치료

요각통이 있는 경우 요추 요배근과 대둔근 부위 테이핑 치료가 도움이 된다(사진 2-8).

(4) 한약요법

① 한 약★★

▶ **소풍활혈탕가미**__좌골신경통에 효과적이다.

당귀, 천궁, 위령선, 백지, 방기, 황백, 창출, 강활, 계지, 남성 각4g, 강 5g
+ 우슬, 두충, 모과 각6g, 방풍, 소회향, 현호색 각4g, 도인, 홍화 각2g, 오가피 10g

▶ **소풍활혈탕가미**__전신관절통에 효과적이다.

당귀, 천궁, 위령선, 백지, 방기, 황백, 창출, 강활, 계지, 남성 각4g, 강 5g
+ 계지, 의이인 각8g, 우슬, 모과 각6g, 형개, 방풍, 소엽 각4g, 오가피 8g

② **보험약**
▶ 독활방풍탕

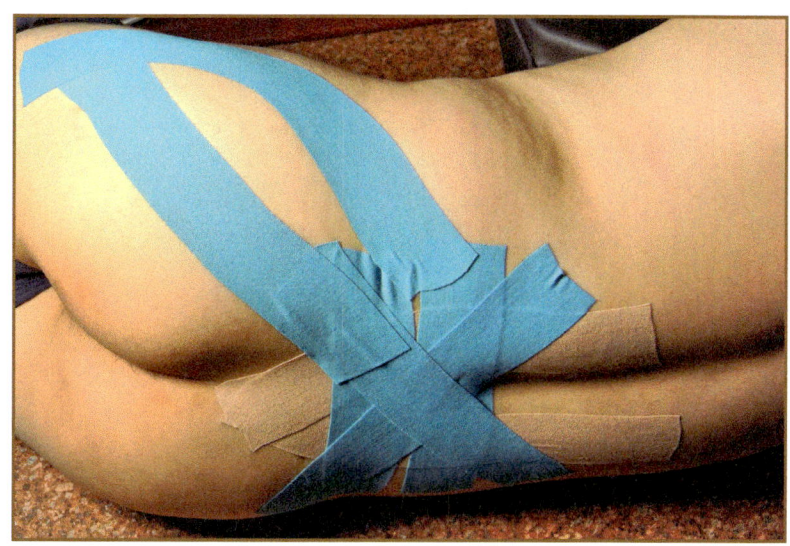

사진 2-8 요각통 테이핑 치료

(5) 허리 교정 치료(허리 견인 치료)★★

 허리 견인 장치와 허리 교정 장치를 통해 지속적인 허리 견인 및 교정 치료를 실시하면 근본적인 치료에 도움이 된다.

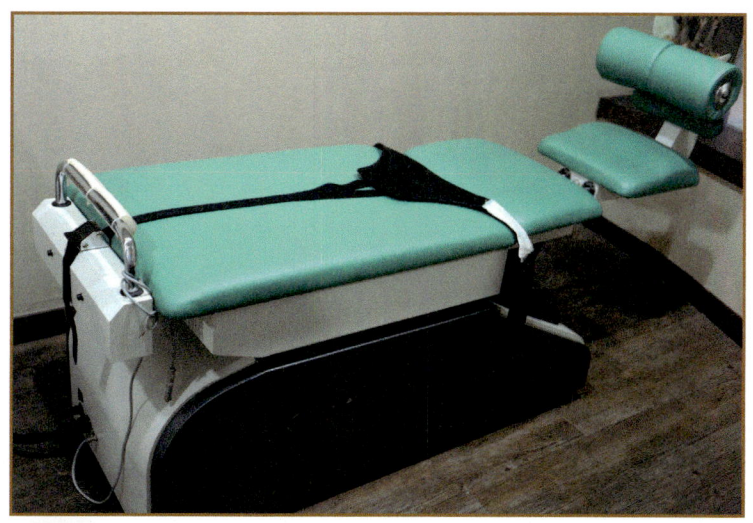

사진 2-9 요추 교정치료 장치

(6) 운동치료★★

지속적인 운동치료를 변형해야 요각통 증상 개선 및 재발 방지 효과가 있다.

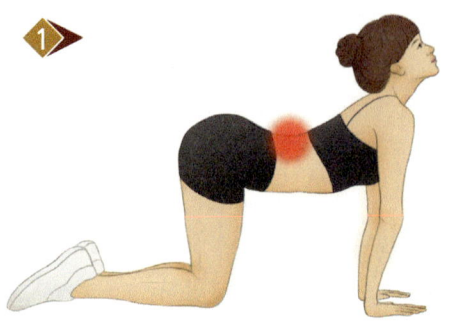

▎**새우등 만들기** 위와 같이 바닥에 엎드린 자세에서 호흡에 맞춰 허리를 고양이 등처럼 위로 둥글게 굽혔다 내린다.

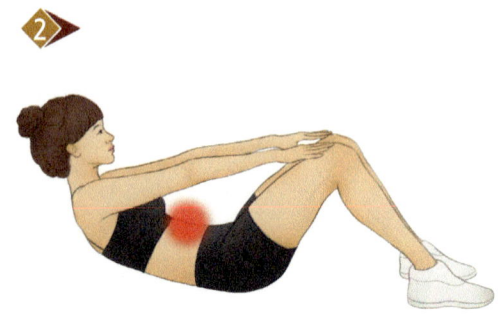

▎**상체 들어올리기** 똑바로 누운 자세에서 다리를 나란히 하고 두 무릎을 세운다. 양팔을 무릎쪽으로 뻗은 다음 고개를 들어 상체를 일으킨다.

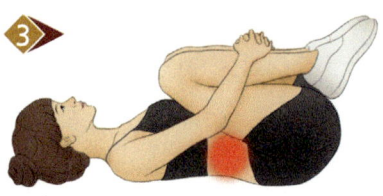

▎**양다리 당기기** 똑바로 누운 자세에서 두 손으로 양쪽 무릎을 안고 가슴까지 끌어당겼다 편다.

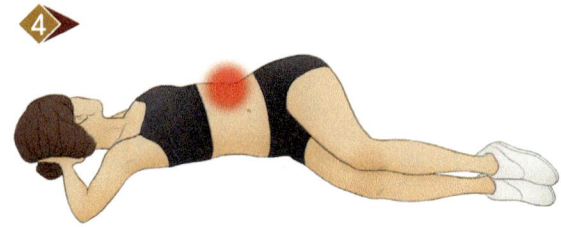

▎**다리모아 돌리기** 똑바로 누운 자세에서 무릎을 직각으로 굽힌 다음, 그 상태로 상체는 움직이지 않고 양쪽 무릎만 좌우로 움직인다. 시선은 반대쪽을 향하게 한다.

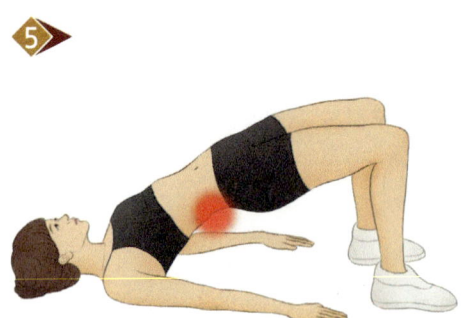

▎**엉덩이 들어올리기** 똑바로 누워서 양쪽 무릎을 세우고 허리를 들었다 내린다. 팔은 손바닥이 아래를 향하게 한다.

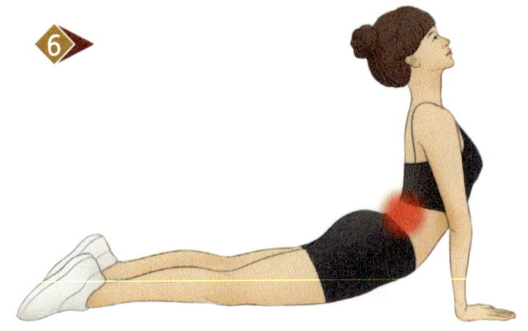

▎**상체 올리기** 바닥에 엎드려 누운 후 손을 바닥에 붙이고 팔을 쭉 펴면서 천천히 상체를 일으켜 뒤로 젖힌다.

그림 2-2 요각통의 운동치료

꼬리뼈 타박상

미추골 골절·염좌·타박상

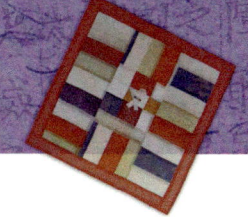

◆ 미추골

> 미추골 자침시 환자는 옆으로 누운 상태에서 다리를 최대한 가슴 쪽으로 붙인 상태에서 장침(0.50×60)을 사용 미추골 하단에서 미추골 밑 부분을 통과해서 자침 후 바로 발침하면 미추골 통증이 많이 감소한다.

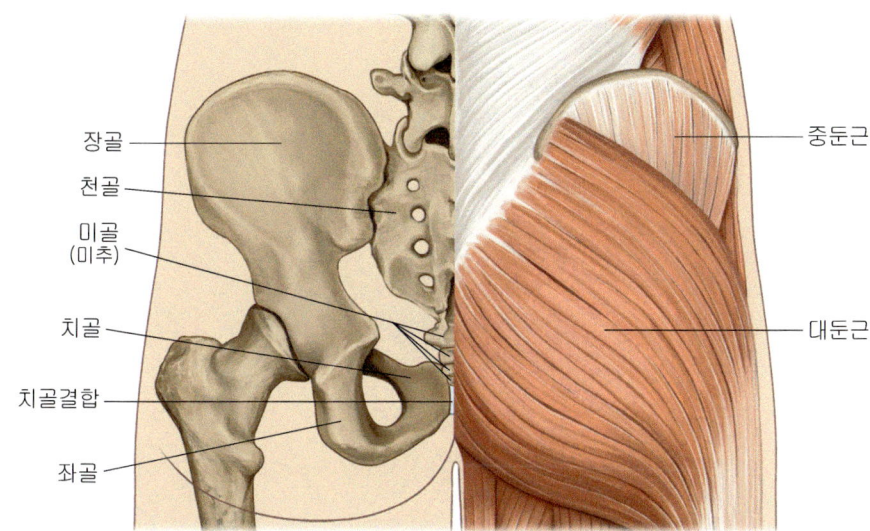

1) 원 인
주로 넘어지면서 딱딱한 바닥에 충격을 입어 발생한다.

2) 증 상
꼬리뼈부위 통증이 심해 앉기가 힘들고 보행에도 어려움이 발생한다. 통증이 수개월 정도 유지되기도 한다.

3) 치 료

(1) 부항요법★
타박상 부위 미추골 부위 부항시술을 실시한다.

(2) 침치료

① **아시혈 침치료**★★★

미추골 자침시 환자는 옆으로 누운 상태에서 다리를 최대한 가슴 쪽으로 붙인 상태에서 장침(0.50×60)을 사용 미추골 하단 장강혈에서 미추골 밑부분을 통과해서 자침 후 바로 발침하면 미추골 통증이 많이 감소한다.

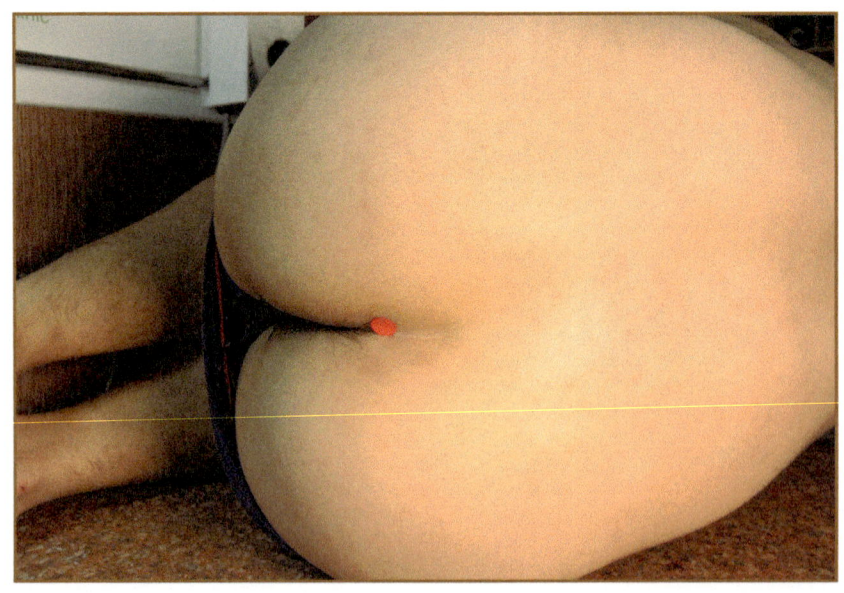

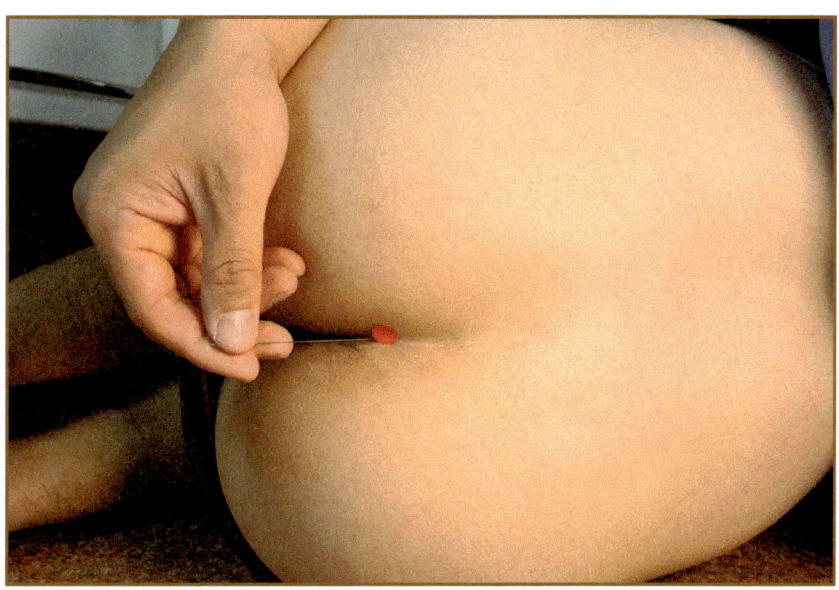

사진 2-10 꼬리뼈 타박상 아시혈 침치료

② **동씨침 치료**★

   3지 동씨침 이각명혈 일반체침(0.25×30)을 사용 자침하면 천추, 미추 통증에 유효하다.

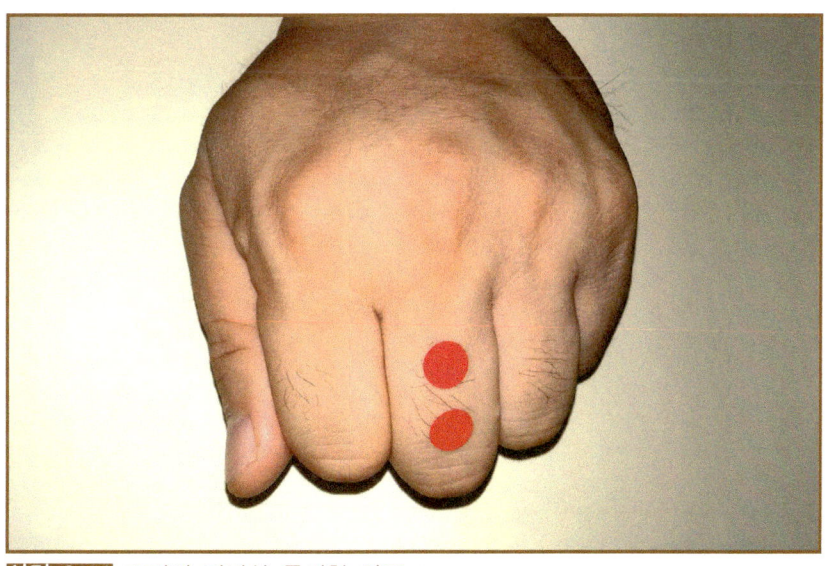

사진 2-11 꼬리뼈 타박상 동씨침 치료

③ 봉침 치료★★
봉침을 사용 아시혈 부위에 사용하면 양호한 효과가 있다.

(4) 한약요법
① 한 약★
- 육미지황탕가미_숙지황 16g, 산약, 산수유 각8g, 목단피, 택사, 백복령 각6g
  + 우슬, 두충, 오가피 각8g, 인삼, 파고지, 골쇄보 각4g
- 골절방_각종 골절상을 치료한다.
  육미지황탕 + 속단 20~40g, 홍화자, 골쇄보 각10~12g, 두충 4~6g, 육계, 소목 각2g

② 보험약
- 당귀수산

(5) 환자 관리★
꼬리뼈를 다친 경우 앉거나 누울 때 불편함을 호소한다. 쿠션이 좋은 양털 방석이나 꼬리뼈타박상 전용 방석을 준비해서 사용하는 것이 치료와 생활에 불편을 줄일 수 있다.

두경부 염좌

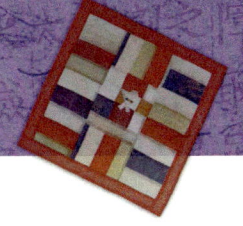

◆ 경 부

▌경부 침치료시 장침 사용시 자침 깊이와 자침 방향 주의 요함(견정부위 자침시 견정혈 부위를 집게손으로 잡은 뒤 뒤에서 앞으로 견정혈을 투자해서 자침한다.***

> **주 의**
> 견정혈 직자로 깊게 자침시 기흉 발생 의료사고 위험 다분하다. 풍지혈, 풍부혈 부위 자침시 깊게 자침하면 지주막하출혈을 유발할 수 있어 의료사고의 위험이 크므로 주의를 요한다.***

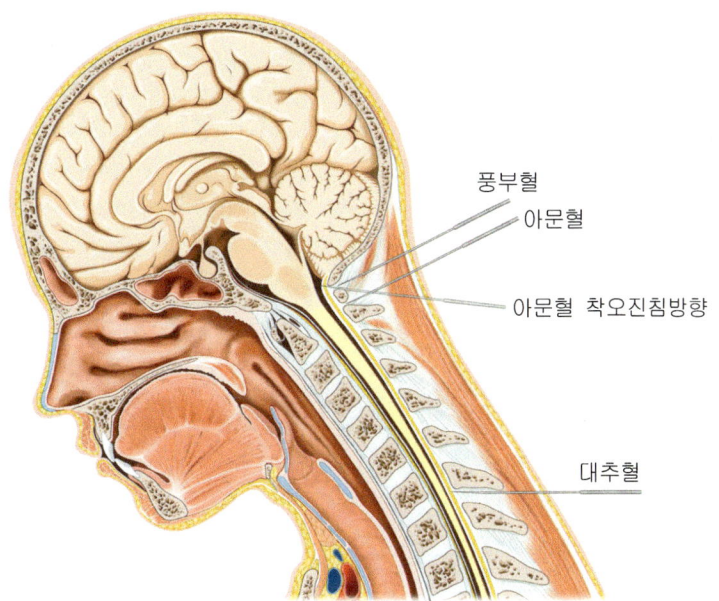

1) 원 인

취침시 장시간 동안 목을 한쪽으로 해서 잠을 잘 경우, 평소 일자목 증후군 등으로 경추 자세가 안 좋은 상태에 무리한 동작을 실시할 경우 발생한다.

2) 증 상

목을 움직이기 힘들어 진다. 경추 측면 근육 한쪽 강직이 심해진다. 보통 풍지혈부터 견정혈 부위로 근육 강직이 심하다.

3) 치료

(1) 부항요법**

풍지혈과 견정혈 사이 근육 강직 부위를 압진해서 통증 유발 부위에 부항 치료를 실시하면 가벼운 두경부 염좌는 즉각적인 개선 효과가 있다.

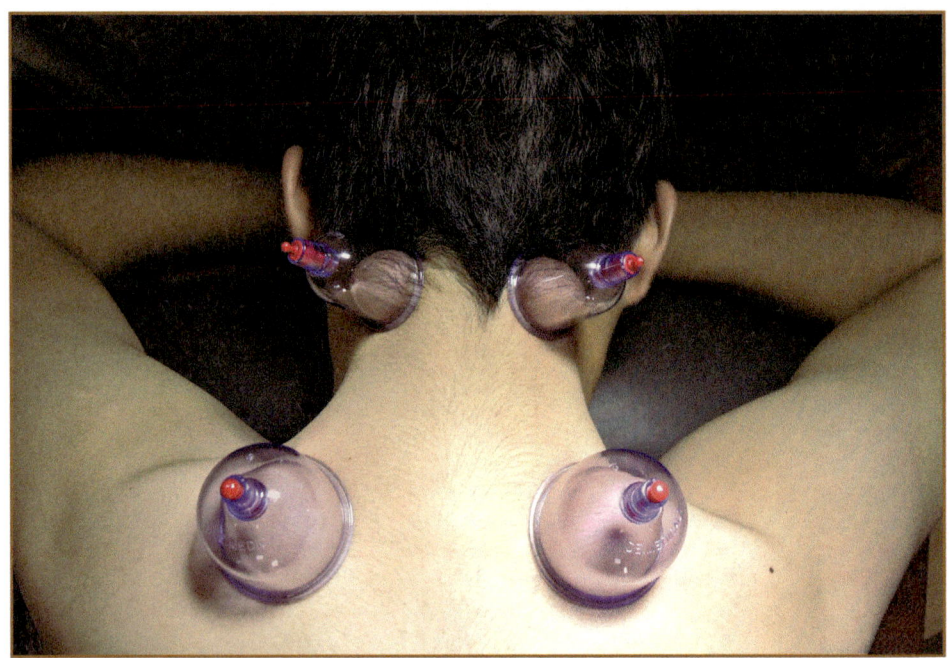

사진 2-12 두경부 염좌의 부항요법

(2) 침치료

① 아시혈 침치료***

통증 유발 아시혈 부위(풍지혈과 견정혈 사이, 경추협척혈) 장침(0.50×60)을 사용 유침하지 않고 자침 후 바로 발침하면 두경부염좌로 인해 움직이지 힘든 목의 증상이 즉각 소실되는 것을 볼 수 있다(사진 2-13).

② 평형침 치료**

목부위 강직시 대칭요법으로 환측의 반대편 4번 5번 손가락 사이 경통혈에 자침하여 자극 후 발침하면 근육강직이 개선된다(사진 2-14).

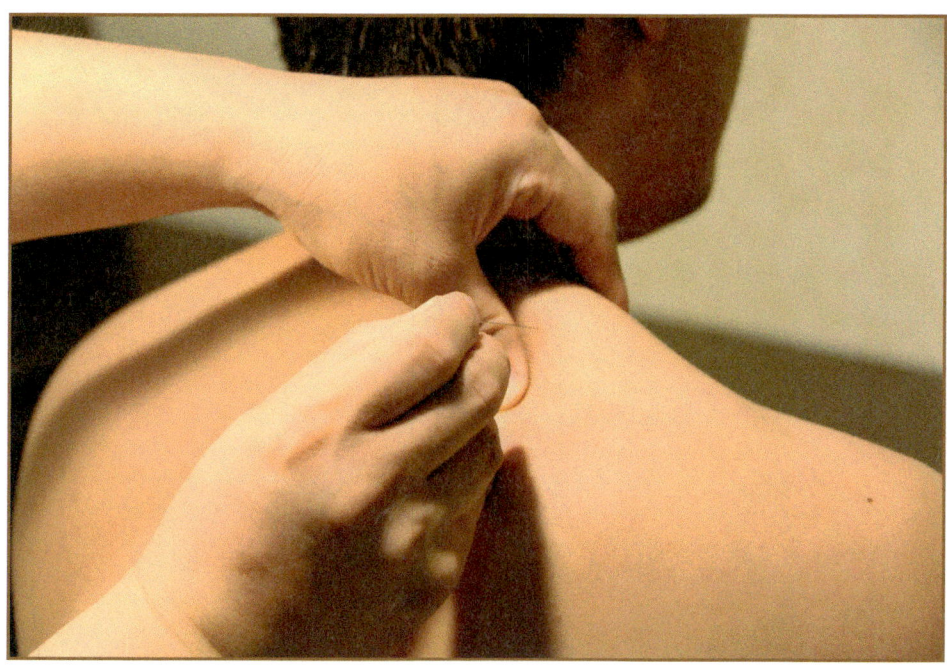

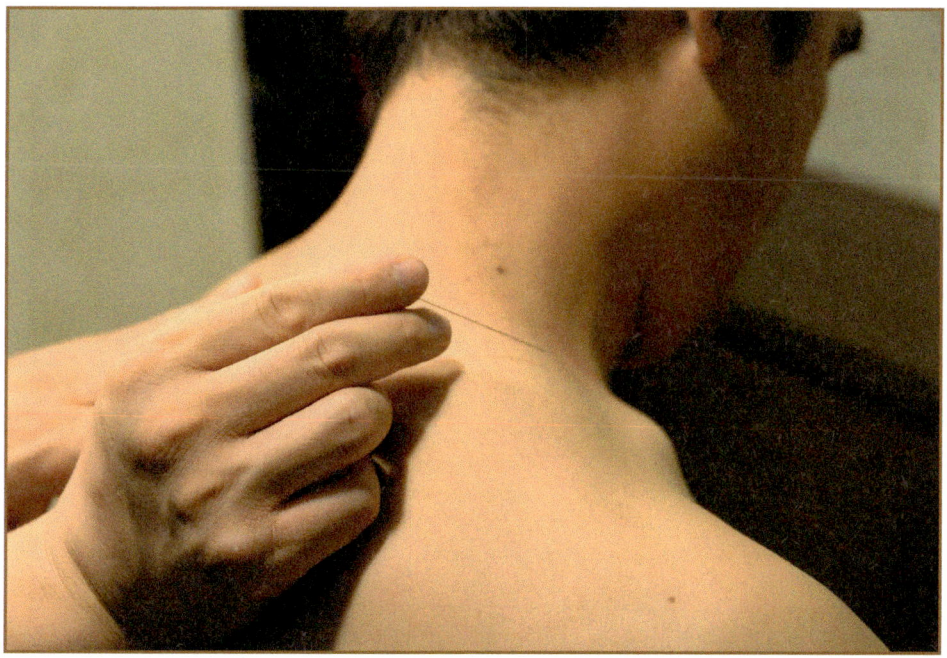

사진 2-13 두경부 염좌의 아시혈 침치료

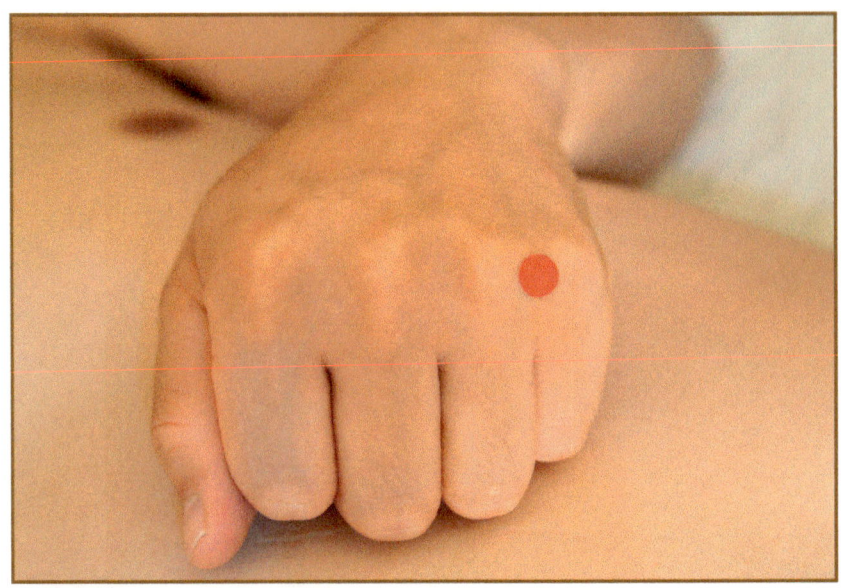

사진 2-14 두경부 염좌의 평형침 치료

③ 手침 치료

후계혈과 합곡혈 투자법이 효과가 좋다. 그러나 후계혈 자침시 손부위 신경을 투자해서 신경손상으로 인해 장시간 후계혈 주위 통증, 5지 저림증, 5지 사용에 불편을 초래할 수 있다.**

(3) 한약요법

① 한 약*

▶ 쌍화탕가미_백작약 10g, 숙지황(혹. 용안육), 황기, 당귀, 천궁 각4g, 육계, 감초 각3g, 강 3 조 2
　+ 갈근 8g, 모과 6g, 강활, 오약 각4g, 오가피, 계지 각8g

② 보험약*

▶ 갈근탕_갈근과 마황이 혈액 순환을 개선하고 근육 강직을 개선시켜 준다.

(4) 운동치료*

자침후 경추를 뒤로 젖히는 동작과 좌우로 움직이는 동작을 병행하면 더욱 효과가 좋다.

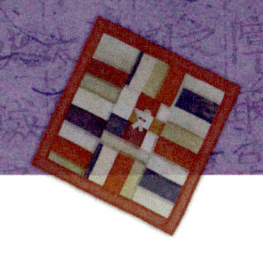

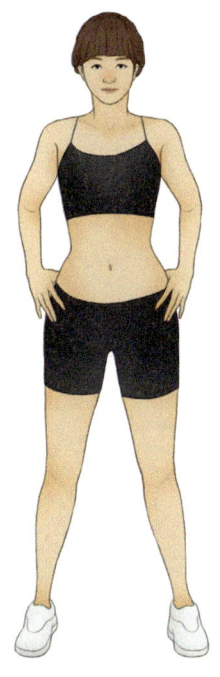

 똑바로 서서 다리를 어깨너비 만큼 벌린 다음 가슴을 뒤로 젖힌다.

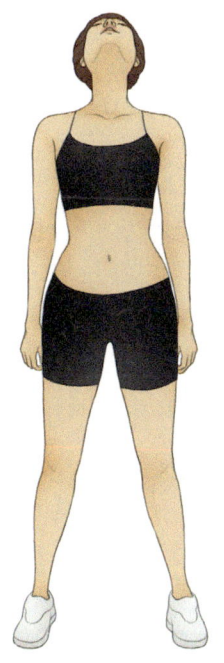
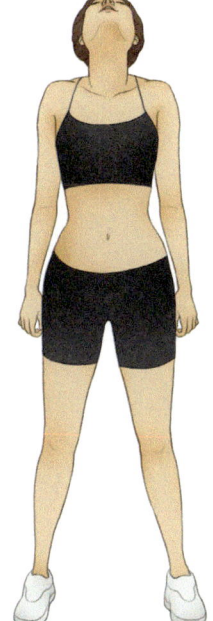

 목을 뒤로 젖힌다.

③ 목을 뒤로 젖힌 상태에서 어깨를 위로 올린다. 5초간 유지하고 원상태로 돌아간다.

그림 2-3 두경부 염좌의 운동치료
▶ 총 10회 정도 실시하면 어깨 근육 뭉치는 것을 예방할 수 있다.

두경부염좌 **55**

배 통
등결림

▶ 배 부

배부 침치료시 장침 사용시 자침 깊이와 자침 방향 주의를 요함(배부 부위 자침시 직자는 깊이 2cm 이내로 실시. 고황혈 주위 능형근 부위 자침시 아시혈에 장침(0.50×60)을 2cm 이내로 자침 후 발침하고 일반체침(0.30×4cm)을 사용해서 견갑골 라인을 따라 횡자로 자침하는 것을 원칙으로 하는 것이 안전하다.***

> **주 의**
> 배부 고황혈 주위 직자로 깊게 자침시 기흉 발생 의료사고 위험 다분

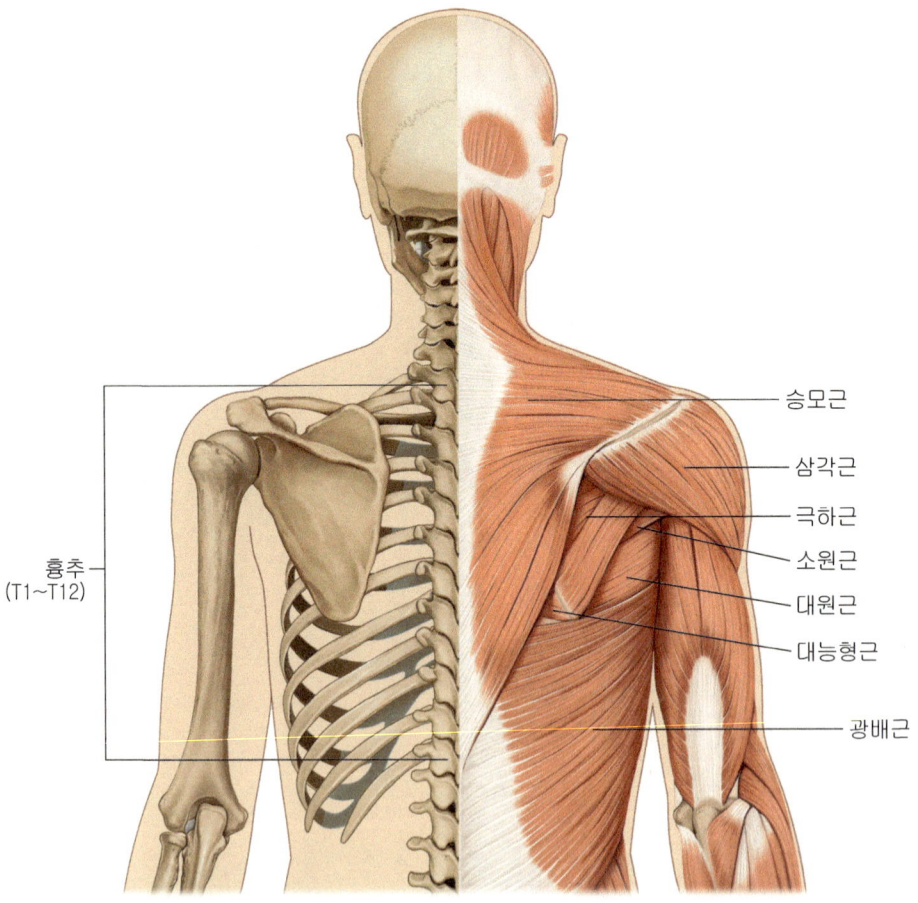

- 승모근
- 삼각근
- 극하근
- 소원근
- 대원근
- 대능형근
- 광배근
- 흉추 (T1~T12)

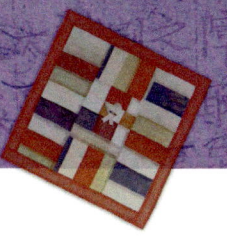

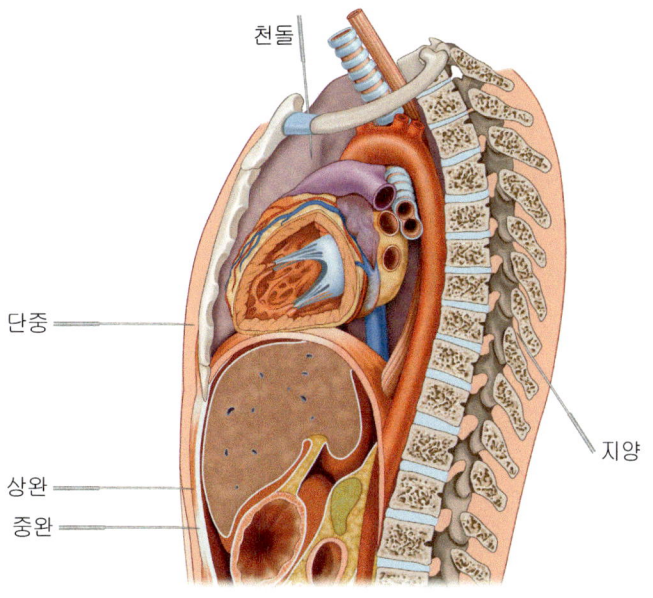

1) 원 인

골프 등의 운동을 과도하게 해서 주로 발생한다. 좋지 않은 자세로 장시간 반복적인 동작을 하거나 무리한 동작으로 발생할 수 있다.

2) 증 상

등부위 근육강직이 심해 심한 뻐근함과 통증을 유발한다.

3) 치 료

(1) 부항요법★★★

고황혈 주위 근육 강직 부위 압진해서 통증 유발 부위에 부항치료를 실시하면 양호한 치료 효과가 나타난다. 등부위 부항시술 후 부항마사지를 하면 더욱 효과적이다. 만성적으로 등부위 통증시에는 통증유발 부위에 특수부항요법으로 1회 2~7회 충분한 부항 시술 후 선홍색 피가 나오면 만성적인 통증도 개선될 수 있다.

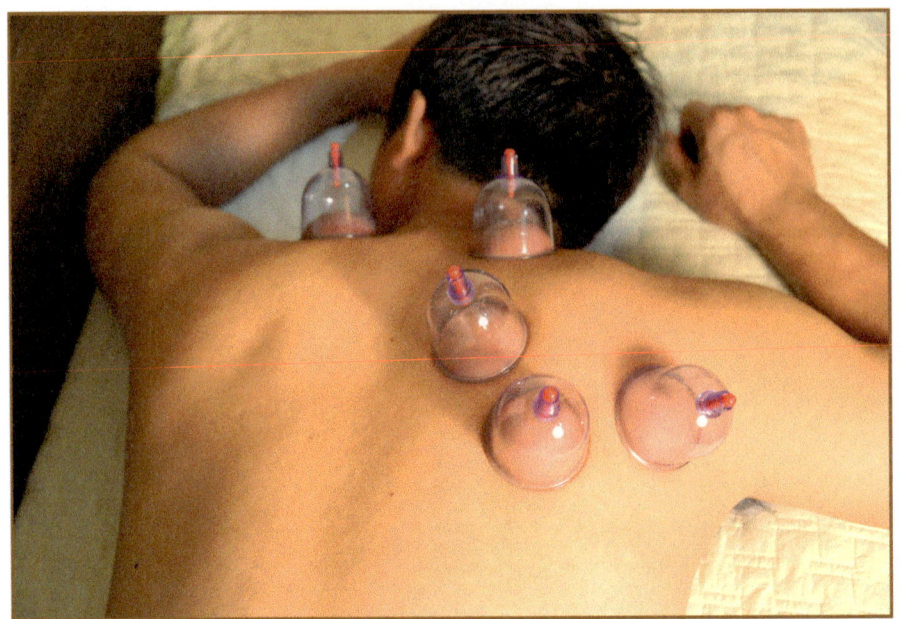

사진 2-15 배통(등결림)의 부항요법

(2) 침치료

① 아시혈 침치료★★★

통증 유발 아시혈 부위(고황혈) 장침(0.50×60)을 사용 유침하지 않고 자침 후 바로 발침하면 두경부염좌로 움직이지 힘든 목의 증상이 즉각 소실되는 것을 볼 수 있다.

> **주 의**
> 배부 고황혈 주위 직자로 깊게 자침시 기흉 발생 의료사고 위험 다분하다.★★★
> 고황혈 주위 능형근 부위 자침시 아시혈에 장침(0.50×60)을 2cm 이내로 자침 후 발침하고 일반침(0.30×4cm)을 사용해서 자침시는 상에서 하로 견갑골 라인을 따라 횡자로 자침하는 것을 원칙으로 하는 것이 안전하다.

> **기 흉**
> ▶ 정 의__기흉이란 공기주머니에 해당하는 폐에 구멍이 생겨 공기가 새고 이로 인해 늑막강 내에 공기나 가스가 고이게 되는 질환이다.
> ▶ 증 상__기흉의 중요 증상은 가슴통증과 호흡곤란이다.

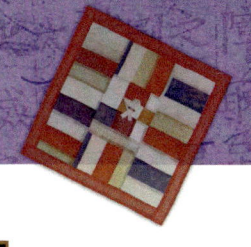

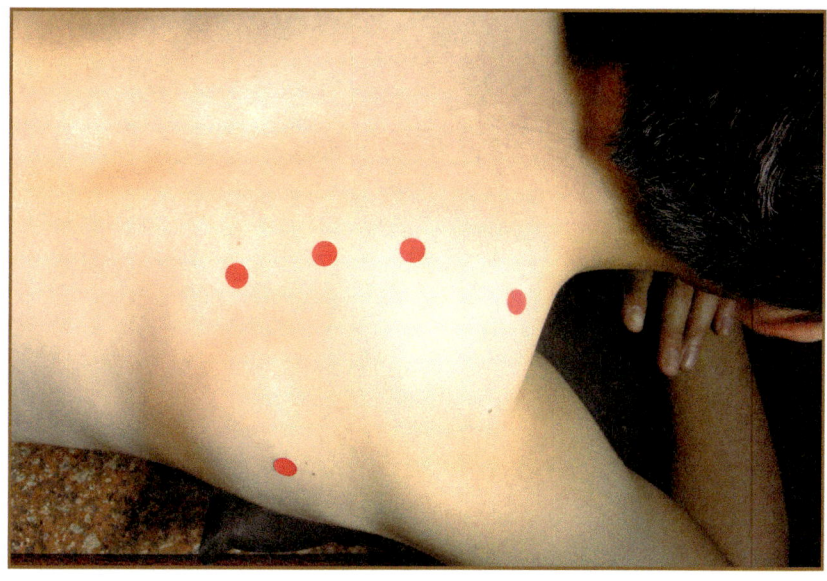

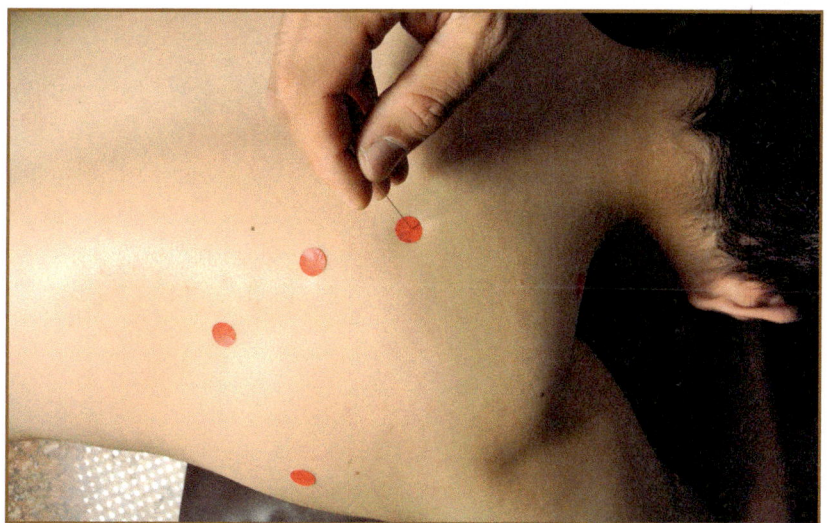

사진 2-16 배통(등결림)의 아시혈 침치료

② **일반침 치료**★

고황혈 주위 통증 부위 상에서 하로 횡자에서 능형근 부위 자침한다.

(3) 한약요법

① **한 약**

▶ 삼합탕

② **보험약**
▶ 갈근탕

(4) 운동치료*

손을 십자로 벌리고 손목을 손등방향으로 독수리 날개처럼 젖힌 상태에서 어깨를 최대한 크게 회전운동을 실시하면 능형근 주위 근육이 스트레칭 되어 근육 강직이 개선된다.

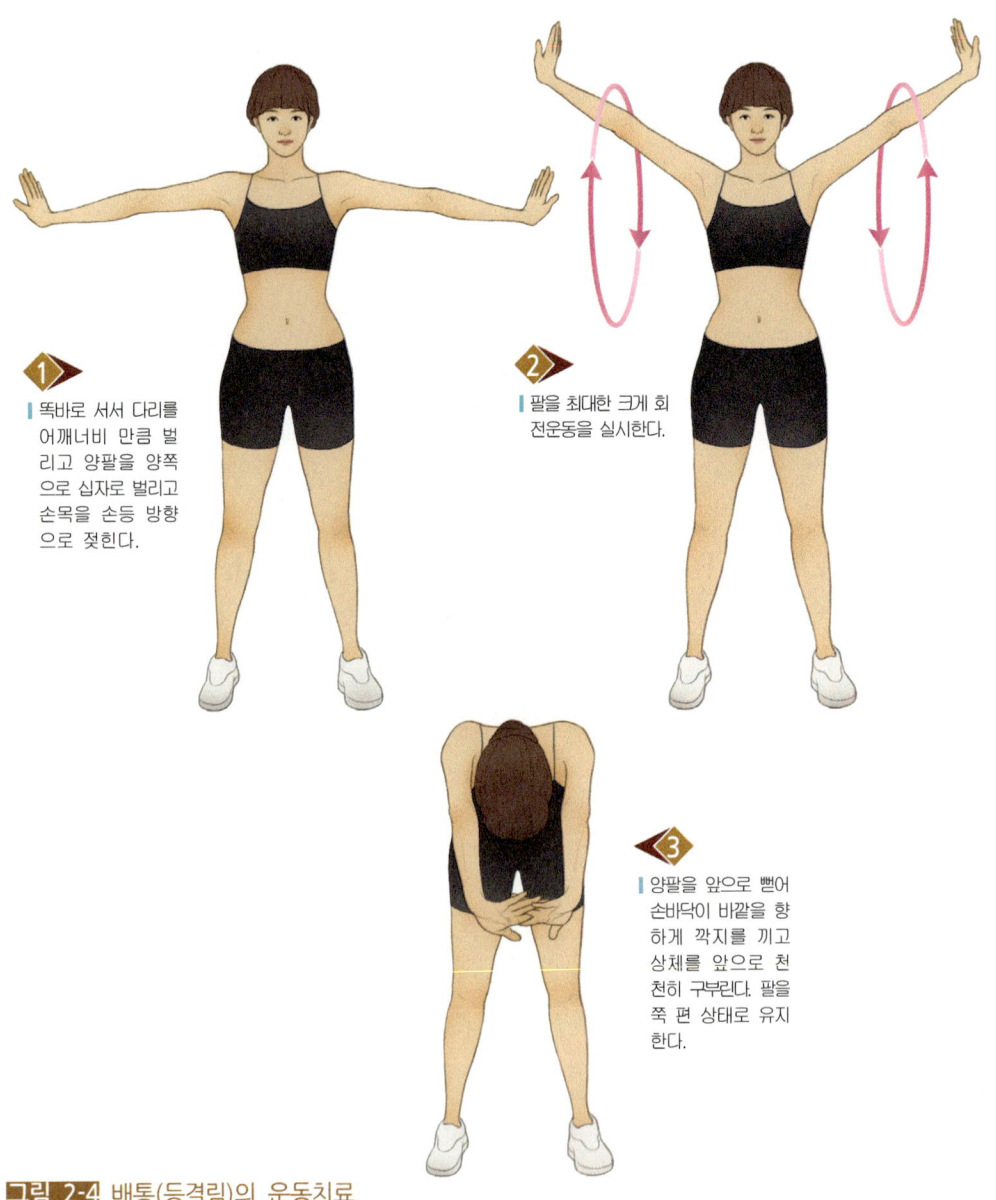

1. 똑바로 서서 다리를 어깨너비 만큼 벌리고 양팔을 양쪽으로 십자로 벌리고 손목을 손등 방향으로 젖힌다.

2. 팔을 최대한 크게 회전운동을 실시한다.

3. 양팔을 앞으로 뻗어 손바닥이 바깥을 향하게 깍지를 끼고 상체를 앞으로 천천히 구부린다. 팔을 쭉 편 상태로 유지한다.

그림 2-4 배통(등결림)의 운동치료

경추 추간판 탈출

경추DISC

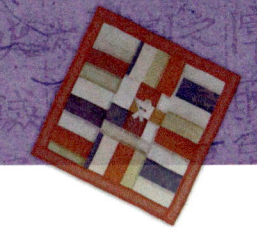

◆ 경추 방산통

▎상지 저리는 부위를 통해 경추이상 부위를 예상할 수 있다. 목을 뒤로 젖혔을 때 한쪽 팔로 저림증이 발생하면 경추디스크로 진단할 수 있다.

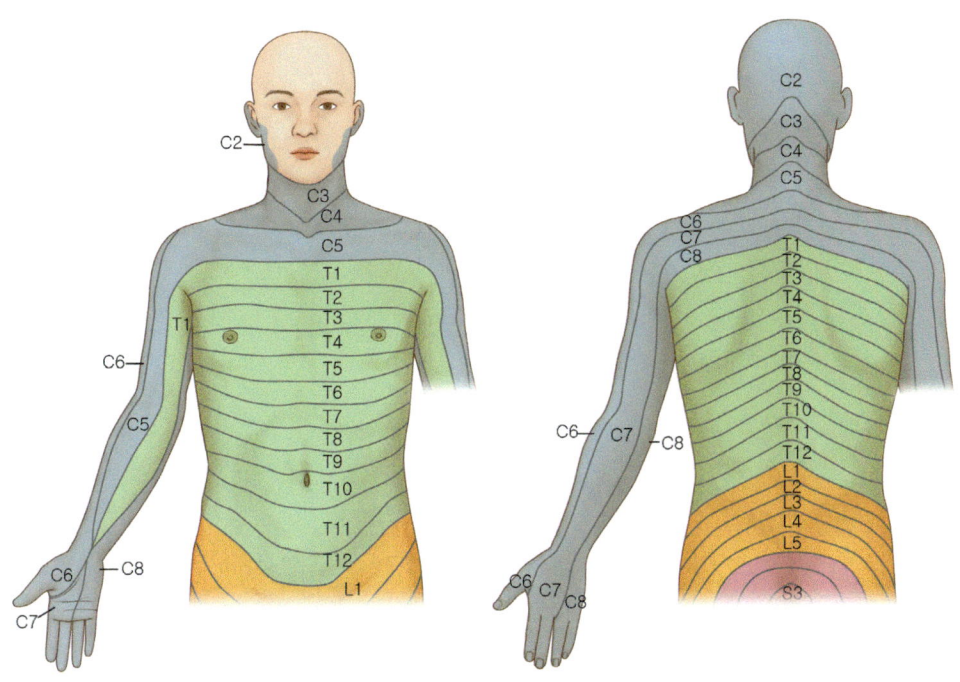

◆ 경부 해부학 그림

▎경부 침치료시, 장침 사용시 자침 깊이와 자침 방향 주의 요함(견정부위 자침시 견정혈 부위를 집게손으로 잡은 뒤, 뒤에서 앞으로 견정혈을 투자해서 자침한다.***

> **주 의**
> 견정혈 직자로 깊게 자침시 기흉 발생 의료사고 위험 다분하다. 풍지혈, 풍부혈 부위 자침시 깊게 자침하면 지주막하출혈을 유발할 수 있어 의료사고의 위험이 크므로 주의를 요한다.***

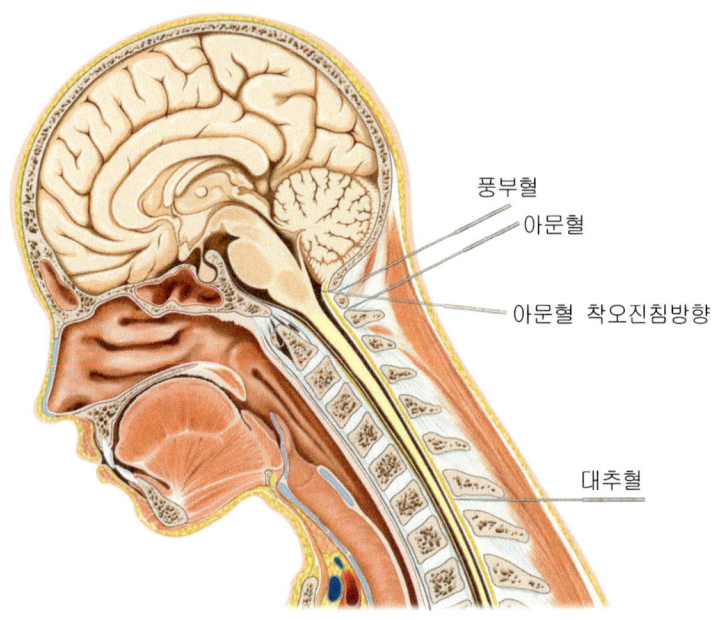

1) 원 인

  평소 일자목 증후군 등으로 인해 경추 부위 자세가 안 좋아 경추부위 추간판이 탈출해서 발생한다.

2) 증 상

  한쪽 팔부위로 저림 증상이 발생한다.

3) 치 료

(1) 부항요법★

  경추부위 압진시 통증 부위와 근육 강직 부위에 부항 치료를 실시하면 환측 팔저림이 감소한다.

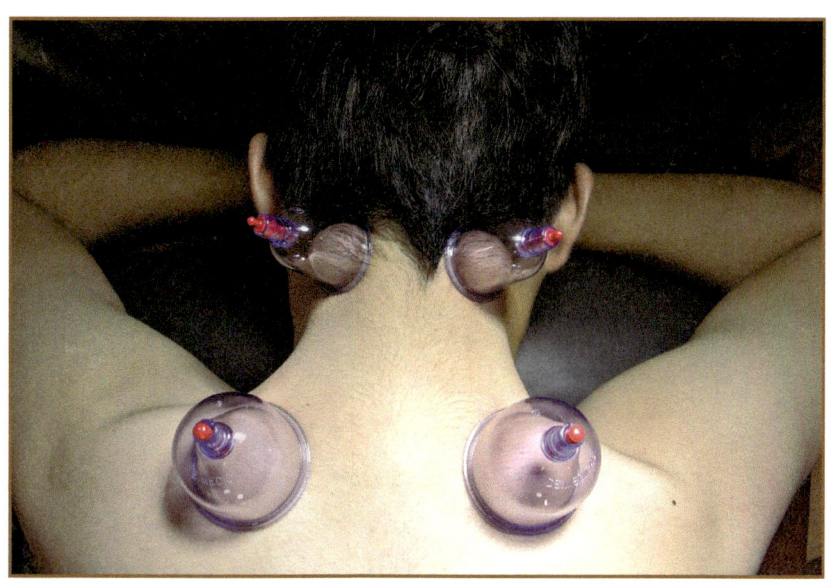

사진 2-17 경추추간판탈출증의 부항요법

(2) 침치료

① **아시혈 침치료**★★★

　경추 추간판 탈출 부위, 또는 경추부위 압진시 통증 부위, 경추 협척혈 부위에 장침(0.50×60)을 사용 자침후 바로 발침하면 근육이 이완되어 환측으로 팔저림 증상이 개선되는 것을 확인할 수 있다.

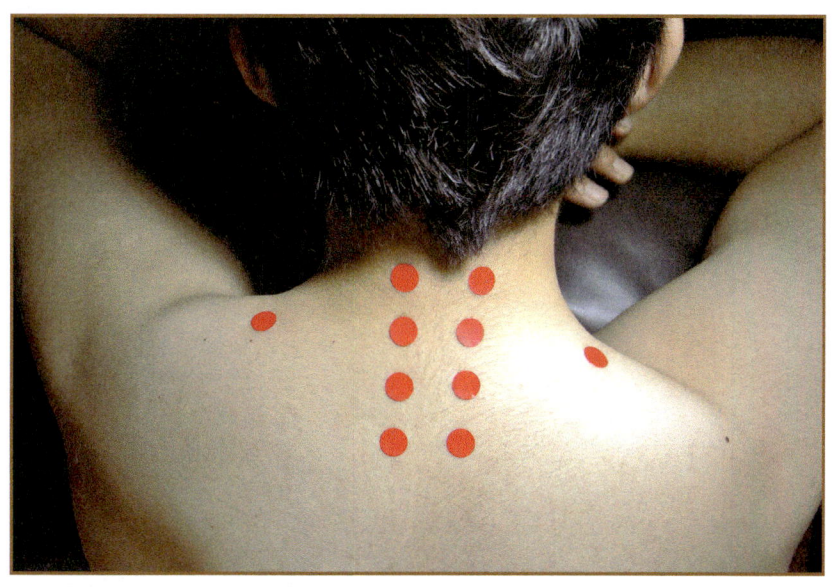

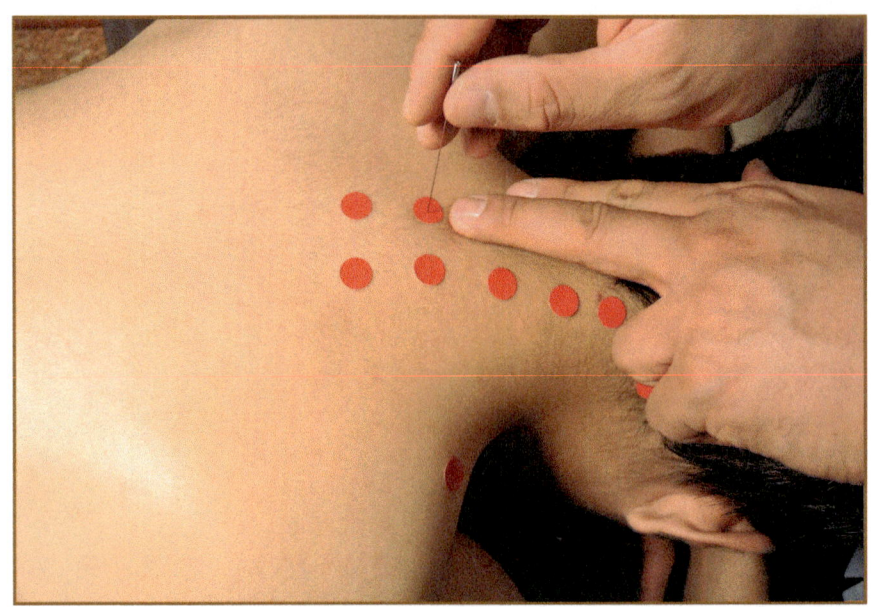

사진 2-18 경추추간판탈출증의 아시혈 침치료

② 일반침 치료★

경추추간판 탈출부위, 경추 압진시 통증 부위 주변 협척혈에 일반 체침(0.30×40)을 사용 자침하고, 경추 주변 견정혈, 견정혈 하부, 고황혈에도 자침하면 치료에 도움이 된다.

③ 봉침 치료★★

경추추간판 탈출부위, 경추 압진시 통증 부위 협척혈과 주변 근육 강직부위에 봉침을 사용하면 염증을 가라앉히는 작용과 진통효과가 뛰어나 경추주위 통증과 환측 손저림 증상이 감소하게 된다(사진 2-19).

(3) 한약요법

① 한 약★

▶ 개결서경탕가미_소엽, 진피, 향부자, 오약, 천궁, 창출, 강활, 남성, 반하, 당귀 각4g, 계지, 감초 각3g, 위령선, 우슬, 모과 각4g, 부자 1g, 강 3, 죽력 5g, 강즙 0.5
  + 갈근 8g, 모과 6g, 강활, 오약 4g, 오가피 8g

② 보험약

▶ 갈근탕

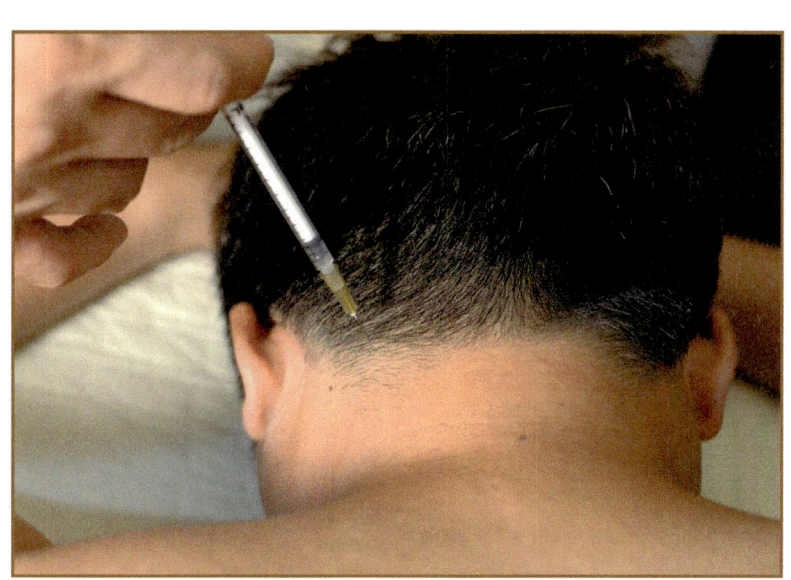

사진 2-19 경추추간판탈출증의 봉침치료

(4) 경추 교정 치료(목 견인 치료)★★★

경추추간판탈출에는 목견인 치료가 병행되어야 근본치료가 가능하다.

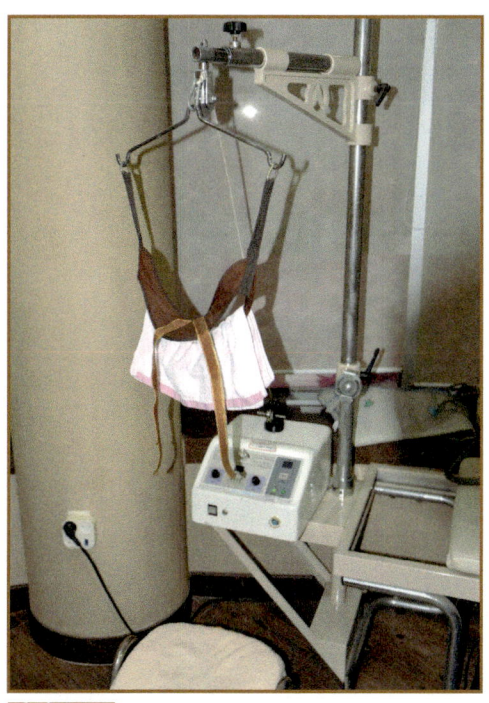

사진 2-20 경추 경인치료 장치

(5) 운동치료★

경추 주변 근육 강화운동이 경추추간판탈출을 치료 및 예방하는 데 중요할 역할을 한다.

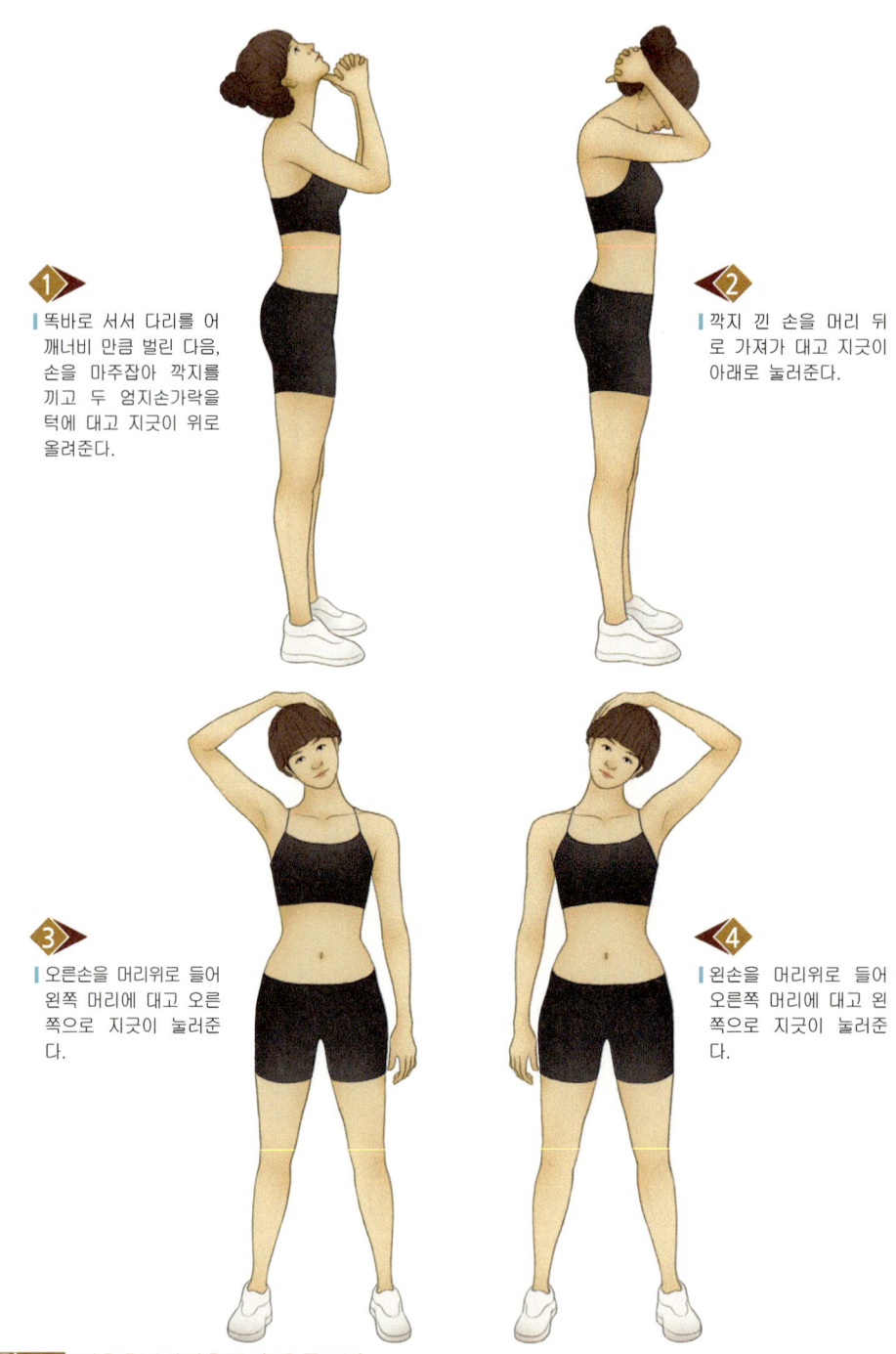

1. 똑바로 서서 다리를 어깨너비 만큼 벌린 다음, 손을 마주잡아 깍지를 끼고 두 엄지손가락을 턱에 대고 지긋이 위로 올려준다.

2. 깍지 낀 손을 머리 뒤로 가져가 대고 지긋이 아래로 눌러준다.

3. 오른손을 머리위로 들어 왼쪽 머리에 대고 오른쪽으로 지긋이 눌러준다.

4. 왼손을 머리위로 들어 오른쪽 머리에 대고 왼쪽으로 지긋이 눌러준다.

그림 2-5 경추추간판탈출증의 운동요법

어깨 관절통

◆ 어 깨

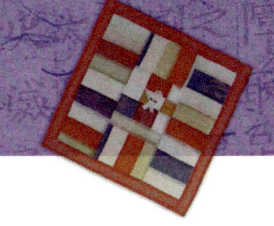

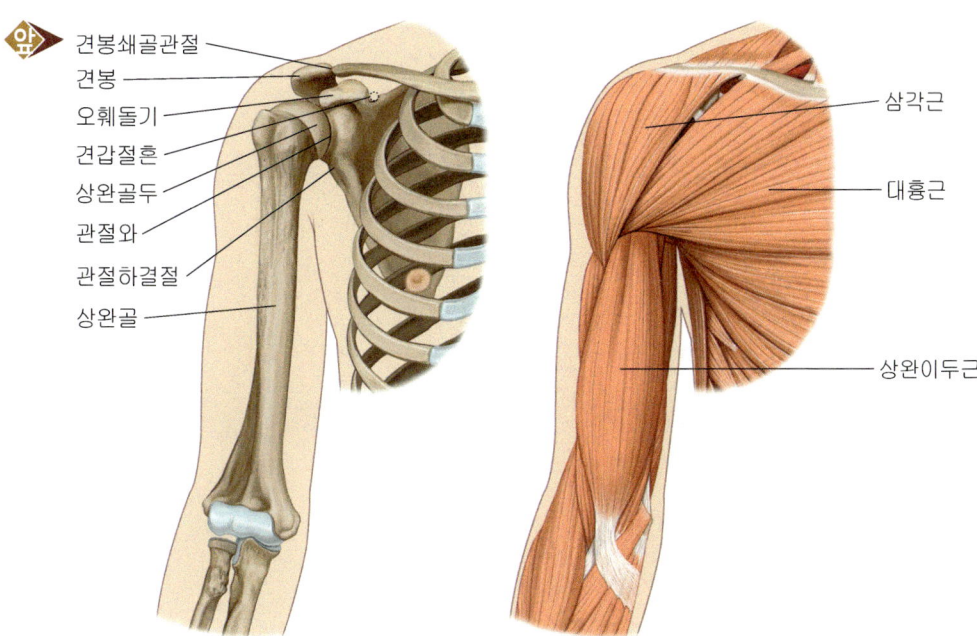

앞
- 견봉쇄골관절
- 견봉
- 오훼돌기
- 견갑절흔
- 상완골두
- 관절와
- 관절하결절
- 상완골

- 삼각근
- 대흉근
- 상완이두근

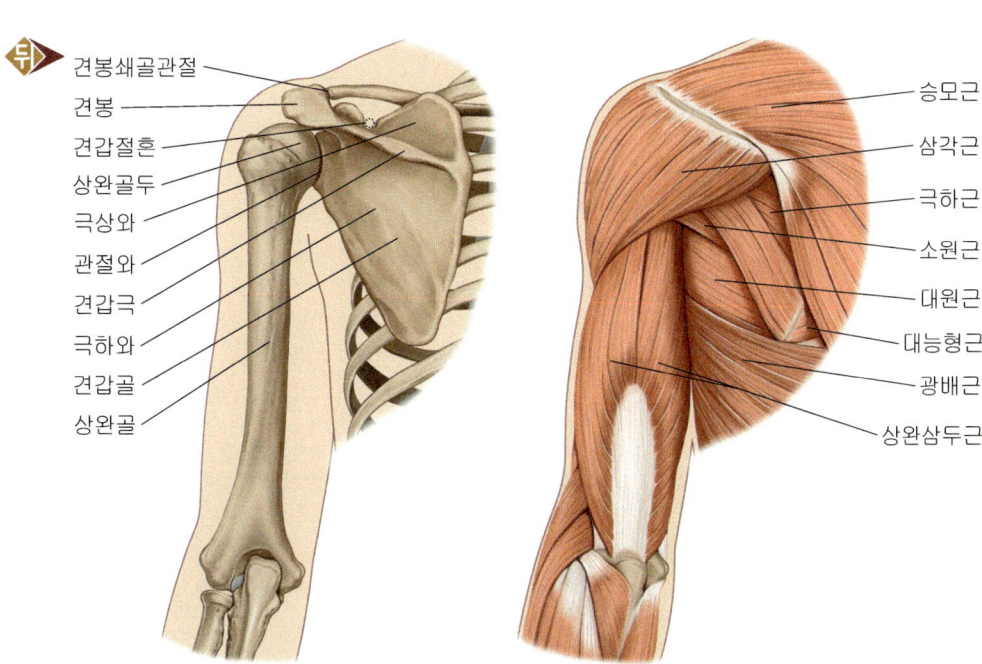

뒤
- 견봉쇄골관절
- 견봉
- 견갑절흔
- 상완골두
- 극상와
- 관절와
- 견갑극
- 극하와
- 견갑골
- 상완골

- 승모근
- 삼각근
- 극하근
- 소원근
- 대원근
- 대능형근
- 광배근
- 상완삼두근

1) 원 인

어깨충돌증후군, 석회화건염, 회전근개 파열, 어깨근막염 등 다양한 원인에 의해 어깨 관절의 통증을 유발한다.

2) 증 상

한쪽 관절부위 통증이 심하고 특히 밤에 에리는 통증이 심해 잠을 설치기도 한다. 관절통증이 심하면서 어깨관절운동이 부분적으로 어려울 수도 있다.

▶ 어깨관절통 유발 순위 __ 1위 어깨 충돌증후군, 2위 석회화 건염, 3위 회전근개 파열, 4위 어깨 관절염, 5위 어깨 탈구

어깨관절질환 구분		
어깨충돌증후군	정 의	• 어깨에는 어깨관절을 거상, 내회전, 외회전 역할을 조정하는 작은 근육이 4가지 있다. • 이 4근육이 견봉이라는 뼈와 두툼하게 만져지는 삼각근이라는 큰 근육 밑에서 어깨의 운동을 조정하고 있다. 이 중요한 4가지 근육 즉, 극하근, 소원근, 견갑하근, 극상근 이 4개의 근육을 회전근개라 하며, 어깨 충돌 증후군은 이 회전근개 중 위쪽에 있어서 견봉이라는 뼈의 밑에서 움직이는 극상건이라는 인대가 어깨의 지붕 역할을 하는 견봉 돌기와 충돌하면서 통증을 일으키는 질환이다.
	원 인	• 어깨 관절 안쪽 힘줄인 회전근개에 무리가 오는 경우 • 대개 팔을 들고 휴식 없이 동작을 반복적으로 수행하는 경우 • 스포츠 활동과 관련하여 반복된 동작, 과도한 사용 및 부상 • 갑작스러운 사고
	증 상	• 30대 전후 많이 발생한다. • 팔을 어깨 높이로 올릴 때나 뒤로 젖힐 때 통증 • 저녁에 누우면 통증이 심해져 잠을 자기 어려움 • 뒷주머니에 손을 넣으려고 할 때 생기는 급격한 통증 • 때때로 팔을 내릴 때 붙잡는 것 같은 느낌
석회화건염	정 의	• 건 조직에 석회가 침착되고 이로 인해 염증이 생겨 통증이 유발되는 상태를 말한다.
	원 인	• 확실하지 않지만 많은 경우에 손상된 힘줄에 산소가 부족하고 자주 눌려지는 현상으로 발생하며 나이에 따른 퇴행성 변화도 연관 있다고 한다.
	증 상	• 석회화 건염의 주 증상으로는 갑자기 매우 극심한 통증이 발생하는 것으로 팔이 빠지거나 부러진 것 같은 심한 통증이 유발된다. • 대개 통증은 어깨관절 앞부분에서 나타나서, 팔 아래로 내려가거나 목으로 뻗치기도 합니다. 어깨 부위를 누르면 심한 통증을 호소하고, 통증으로 인해 어깨관절운동 대부분에서 제한을 보이는데, 특히 팔을 앞으로 올리거나 옆으로 올리기 힘들어진다. • 통증이 심하면 아픈 쪽으로 눕기가 힘들고, 잠을 이루지 못하는 경우가 많다.

회전근개파열	정의	• 회전근개란 어깨와 팔을 연결하는 4개의 근육(극상근, 극하근, 소원근, 견갑하근) 및 힘줄로 이루어져 있고, 회전근개의 변형과 파열이 생긴 것을 회전근개증후군이라고 한다.
	원인	• 운동에 의해 근육이나 힘줄의 과도한 사용이나 힘을 가했을 때 생기는 염증으로 발생할 수 있다. • 어깨관절과 회전근개 힘줄 사이의 활막의 자극이나 염증으로 인해 손상될 수 있다. • 치료를 하지 않고 방치하면 염증을 악화시키고 만성적으로 근육이 퇴행하거나 파열이 일어날 수 있다. • 40세 이상 나이가 증가하면 회전근개의 근육이나 힘줄의 퇴행성 변화로 파열될 수 있다. • 좋지 않은 자세를 취하거나 팔을 딛고 넘어졌을 때, 무거운 물건을 들었을 때, 머리 위쪽으로 팔을 많이 올리면 회전근개 근육이나 힘줄에 스트레스를 주어 염증과 파열이 일어날 수 있다. 특히 야구 투수나 수영 선수, 테니스 선수나 목수 등에서 많이 발생할 수 있다.
	증상	• 50대 전후 많이 발생한다. • 회전근개증후군의 증상은 목과 어깨 부위에 나타나며, 팔을 들거나 손을 등 뒤로 했을 때 통증이 심해진다. • 팔은 완전히 올리면 통증이 감소하는 경우가 있으며 운동의 범위가 감소하고 팔을 움직이면 어깨에서 마찰음 같은 소리가 날 수 있다. 어깨 주위의 근육이 약화될 수 있고, 밤에 통증이 더 많이 발생할 수 있다.

3) 치 료

(1) 부항요법★

어깨 압진시 통증 부위, 환자 통증 호소 부위에 부항치료를 실시한다.

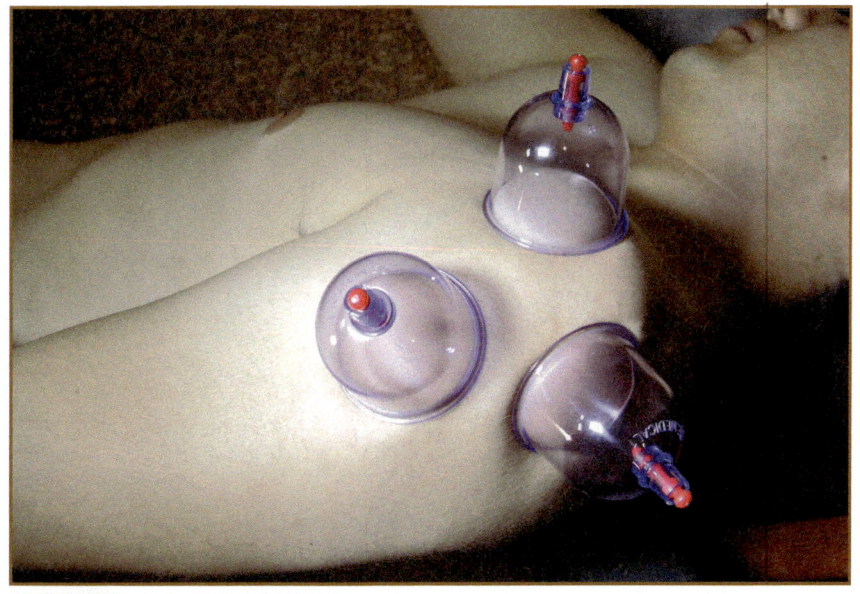

사진 2-21 어깨 관절통 부항요법

(2) 침치료

① **아시혈 침치료**★★★

어깨 통증부위(견우, 거골혈 등)에 장침(0.50×60)을 사용 자침후 바로 발침하면 근육이 이완되어 통증이 감소한다.

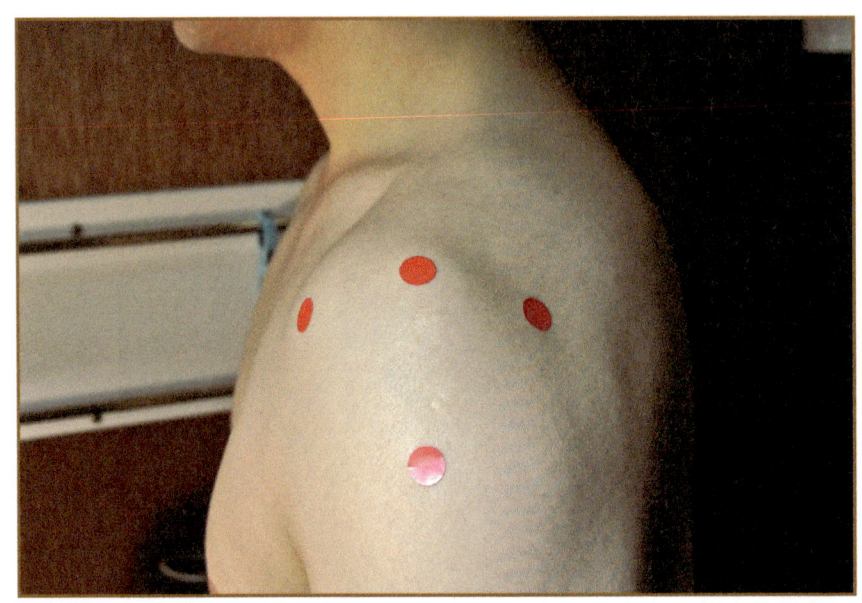

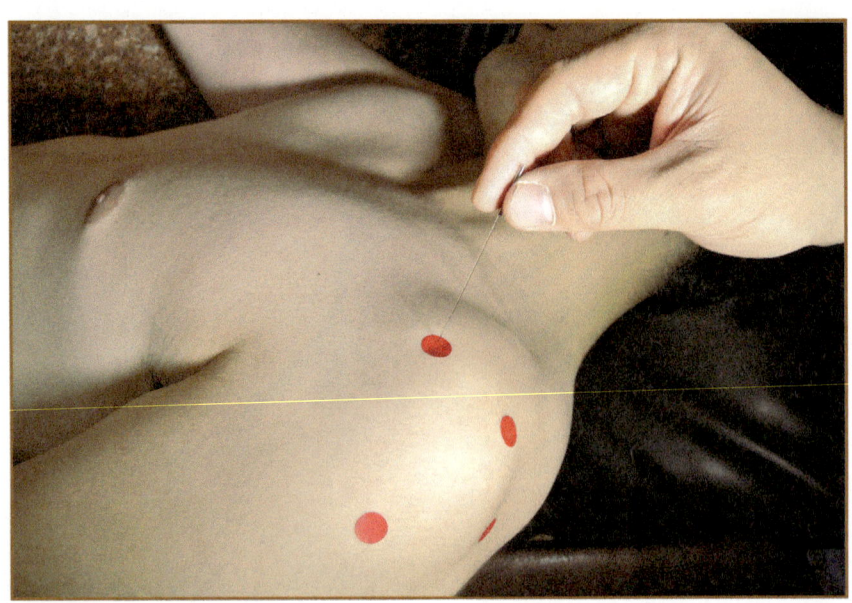

사진 2-22 어깨 관절통 아시혈 침치료

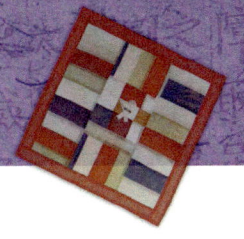

② **일반침 치료**★

어깨 주위 혈자리와 통증호소 부위에 자침한다.

③ **봉침 치료**★★

어깨통증는 주로 근육, 근막, 인대부위에 염증 소견이 많아 소염작용이 있는 봉침치료가 좋은 효과를 나타낸다.

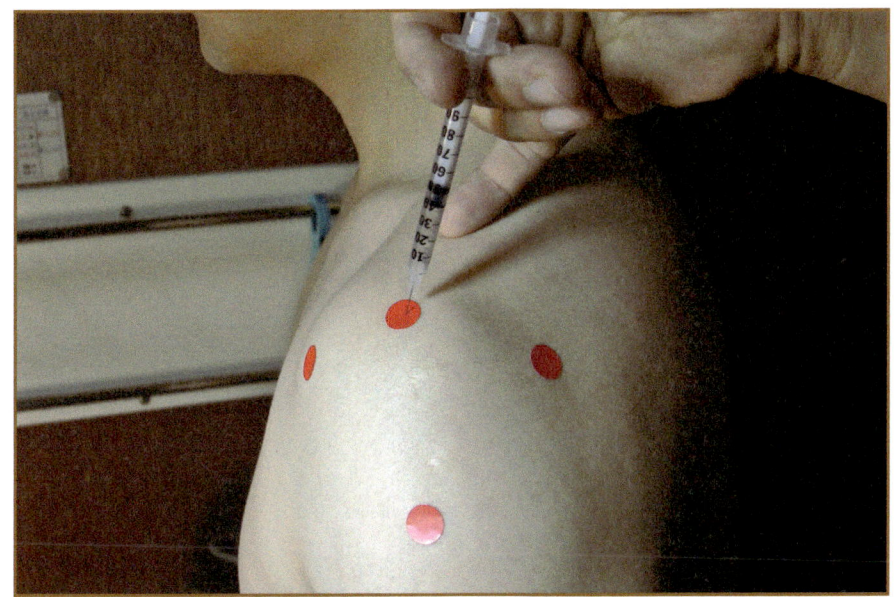

사진 2-23 어깨 관절통 봉침치료

(3) 한약요법

① **한 약**★

▶ **가미서경탕**_강황 8g, 당귀, 해동피, 백출, 백작약, 강활, 감초 각4g, 의이인 각8g, 남성, 반하, 오약, 백개자, 위령선 각4g, 창출 6g, 진피, 향부자 각4g, 계지 12g, 부자 3g, 강 3 조 2

② **보험약**

▶ 갈근탕

(4) 테이핑 치료

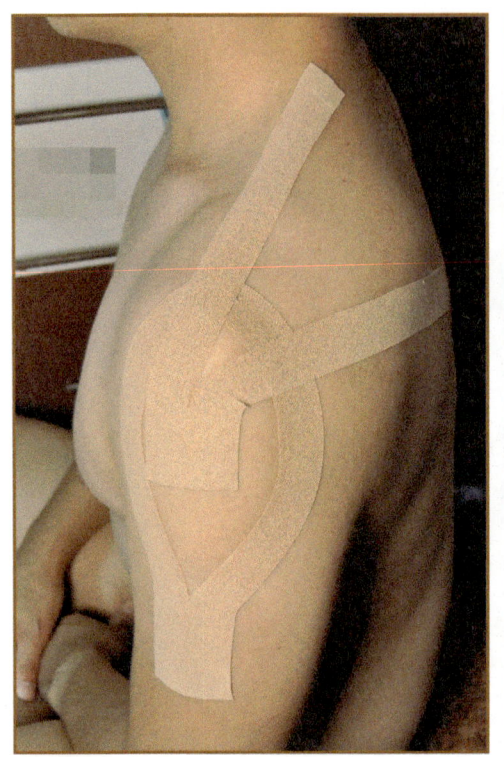 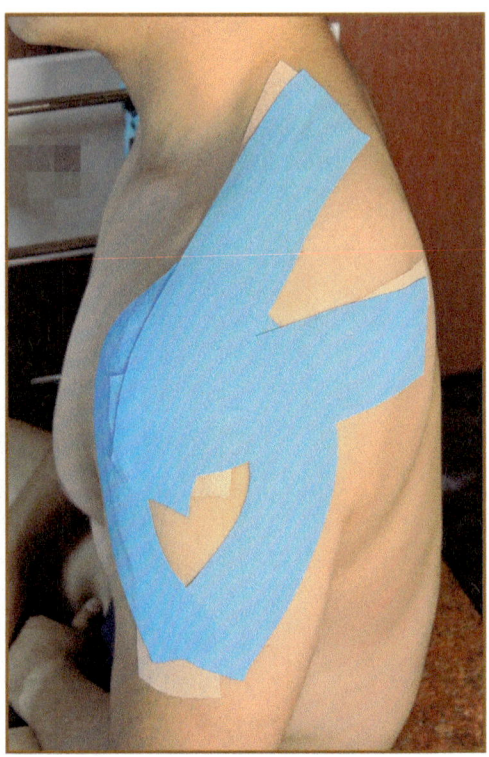

사진 2-24 어깨 관절통 테이핑 치료

(5) 운동치료★

어깨 근육을 이완시켜주는 스트레칭치료가 중요하다.

오십견

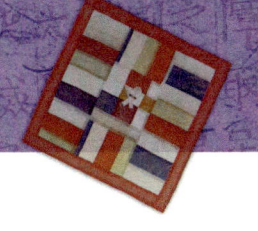

◆ 어 깨

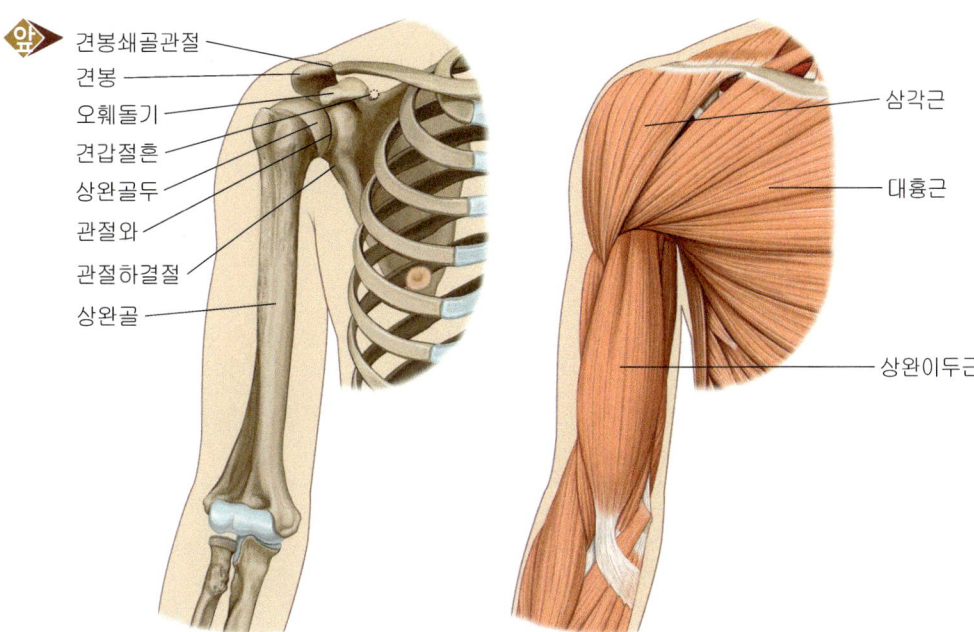

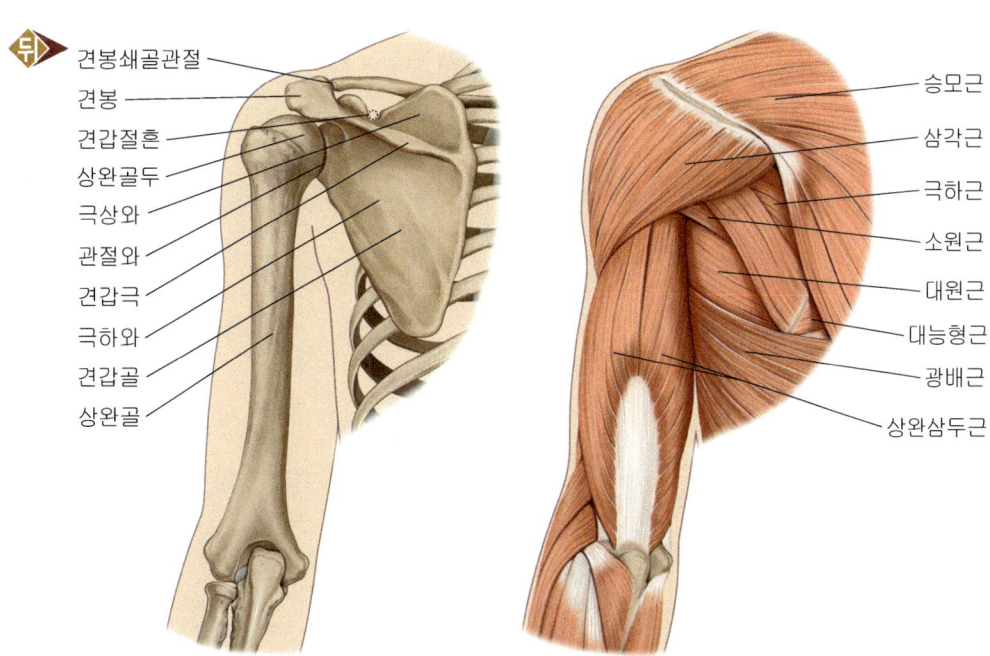

1) 원인

어깨 회전근개 파열 등으로 어깨 통증이 심해 어깨관절을 움직이지 않아 어깨 관절 유착이 발생하여 오십견이 진행된다.

2) 증상

어깨관절이 유착되어 어깨관절 자체를 움직이기 어렵다.

3) 치료

(1) 부항요법*

어깨 압진시 통증 부위, 환자 통증 호소 부위에 부항치료를 실시한다.

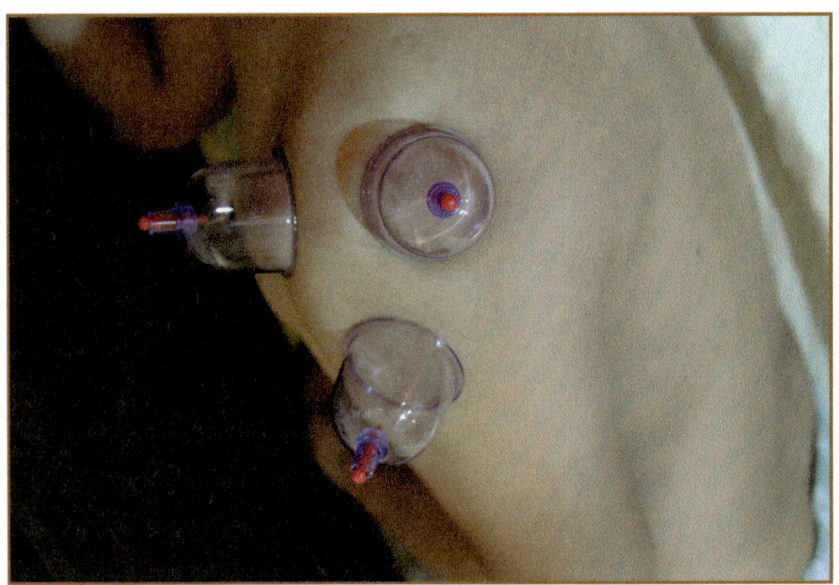

사진 2-25 오십견 부항요법

(2) 침치료

① 아시혈 침치료★★★

어깨 통증부위에 장침(0.50×60)을 사용 자침후 바로 발침하면 근육을 이완시켜 통증을 감소시킨다. 특히 견료, 극천혈을 장침(0.50×60)을 사용 투자법으로 자침하여 발침하면 즉각적으로 어깨 움직임이 좋아지는 것을 볼 수 있다. 배부외측 근육부위 장침으로 자극해도 어깨 움직임을 개선할 수 있다.

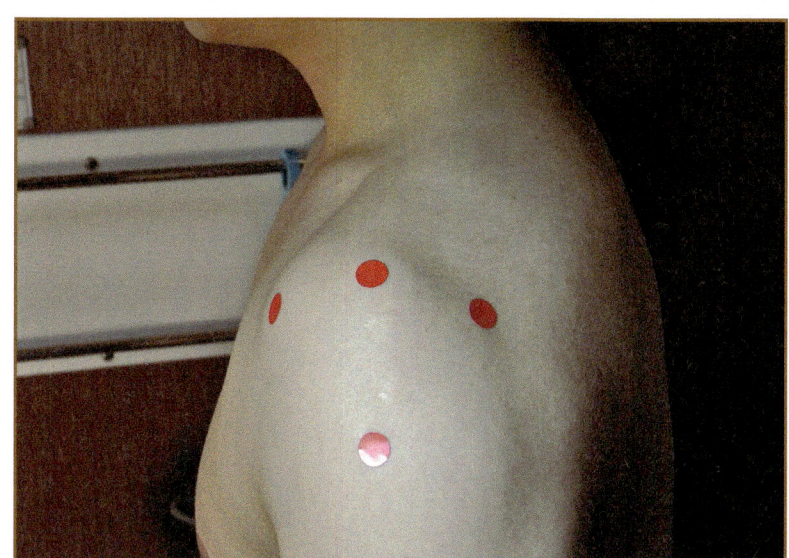

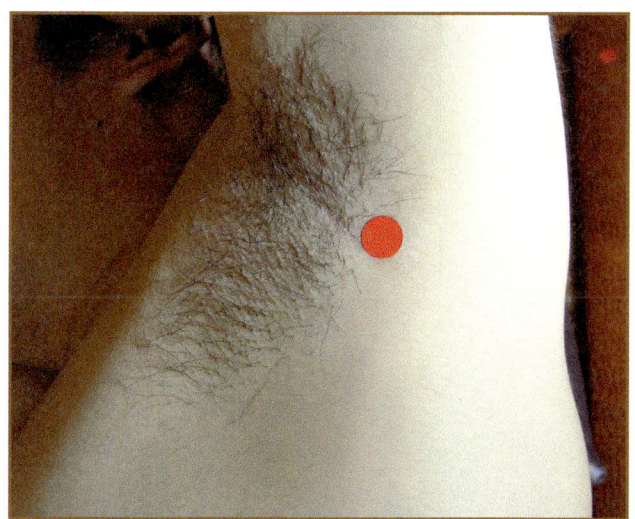
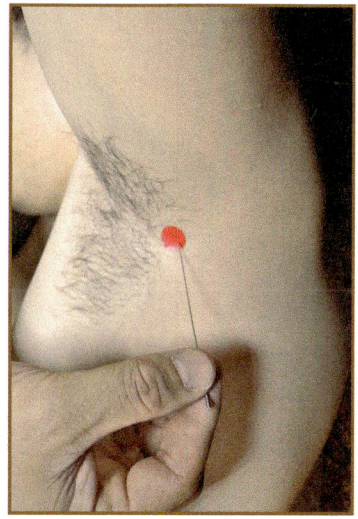

사진 2-26 오십견 아시혈 침치료

② 일반침 치료★

어깨 주위 혈자리와 통증호소 부위에 자침한다. 상대성 침법으로 환측 어깨와 반대편 하지 측삼리, 측삼리하 자침치료도 효과가 있다.

③ 봉침 치료★★

어깨 통증은 주로 근육, 근막, 인대부위에 염증 소견이 많아 소염작용이 있는 봉침치료가 좋은 효과를 나타낸다.

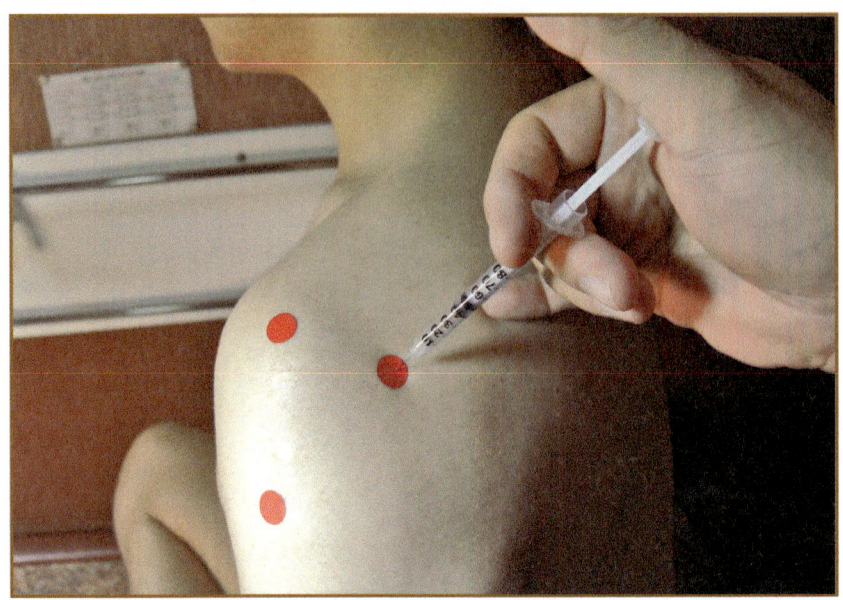

사진 2-27 오십견 봉침치료

(3) 한약요법

① 한 약★

▶ 가미서경탕_강황 8g, 당귀, 해동피, 백출, 백작약, 강활, 감초 각4g, 의이인 8g, 남성, 반하, 오약, 백개자, 위령선 각4g, 창출 6g, 진피, 향부자 각4g, 계지 12g, 부자 3g, 강 3 조 2

▶ 가미통맥산_오약, 진피 각12g, 향부자, 마황, 당귀 각8g, 백지, 강활, 독활 각6g, 봉출, 소엽, 반하, 몰약 각4g, 홍화, 소목 각2g, 강 3

② 보험약

▶ 갈근탕

(4) 테이핑 치료

사진 2-28

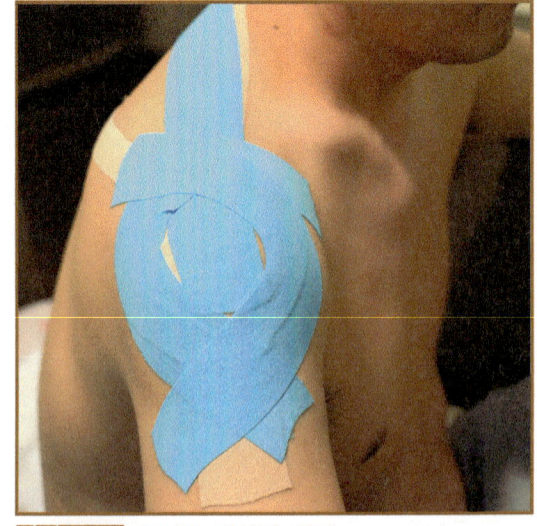

사진 2-28 오십견 테이핑 치료

(5) 운동치료★★★

어깨 근육을 이완시켜주는 스트레칭치료가 중요하다.

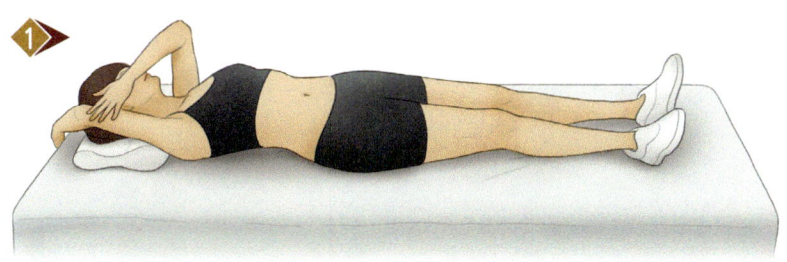

■ 똑바로 누운 자세에서 환측 팔을 머리 위쪽으로 넘긴 후, 반대쪽 손으로 환측 팔을 바닥 쪽으로 눌러준다.

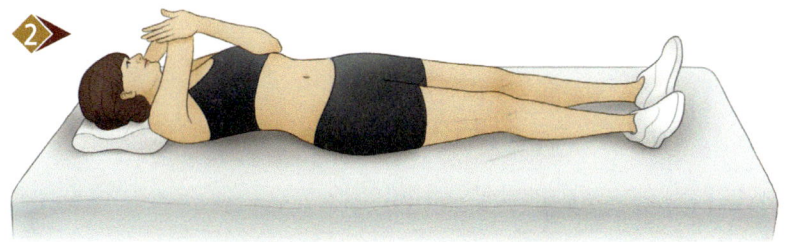

■ 환측 팔을 반대쪽 어깨 너머로 넘기고 반대쪽 손으로 환측 팔을 바닥 쪽으로 눌러준다.

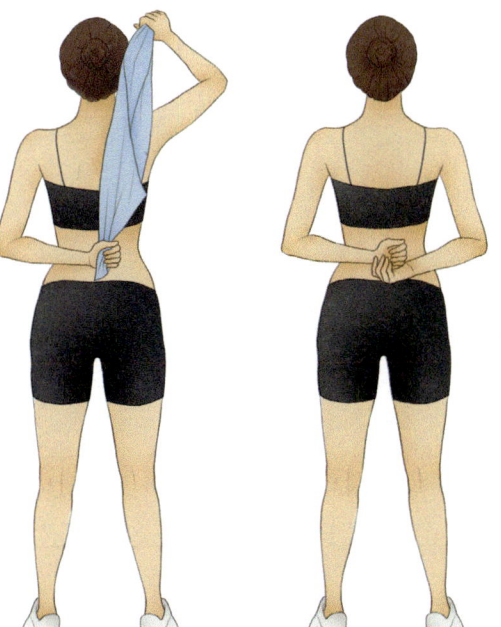

■ 똑바로 서서 다리는 어깨 너비 만큼 벌린다. 수건 위쪽을 환측의 반대쪽 손으로 잡고 등 뒤로 보내 환측 손으로 수건 아래 쪽을 잡는다. 오른손과 왼손을 번갈아 가며 위 아래로 당긴다.

■ 똑바로 서서 다리는 어깨 너비 만큼 벌린다. 양팔을 등 뒤로 보내 주먹을 쥔 환측 손을 반대쪽 손으로 받치고 위쪽으로 올려준다.

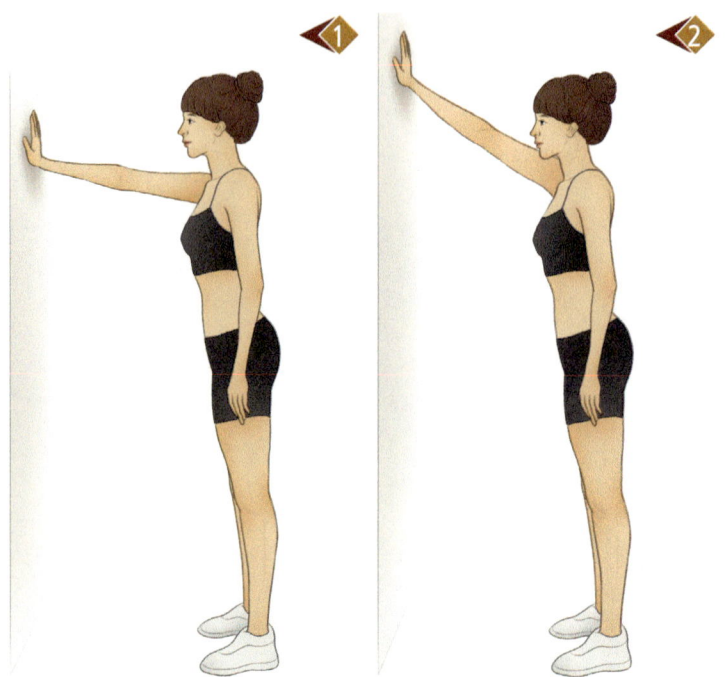

■ 벽을 마주보고 똑바로 서서 어깨 높이와 나란하게 환측 팔을 뻗어 손바닥으로 벽면에 대고 그 상태에서 손을 상하로 움직여서 어깨 부위 스트레칭을 실시한다.

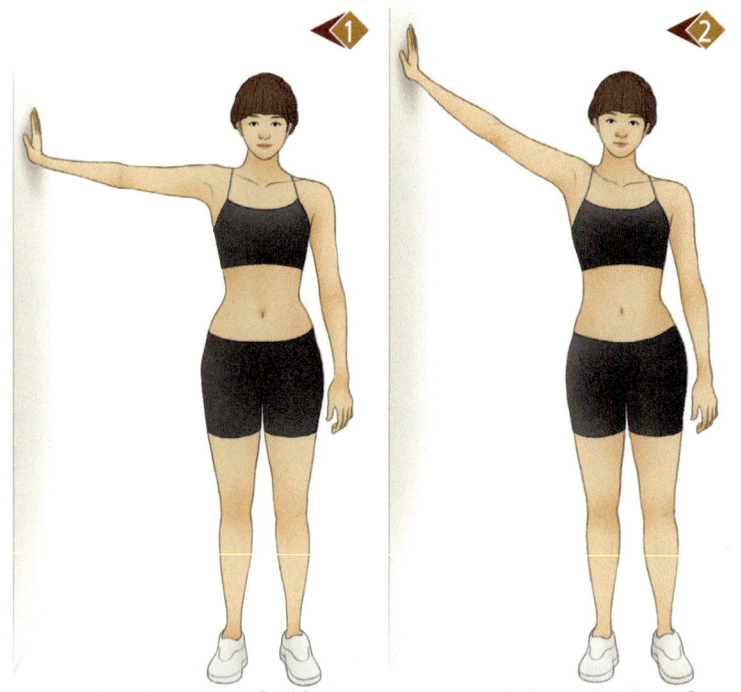

■ 벽면을 환측의 측면에 두고 환측 팔을 뻗어 손바닥으로 벽면에 대고 그 상태에서 손을 상하로 움직여서 어깨 부위 스트레칭을 실시한다.

그림 2-6 오십견 운동요법

무릎 내외측통

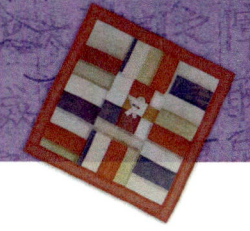

◆ 무 릎

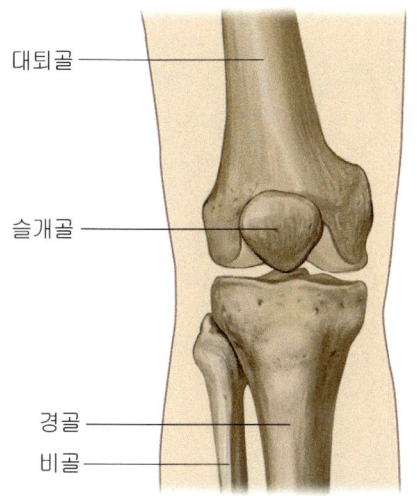
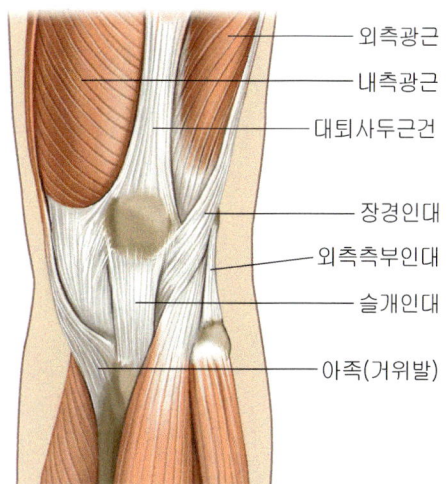

1) 원 인

무리한 운동과 충격 등으로 인한 무릎내외측 인대와 근육 손상

2) 증 상

무릎내외측 통증

3) 치 료

(1) 부항요법★

무릎내외측 압진시 통증 부위, 환자 통증 호소 부위에 부항치료를 실시한다.

(2) 침치료

① 아시혈 침치료**

무릎내외측 통증부위에 장침(0.50×60)을 사용 자침후 바로 발침하면 근육이 이완되어 통증이 감소한다.

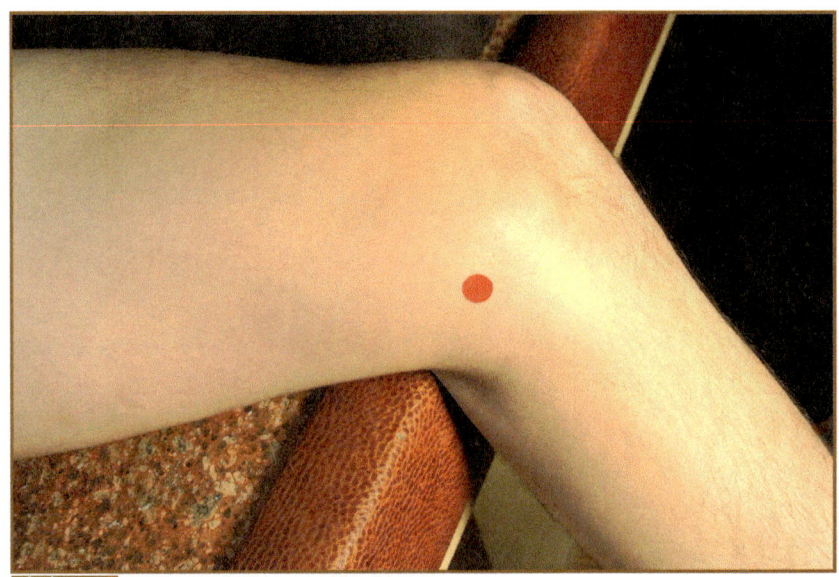

사진 2-29 무릎내외측통의 아시혈 침치료

② 일반침 치료*

무릎 주위 통증호소 부위에 일반침을 사용 4~6개의 침을 이용 자침한다.

③ 봉침 치료***

무릎 통증는 주로 근육, 근막, 인대부위에 염증 소견이 많아 소염작용이 있는 봉침치료가 뛰어난 효과를 나타낸다(사진 2-30).

(3) 한약요법

① 한 약**

▶ 청열사습탕_창출, 황백 각6g, 소엽, 적작약, 모과, 택사, 목통, 방기, 빈랑, 지각, 향부자, 강활, 감초 각4g

+ 목향 4g(통증시), 대복피 4g(부종시), 황연 2g, 대황 4g(열감시)

슬통 심한 경우 ≫ + 위령선 4g, 우슬 8g, 오가피 10g

② 보험약
▶ 독활방풍탕
▶ 구미강활탕

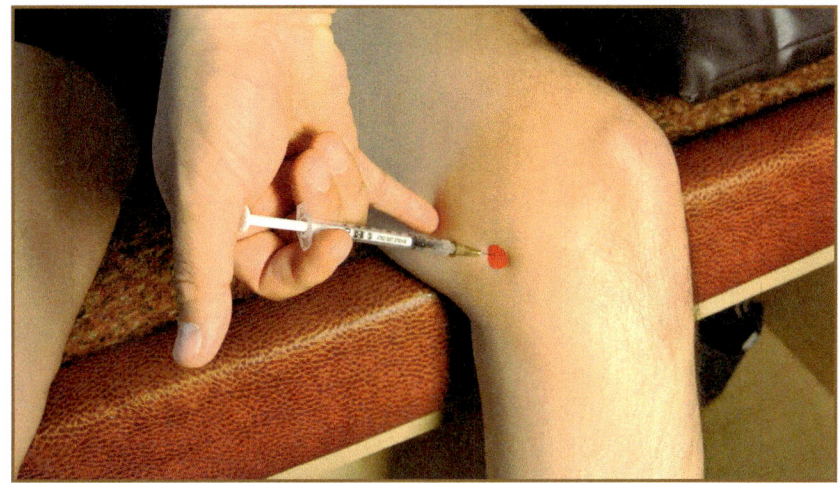

사진 2-30 무릎내외측통의 봉침 치료

(4) 테이핑 치료★

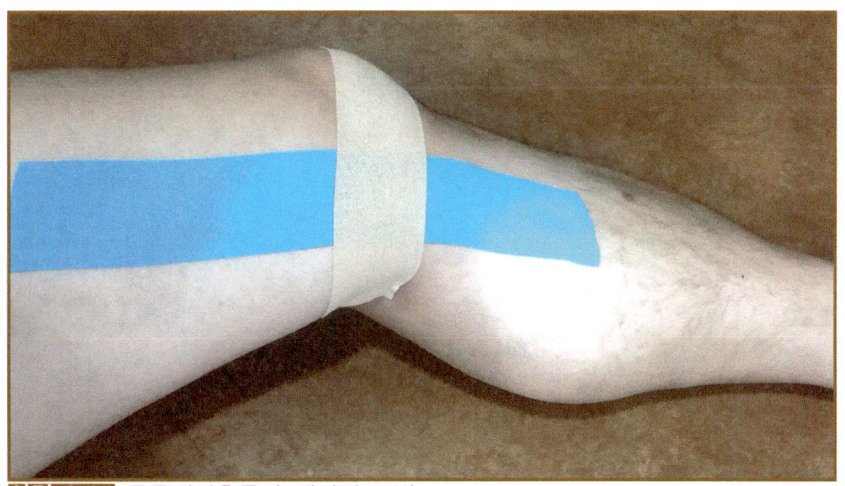

사진 2-31 무릎내외측통의 테이핑 요법

(5) 운동치료★

　무릎 내외측 근육과 인대를 강화시키는 운동을 실시하면 무릎통증 치료 및 예방에 좋은 효과를 얻을 수 있다.

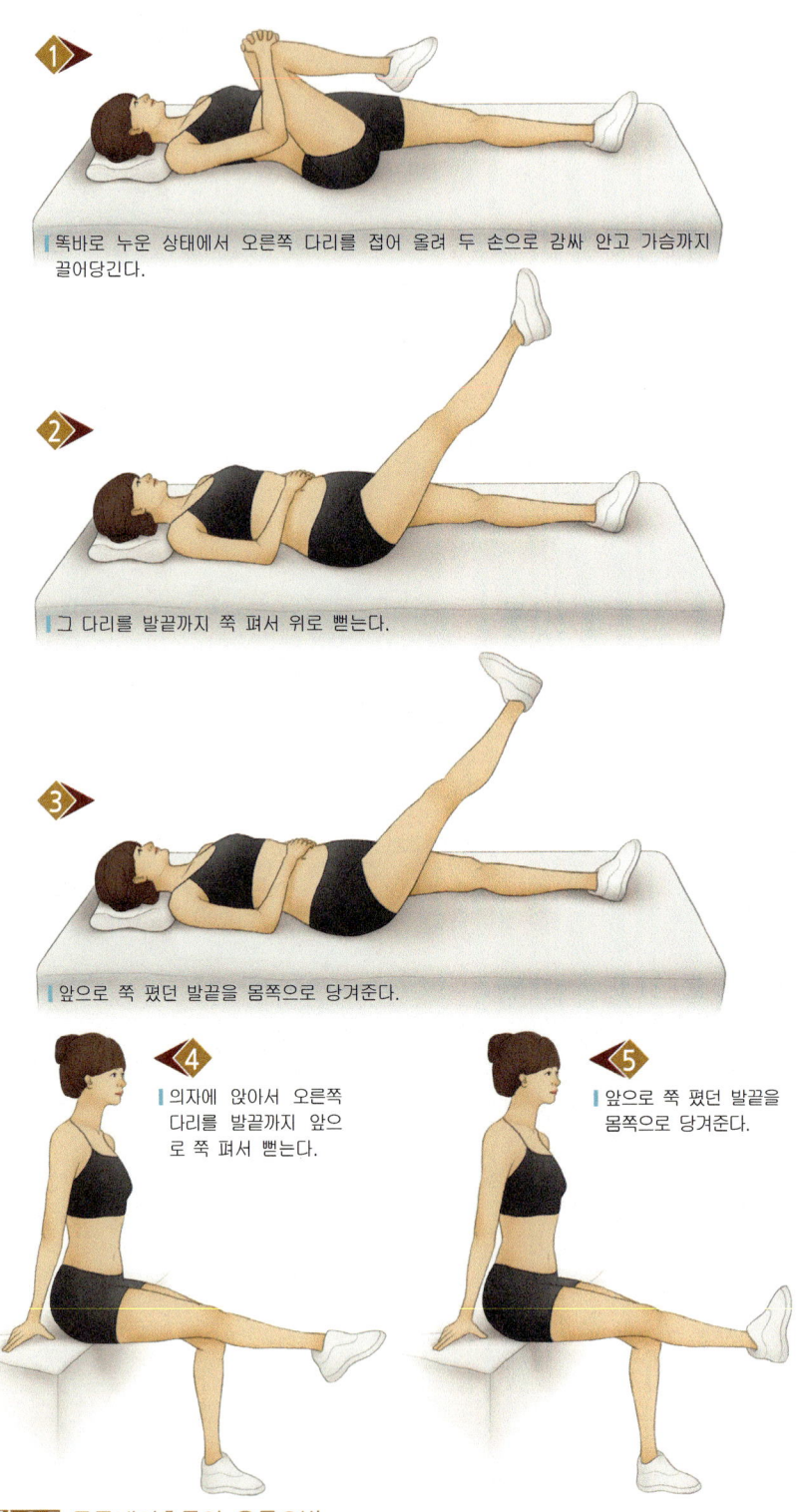

1. 똑바로 누운 상태에서 오른쪽 다리를 접어 올려 두 손으로 감싸 안고 가슴까지 끌어당긴다.

2. 그 다리를 발끝까지 쭉 펴서 위로 뻗는다.

3. 앞으로 쭉 폈던 발끝을 몸쪽으로 당겨준다.

4. 의자에 앉아서 오른쪽 다리를 발끝까지 앞으로 쭉 펴서 뻗는다.

5. 앞으로 쭉 폈던 발끝을 몸쪽으로 당겨준다.

그림 2-7 무릎내외측통의 운동요법

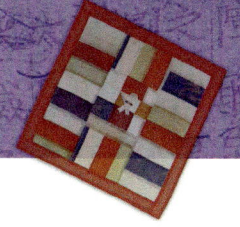

무릎 퇴행성 관절염

◆ 무릎 그림

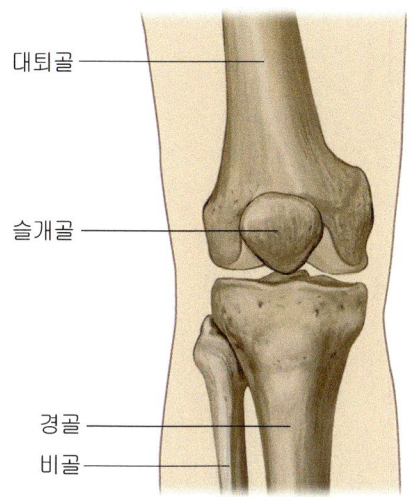
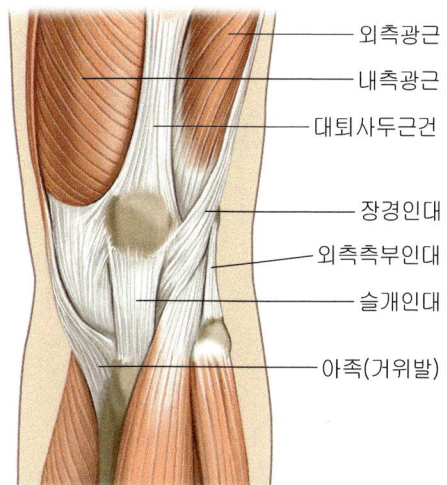

1) 원 인

노화와 과도한 무릎 관절 사용으로 무릎 연골조직 손상

2) 증 상

무릎관절의 변형 및 통증, 보행장애

3) 치 료

(1) 부항요법★

무릎내외측 압진시 통증 부위, 환자 통증 호소 부위에 부항치료를 실시한다.

(2) 침치료

① 아시혈 침치료★★

　무릎내외측 통증부위에 장침(0.50×60)을 사용 내슬안, 독비혈, 슬중혈 부위를 자침 후 바로 발침하면 통증을 감소시키고 관절을 유연하게 할 수 있다.

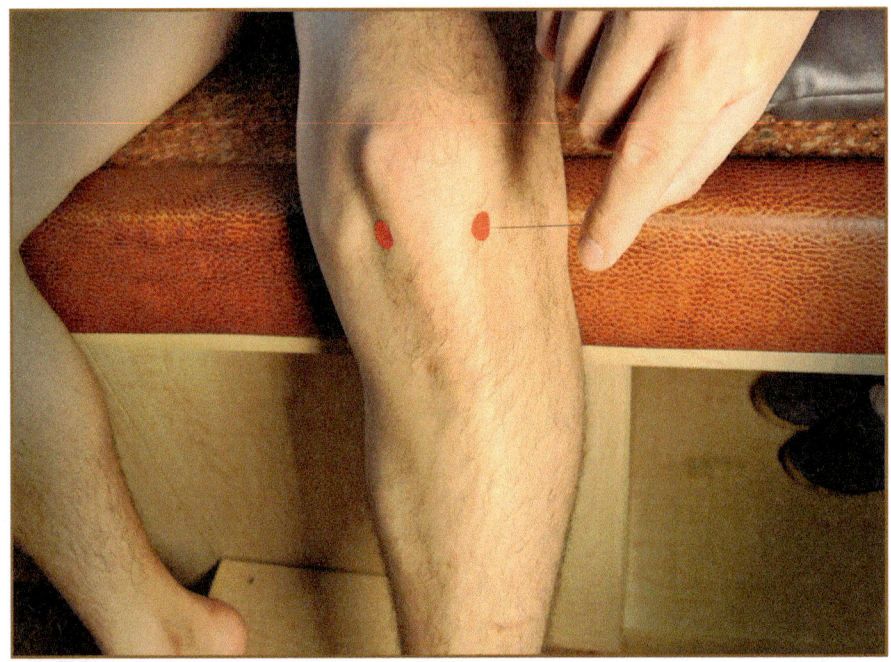

사진 2-32 무릎퇴행성관절염의 아시혈 침치료

② 일반침 치료★

　무릎 주위 통증호소 부위에 일반침을 사용 4~6개의 침을 이용 자침한다.

③ 봉침 치료★★★

　무릎 연골 주위에 봉침을 실시하면 통증이 감소되고 부종이 가라앉게 된다.

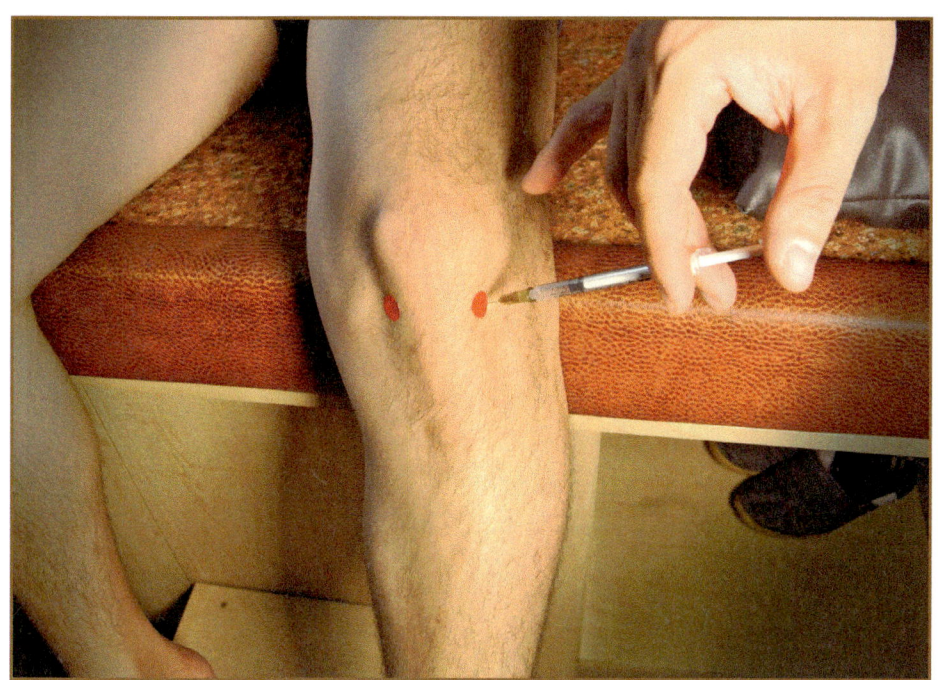

사진 2-33 무릎퇴행성관절염의 봉침치료

(3) 한약요법

① 한 약★

▶ 청열사습탕__제반 무릎통증, 무릎 부종에 효과적이다.
   창출, 황백 각6g, 소엽, 적작약, 모과, 택사, 목통, 방기, 빈랑, 지각, 향부자, 강활, 감초 각4g
   + 목향 4g(통증시), 대복피 4g(부종시), 황연 2g, 대황 4g(열감시)

▶ 가미대강활탕__제반 무릎 통증, 무릎 부종에 효과적이다.
   강활 8g, 승마 6g, 독활 5g, 창출, 방기, 위령선, 백출, 당귀, 적복령, 택사, 감초 각4g, 소엽 20g, 금은화, 연교 각8g, 우슬 10g, 모과, 빈랑, 골쇄보 각4g, 오가피 10g

② 보험약

▶ 독활방풍탕
▶ 구미강활탕

(4) 테이핑 치료*

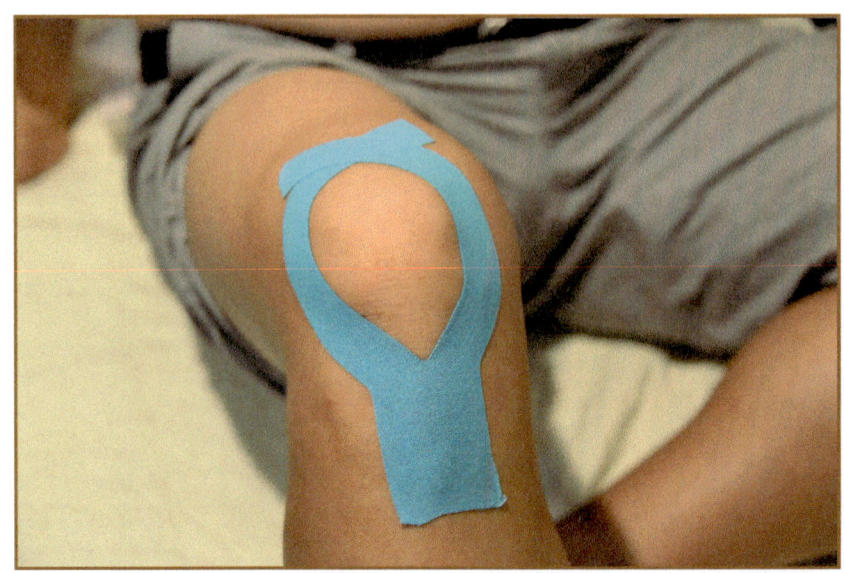

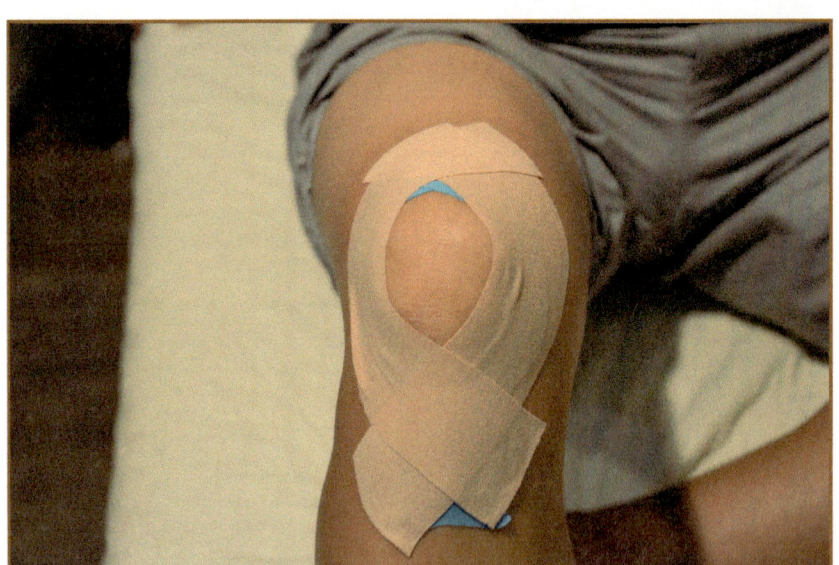

사진 2-34 무릎퇴행성관절염의 테이핑 요법

(5) 운동치료*

무릎 내외측 근육과 인대를 강화시키는 운동을 실시하면 무릎통증 치료 및 예방에 좋은 효과를 나타낸다.

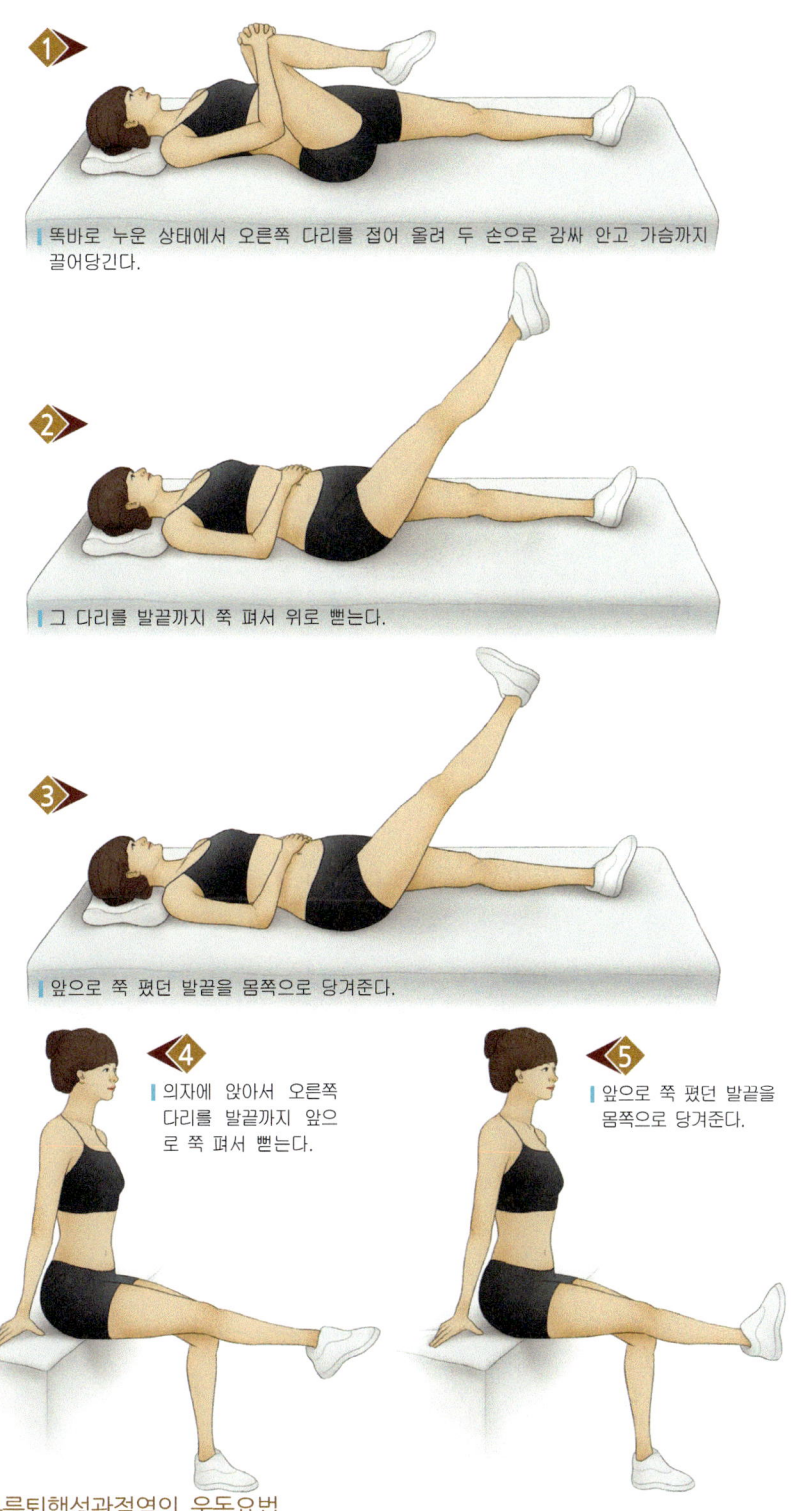

그림 2-8 무릎퇴행성관절염의 운동요법

허벅지 강직, 장딴지 강직

대퇴근 강직, 비복근 강직

◆ 허벅지(대퇴근), 장딴지(비복근)

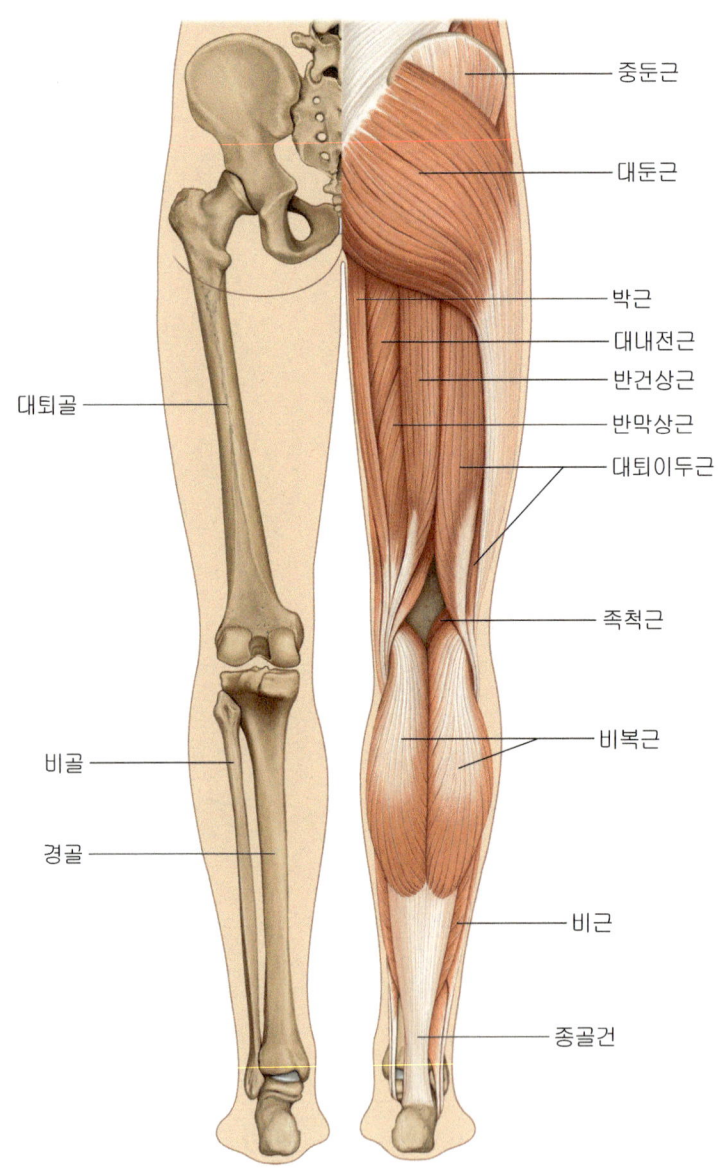

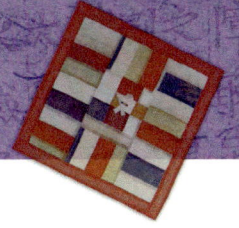

1) 원인

운동전·후 스트레칭 등의 준비운동이 부족한 상태에서 과도한 운동 등으로 근육이 강직되거나 근육파열로 인해 발생한다.

2) 증상

허벅지 및 장딴지 근육 강직 및 통증

3) 치료

(1) 부항요법★★★

허벅지나 장딴지 근육 압진시 통증 부위, 환자 통증 호소 부위에 부항치료를 실시하면 뛰어난 치료 효과가 나타난다.

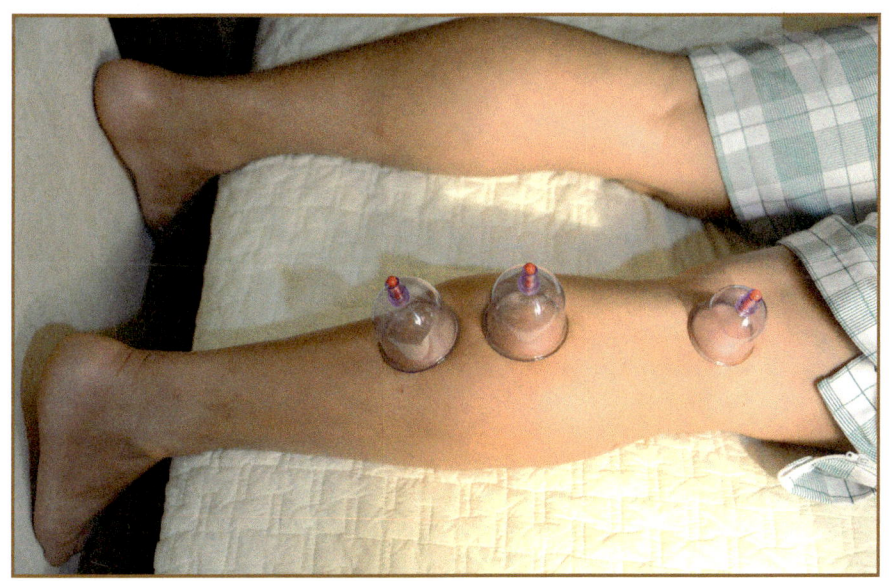

사진 2-35 허벅지(대퇴근) 또는 장딴지(비복근) 강직의 부항요법

(2) 침치료

① 아시혈 일반침치료★★

대퇴 및 장딴지 통증부위에 일반침(0.30×40)을 사용 자침하면 근육 강직을 개선하고 통증을 경감할 수 있다.

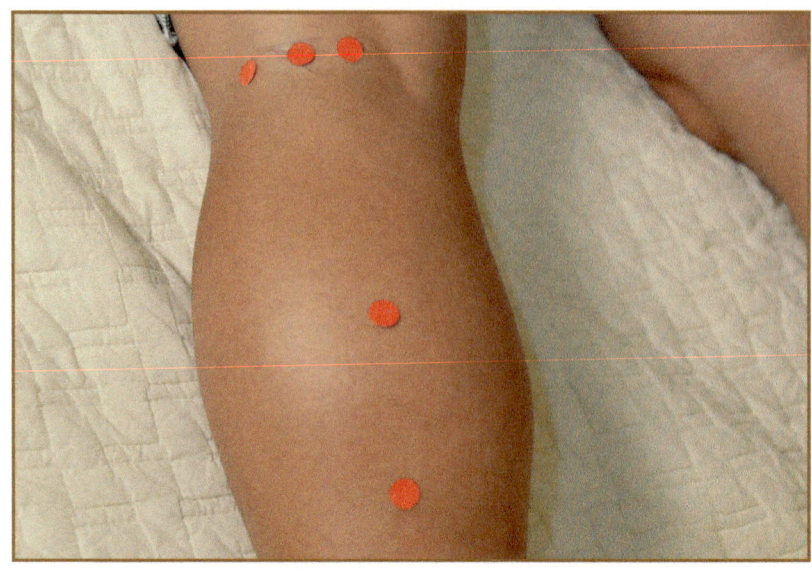

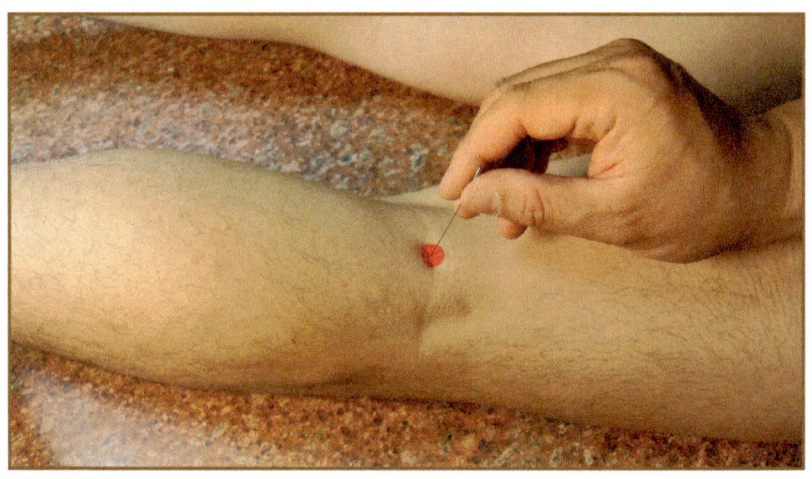

사진 2-36 허벅지(대퇴근) 또는 장딴지(비복근) 강직의 침치료

② 봉침 치료★

통증 호소 부위에 봉침을 시술하면 통증을 감소할 수 있다.

(3) 한약요법

① 한 약★★★

▶ 근급방__근육강직, 노인들 밤에 쥐가 잘 나는 경우, 수족마목

용안육 4g, 황기 12g, 백출, 당귀, 진피, 백복령 각8g, 인삼 5g, 오약, 모과, 향부자, 청피, 계지, 감초 각4g, 부자, 시호, 승마, 황금 각2g, 강 3 조 2

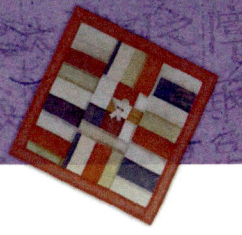

② 보험약
- 독활방풍탕

(4) 운동치료★

근육 강직된 부분의 근육을 늘려줄 수 있는 스트레칭이 치료에 도움이 되고 운동 후 강직된 근육을 스트레칭을 통해 늘려주면 근육이 뭉치는 것을 예방할 수 있다.

발을 서로 부딪치는 동작을 하면 하지 혈액 순환을 개선시키고 하체 근육을 단련하는 효과가 있어 하지근육 강직과 전신혈액순환에 도움이 된다.

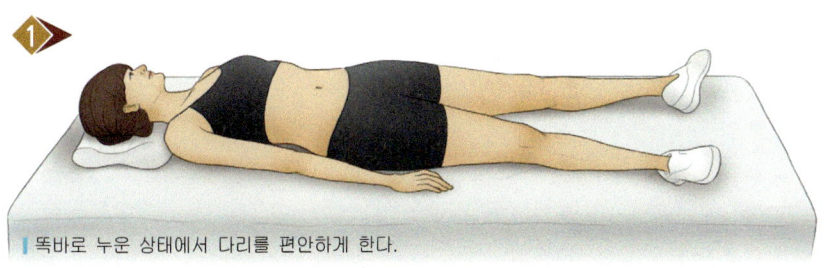

① 똑바로 누운 상태에서 다리를 편안하게 한다.

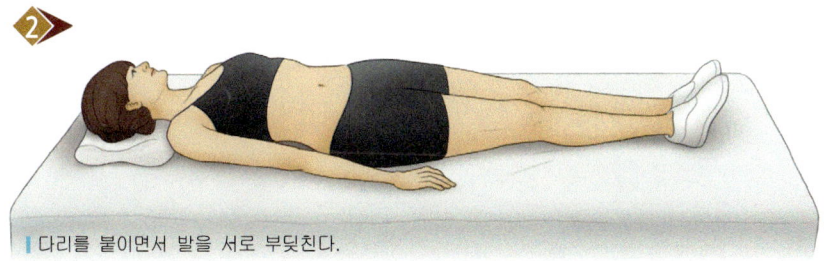

② 다리를 붙이면서 발을 서로 부딪친다.

그림 2-9 허벅지(대퇴근) 또는 장딴지(비복근) 강직의 운동요법

침훈(niddle shock)★★★
- 침훈은 공복시 혈당이 떨어진 상태, 평소 심장질환이 있는 경우, 침에 대한 극도의 공포가 있는 경우, 체력이 급격히 떨어진 경우에 발생한다.
- 증 상 __ 현기증, 식은땀, 심한 경우 기절하기도 한다.
- 대처법
  ① 반듯하게 눕게 하고 허리띠를 풀어 느슨하게 한 후 가슴 중앙부위인 심장부위에 손바닥을 대고 시계방향으로 가슴 마사지를 한다.
  ② 커피를 마시게 하면 카페인 강심 작용으로 호전된다.

팔꿈치 통증

테니스엘보우, 골프엘보우

◆ 팔꿈치

앞

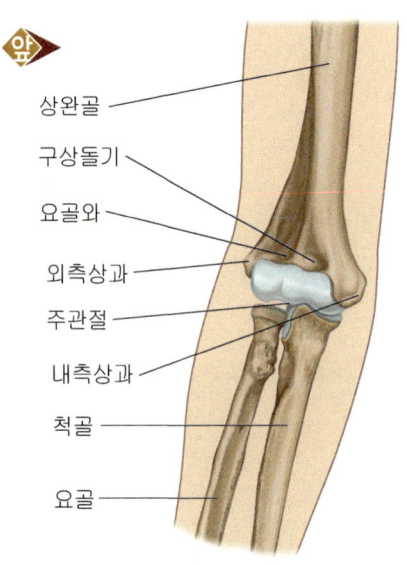
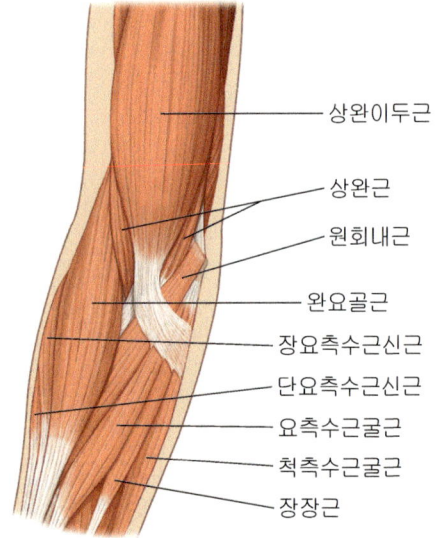

뒤

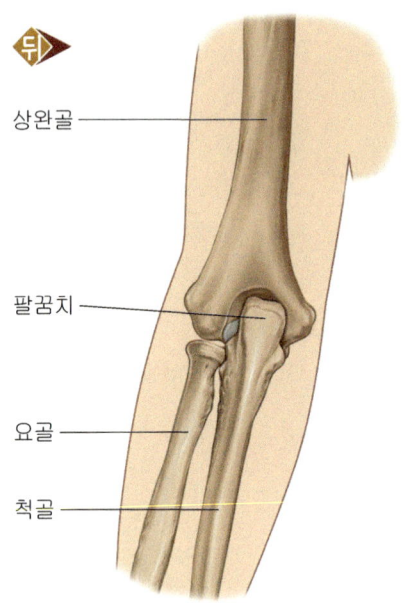
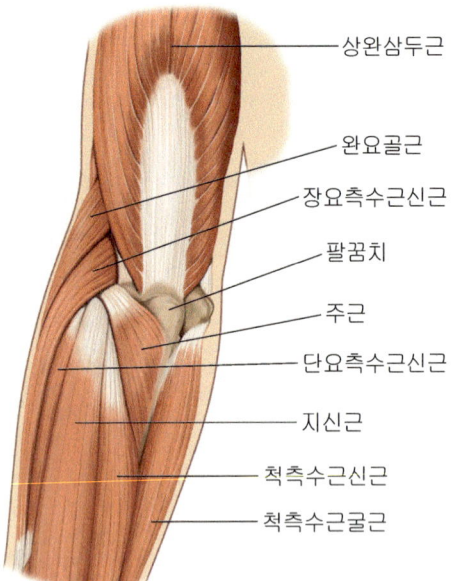

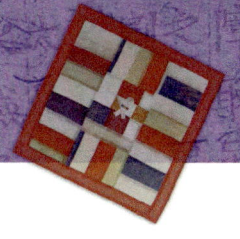

1) 원 인
무리한 운동과 반복적인 동작으로 팔꿈치 인대가 붙은 주관절에 염증 소견이 발생함.

2) 증 상
팔꿈치 외측통증(테니스엘보우), 팔꿈치 내측통증(골프엘보우) 및 심한 경우 팔꿈치 굴신운동 장애 초래한다.

3) 치 료

(1) 부항요법★
팔꿈치내외측 통증 부위에 부항치료를 실시한다.

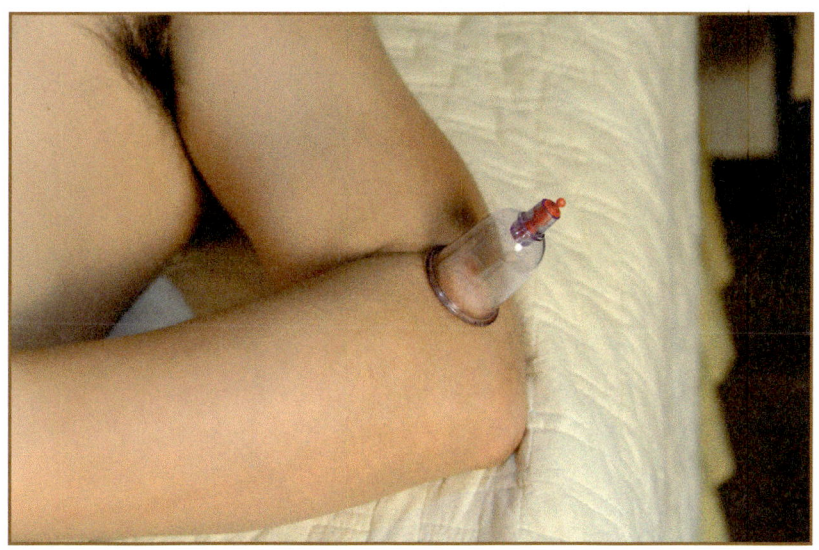

사진 2-37 팔꿈치 통증의 부항요법

(2) 침치료

① 아시혈 침치료★★
팔꿈치내외측 통증부위에 장침(0.50×60)을 사용 자침후 바로 발침하면 통증을 감소시키고 관절을 유연하게 할 수 있다(사진 2-38).

② 일반침 치료★
팔꿈치통증호소 부위와 주변에 일반침을 사용 4~6개의 침을 이용 자침한다.

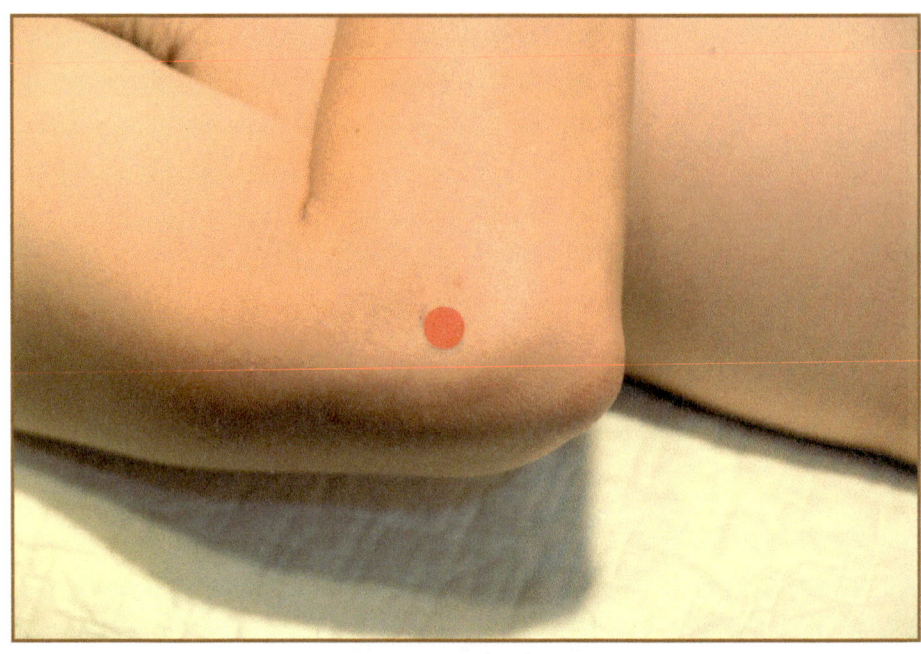

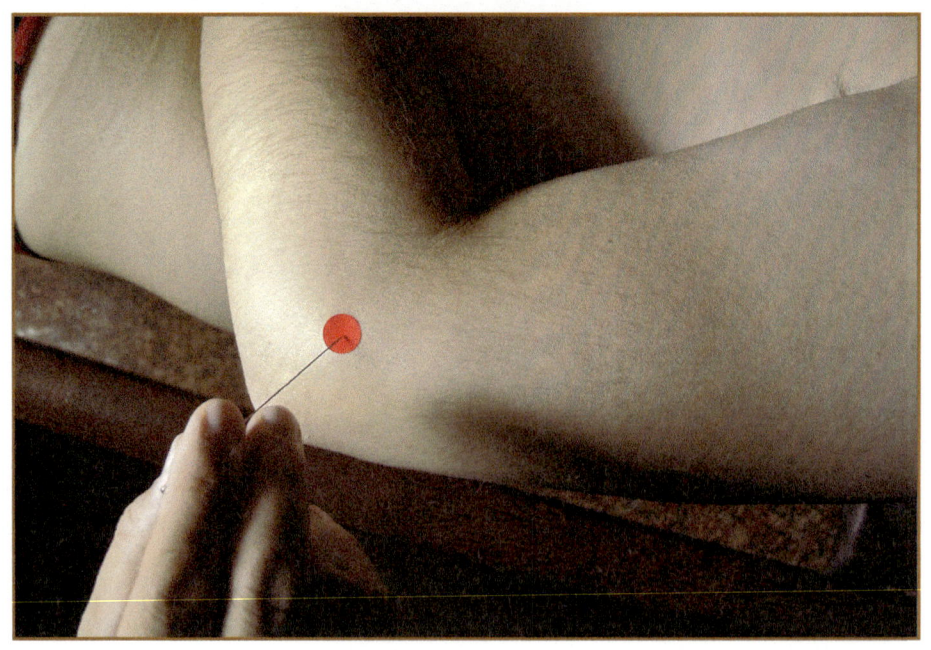

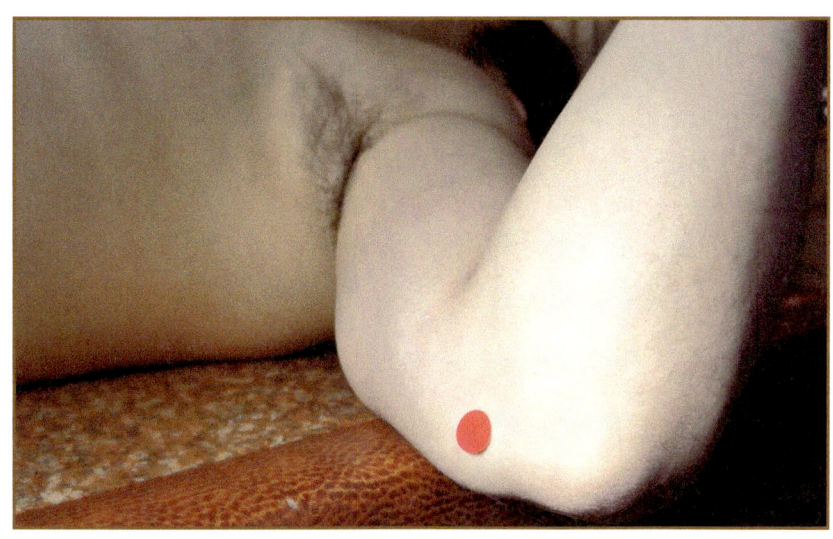

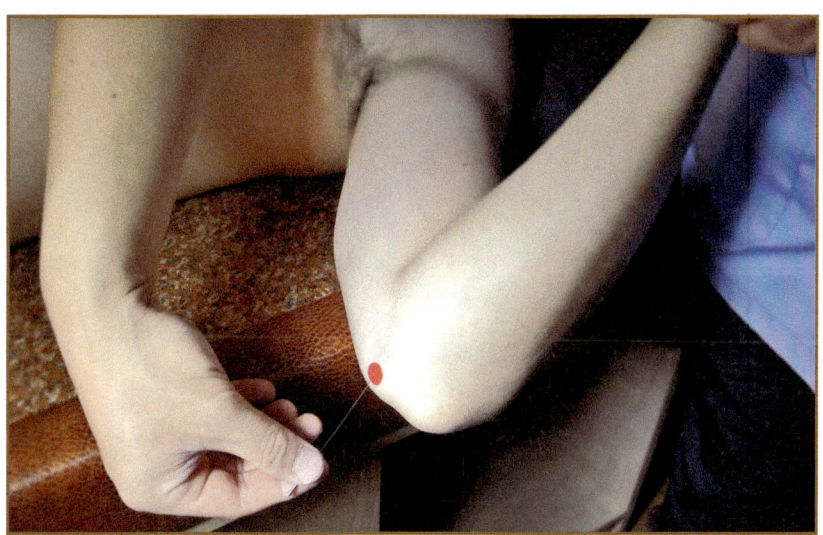

사진 2-38 팔꿈치 통증의 아시혈 침치료

③ **봉침 치료**★★★

팔꿈치통증은 주관절에 붙은 인대부위에 염증 소견을 보이므로 소염·진통작용이 있는 봉침이 뛰어난 효과를 발휘한다.

(3) 한약요법

① **한 약**★

▶ **계지가출부탕**__계지, 적작약, 창출 각6g, 감초, 부자 각4g, 강 3 조 2

② **보험약**
▶ 독활방풍탕

(4) 테이핑 치료★

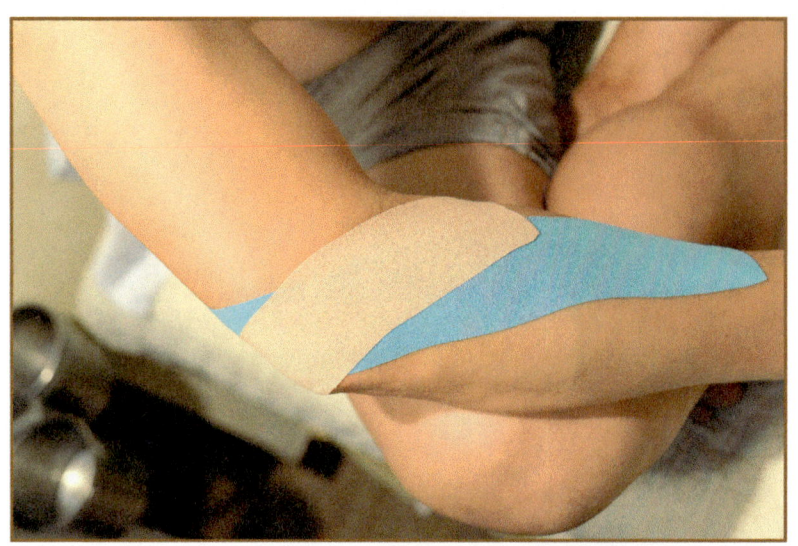

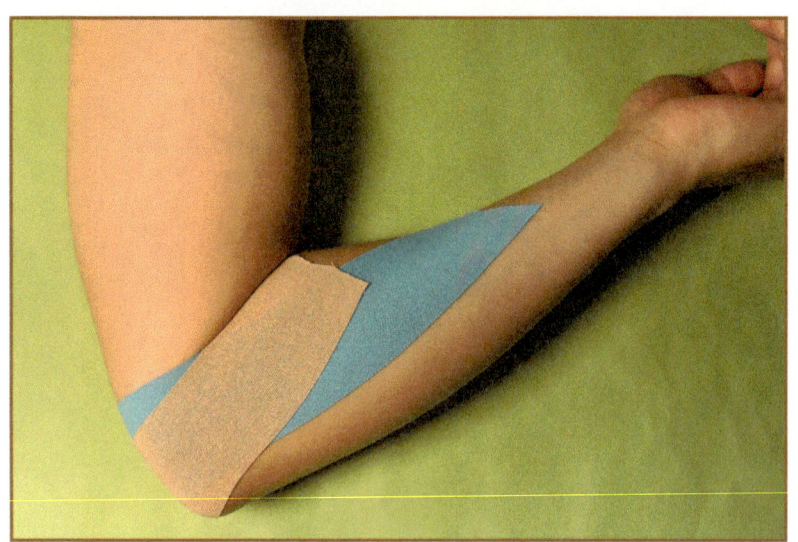

사진 2-39 팔꿈치 통증의 테이핑 치료

(5) 환자관리★

가급적 팔꿈치 관절운동을 피하면서 안정하는 것이 중요하다.

손목터널 증후군

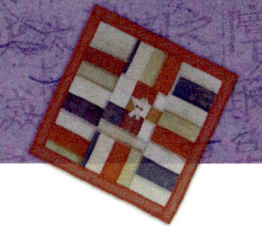

◆ 손 목

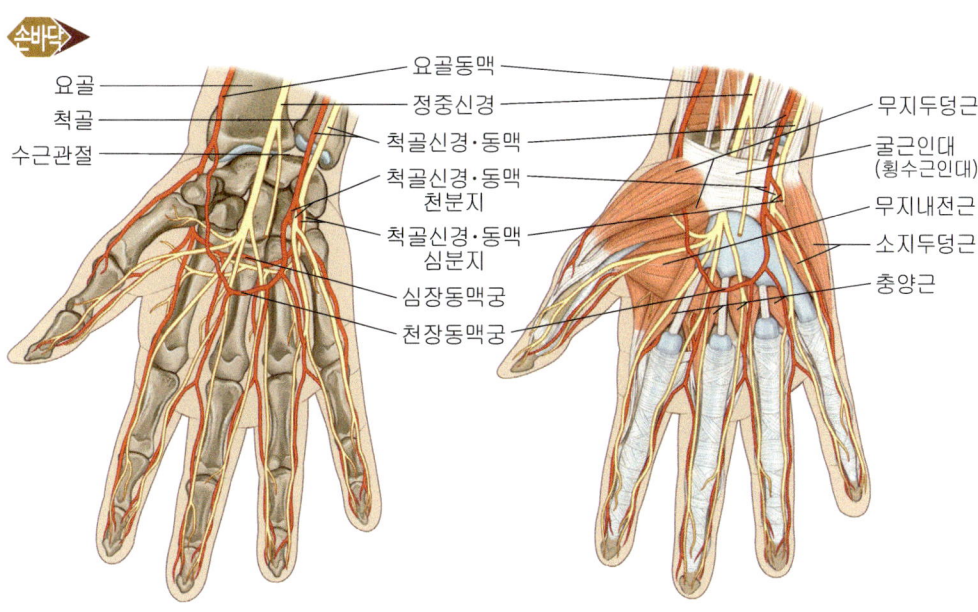

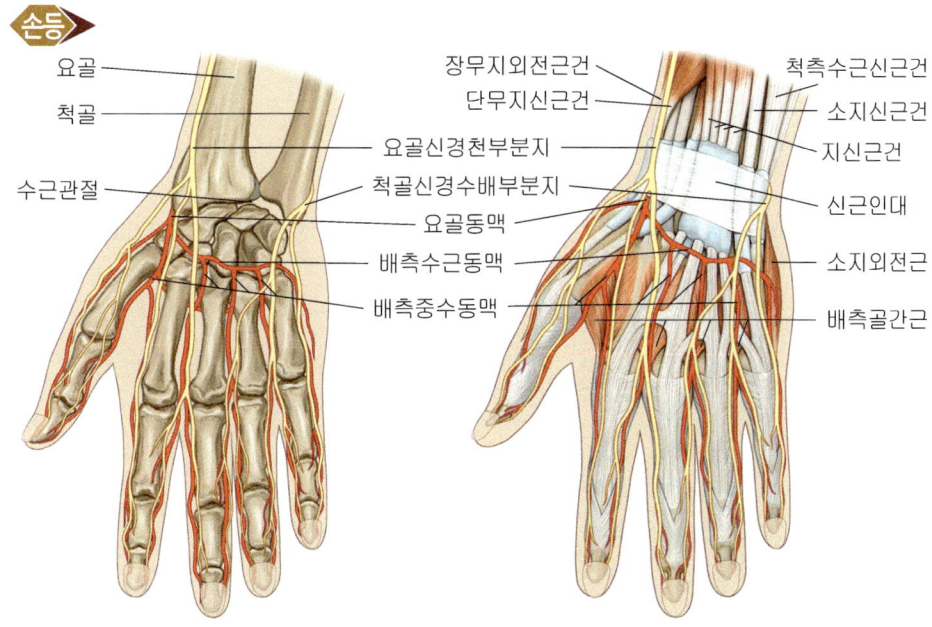

1) 원 인

무리한 운동과 반복적인 동작으로 손목부위(손바닥 뒷부분) 밴드모양 터널인대가 손목부위 신경을 압박해서 발생한다.

2) 증 상

손가락 저림증(1지, 2지, 3지, 4지내측 절반의 수지 저림증), 심한 경우 손바닥 근육이 위축된다.

3) 치 료

(1) 침치료

① 아시혈 침치료★★

수지저림증이 심한 경우 장침(0.50×60)을 사용 대릉혈과 대릉혈 좌우 3cm정도에서 수지 방향으로 자침후 바로 발침한다, 가벼운 수지저림증에는 일반침(0.30×40)으로 대릉혈과 대릉혈 좌위 3cm 자침후 바로 발침하면 수지 저림증이 감소한다. 침치료를 통해 손바닥 인대를 이완시켜 손가락 신경 압박을 감소시킬 수 있다.

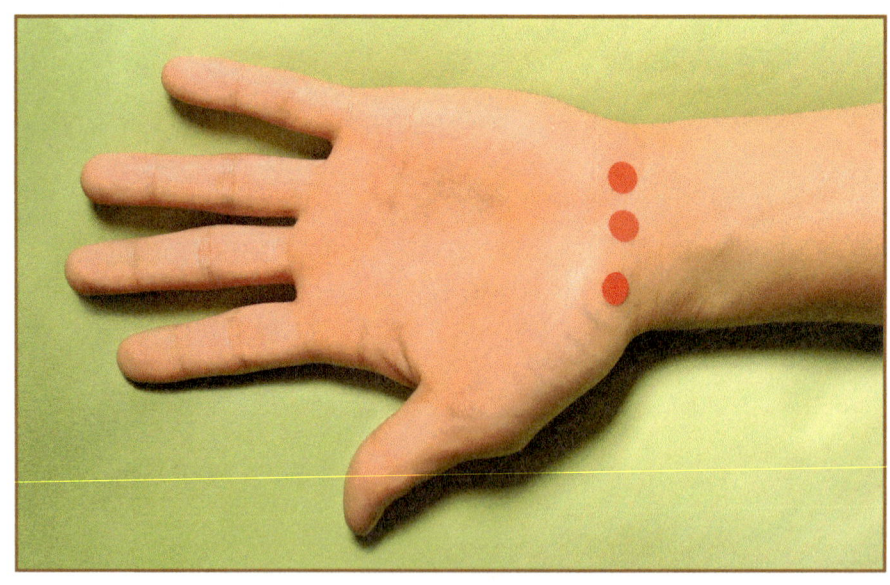

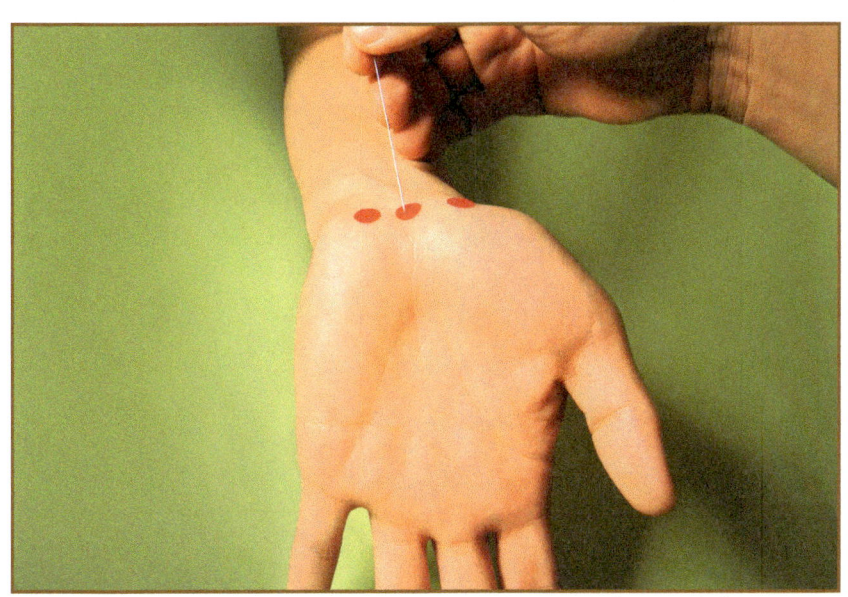

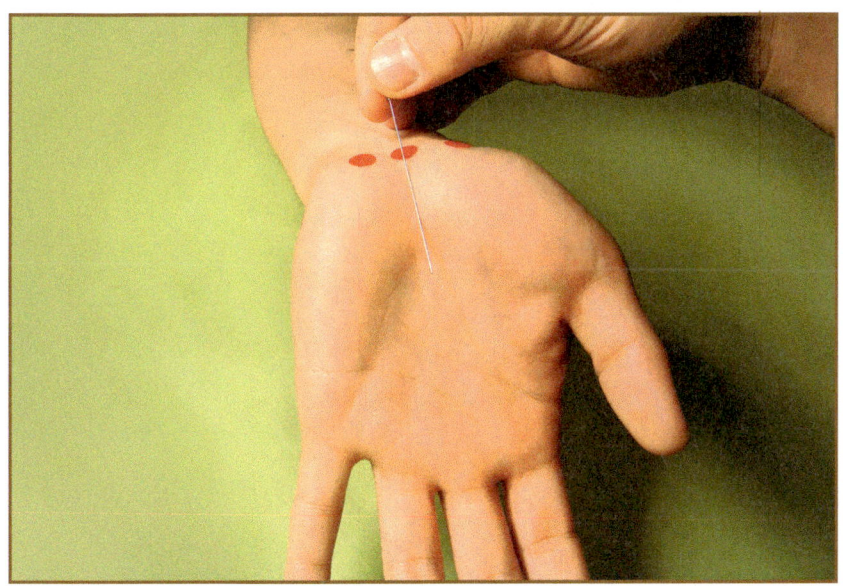

사진 2-40 손목터널증후군의 아시혈 침치료

② **일반침 치료**

환측 수지 십선혈 자침.

③ **봉침 치료****

수장부위 봉침 치료시 1일~3일 손바닥 부종 및 통증이 심해 환자 불편을 호소할 수 있다.

(2) 테이핑 치료★

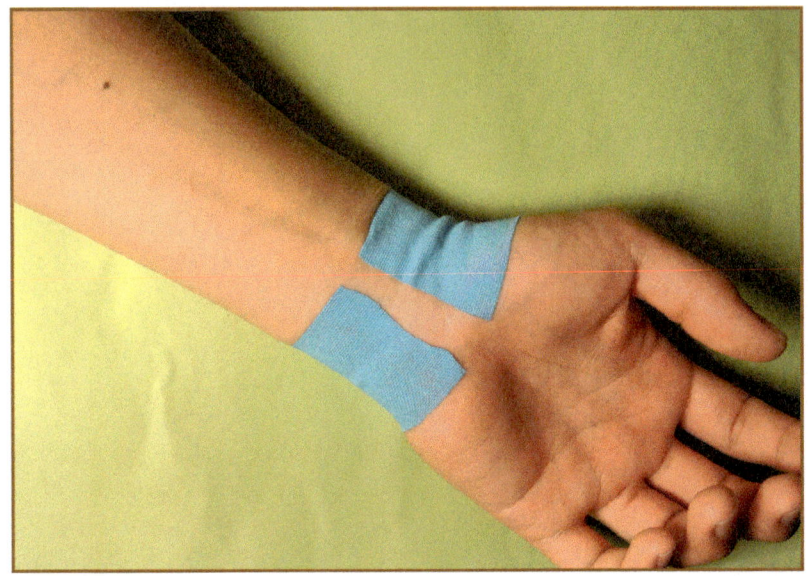

사진 2-41 손목터널증후군의 테이핑 치료

(3) 운동요법★★

손바닥을 굽히지 않는 것이 중요하고 손바닥을 손등 방향으로 젖혀주는 스트레칭 운동을 자주하는 것이 좋다.

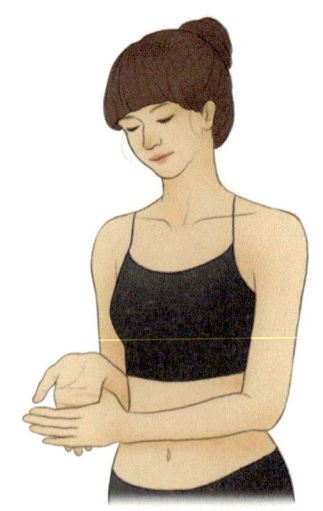

그림 2-10 손목터널증후군의 운동요법

손가락 방아쇠 관절

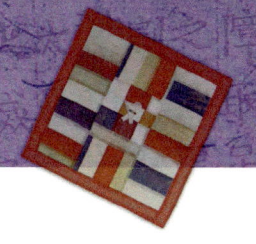

◆ 손바닥 부위 손가락

손바닥

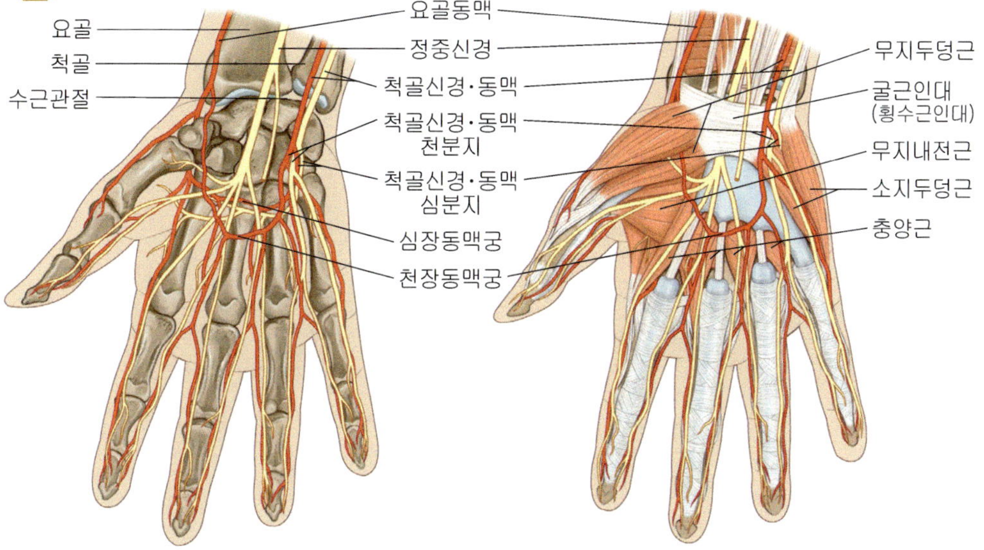

- 요골
- 척골
- 수근관절
- 요골동맥
- 정중신경
- 척골신경·동맥
- 척골신경·동맥 천분지
- 척골신경·동맥 심분지
- 심장동맥궁
- 천장동맥궁
- 무지두덩근
- 굴근인대 (횡수근인대)
- 무지내전근
- 소지두덩근
- 충양근

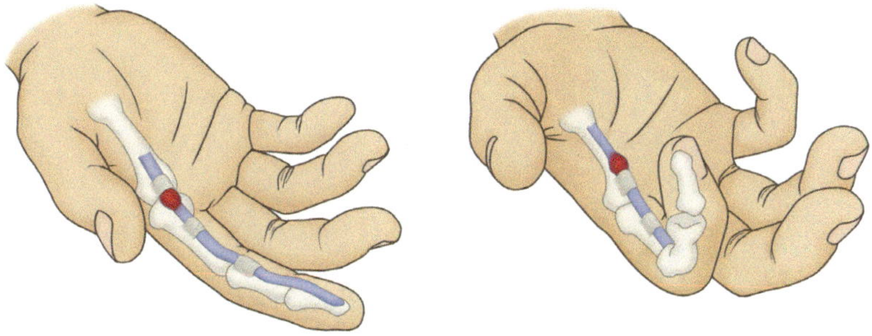

손가락방아쇠관절 101

1) 원 인

무리한 운동과 반복적인 동작으로 손바닥부위 손가락을 구부리는 부분의 활차가 건주 위에서 매우 두꺼워지거나 수축하여 건이 활차에서 자유롭게 움직이지 못해 발생한다.

2) 증 상

자고나면 방아쇠관절 손가락 부위가 접혀져서 강제로 손가락을 펼때 딸각거리는 소리가 난다.

3) 치 료

(1) 침치료

① **아시혈 침치료**★★

굴신이 잘 안되는 손가락 손바닥 부위에 일반침(0.30×40)으로 사자로 자침했다 발침하여 손바닥 손가락 활차부위를 늘려주면 손가락 신경 압박을 감소시킬 수 있다(사진 2-42).

② **봉침 치료**★★

수장부위 봉침 치료시 1일~3일 손바닥 부종 및 통증이 심해 환자가 불편을 호소할 수 있다.

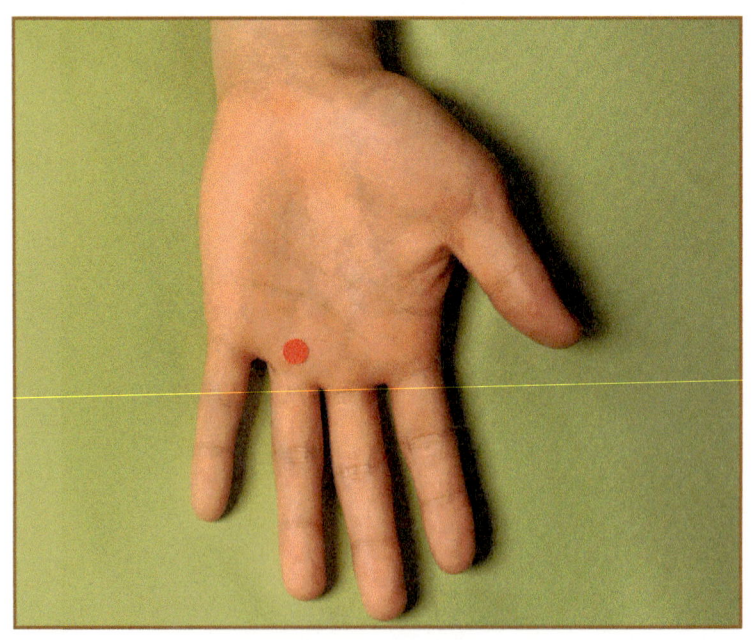

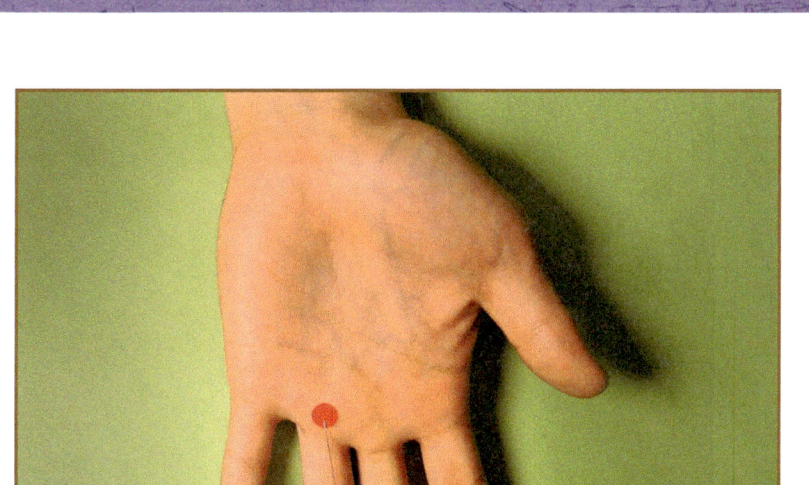

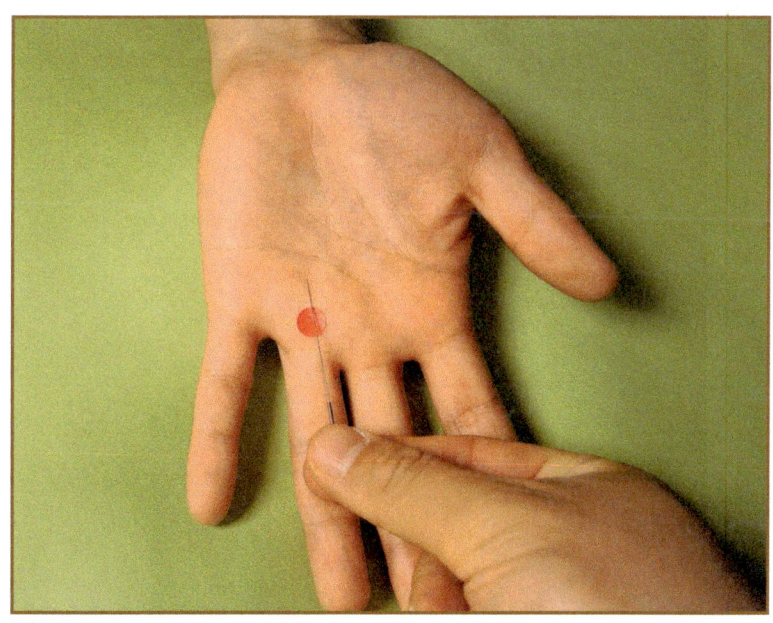

사진 2-42 손가락방아쇠관절의 아시혈 침치료

(2) 환자관리★

  가급적 손가락 사용을 자제하는 것이 중요하다. 특히 골프나 칼질 등 손을 꽉 쥐고 일하는 것을 피해야 한다.

손가락 관절통

◆ 손가락

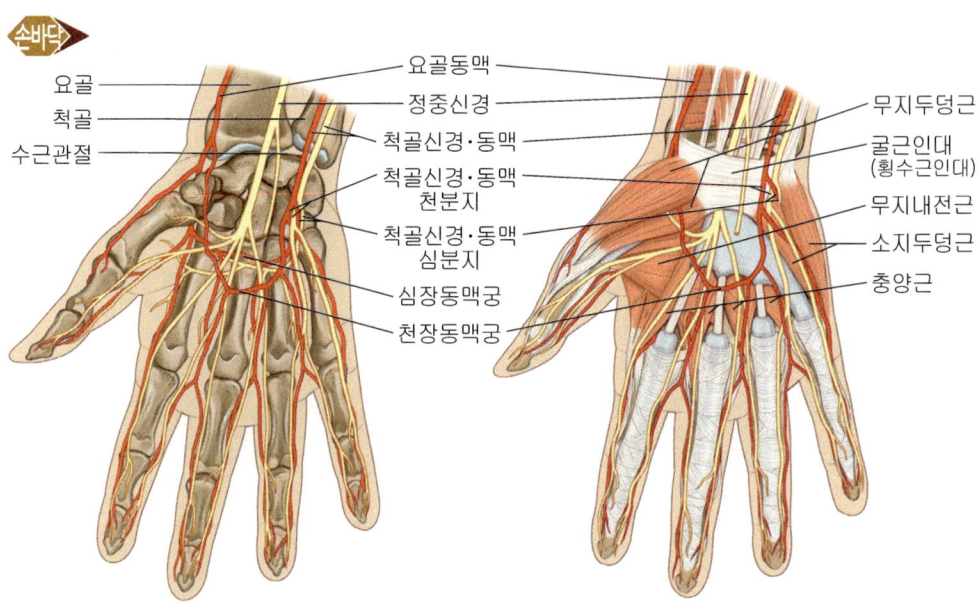

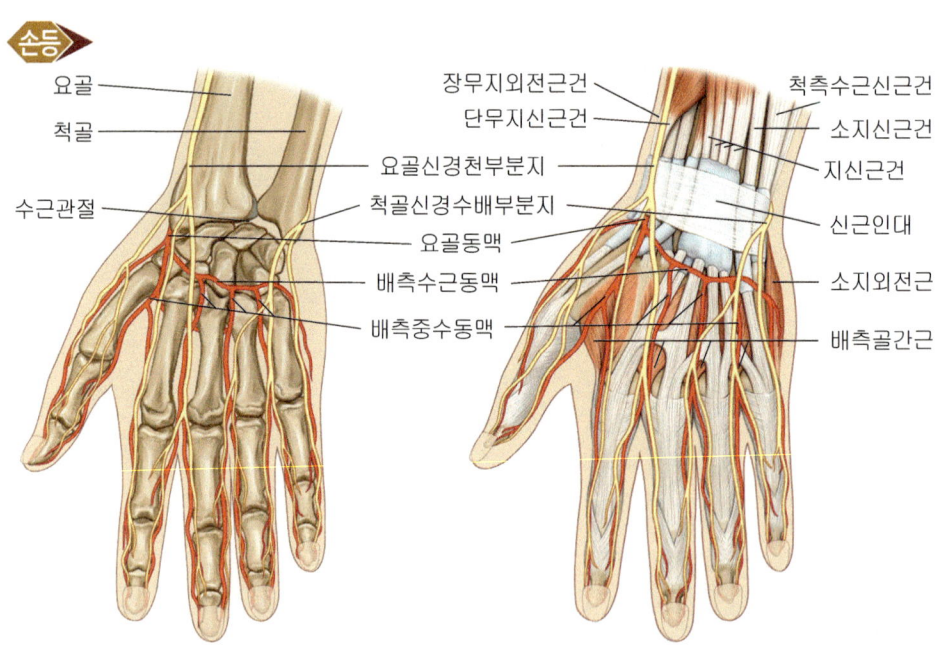

1) 원인
무리한 운동과 반복적인 동작으로 손가락 인대 및 관절에 염증이 발생하고 노화로 인한 퇴행성 원인과 류마티스관절염에 의해서도 발생한다.

2) 증상
손가락 관절의 통증 및 변형

3) 치료

(1) 사혈요법★
손가락 통증부위에 사혈요법을 실시한다.

(2) 침치료
① **아시혈 일반침 치료★★**
손가락 통증부위에 일반침(0.25×30)을 사용 자침하면 관절에 통증이 감소하고 유연해 진다.

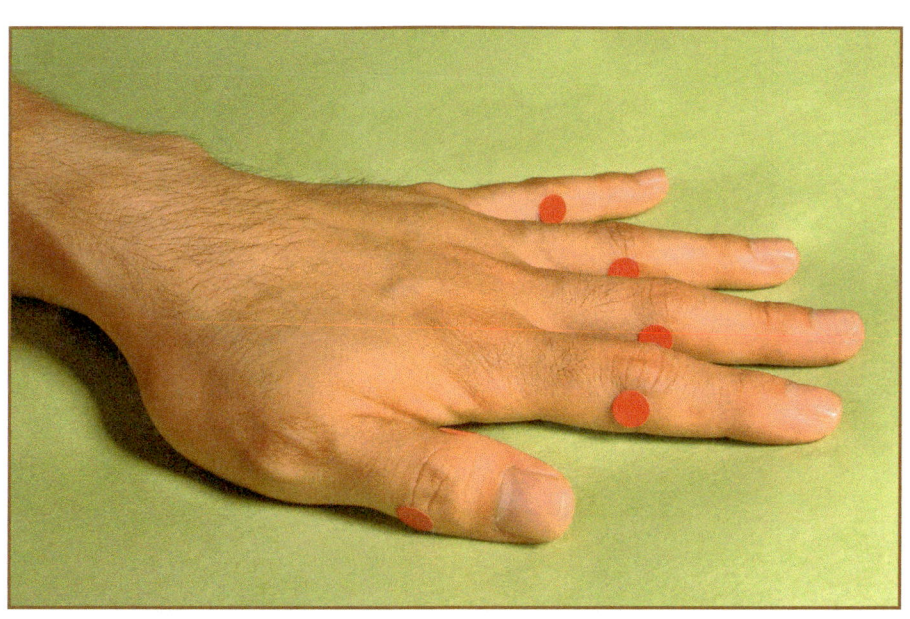

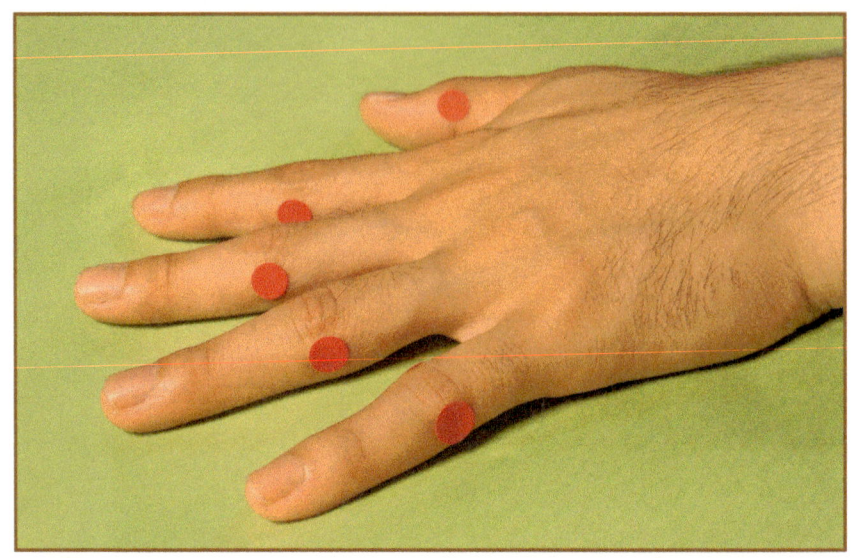

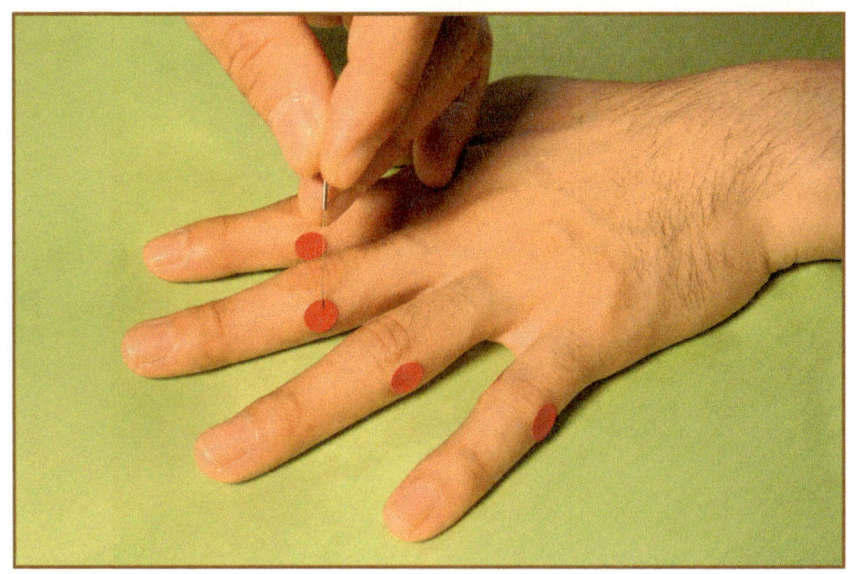

사진 2-43 손가락관절통의 아시혈 일반침 치료

② 동씨침 치료★★★

  엄지손가락 관절의 통증이 있을 때 반대편 족1지 관절의 내측 해표혈에 자침하면 뛰어난 치료 효과를 얻을 수 있다(사진 2-44).

③ 봉침 치료★

  손가락 봉침 치료시 부종 및 통증이 심해 환자 불편을 호소할 수 있다.

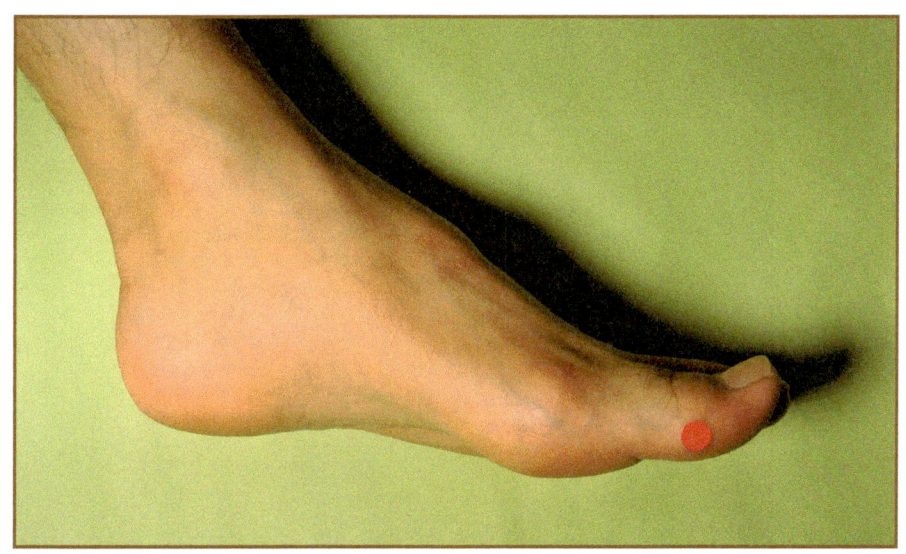

사진 2-44 손가락관절통의 동씨침 치료

(3) 한약요법

① 한 약

▶ 영선제통음__肢節腫痛

마황, 적작약 각6g, 형개, 방풍, 강활, 독활, 위령선, 백지, 창출, 황금(酒炒), 지각, 길경, 갈근, 천궁, 당귀미 각4g, 승마, 감초 각3g

② 보험약

▶ 독활방풍탕

(4) 환자관리★

가급적 손가락 관절을 무리하게 사용하는 일이나 운동을 피하는 것이 중요하다. 평소 손을 계속 사용하는 직업의 경우는 손가락 관절 변형을 막기 위해서 손가락 관절을 평소 가볍게 주물러 주고 온수에 담구거나 의료용 파라핀을 사용해서 온열치료하는 것이 좋다.

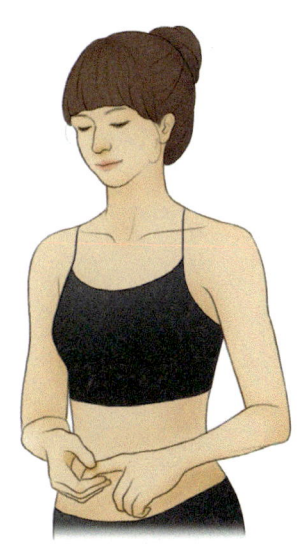

환측 손가락관절을 반대편 엄지와 검지를 사용하여 가볍게 비비면서 주물러 준다.

그림 2-11 손가락관절통의 운동요법

손목염좌

◆ 손 목

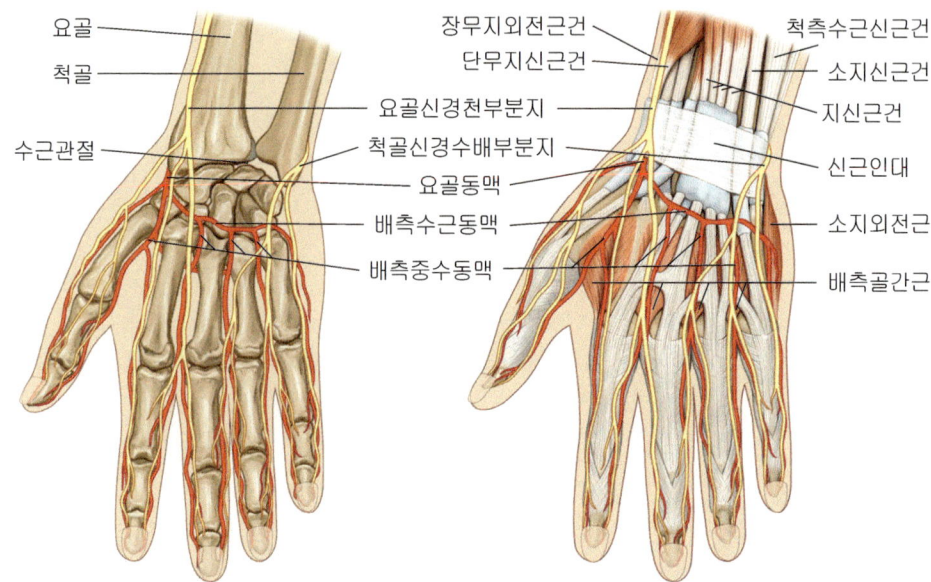

1) 원인
넘어지거나 무리한 충격으로 손목 부위 인대 손상

2) 증상
손목 관절주위 통증 및 부종

3) 치료

(1) 부항요법★★
손목 통증 부위에 부항치료를 실시한다.

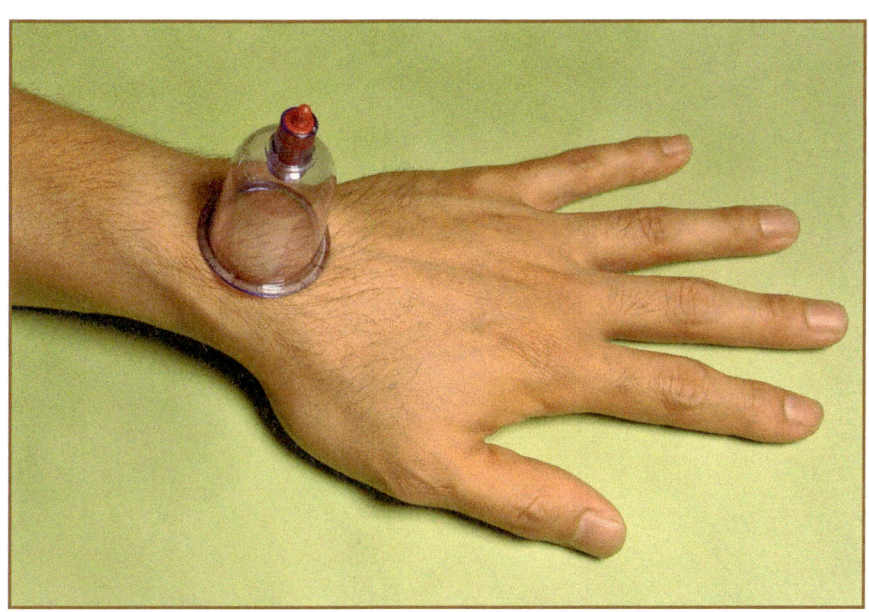

사진 2-45 손목염좌의 부항요법

(2) 침치료

① 아시혈 침치료★

손목 통증부위에 일반침(0.25×30)을 사용 20분간 유침한다.

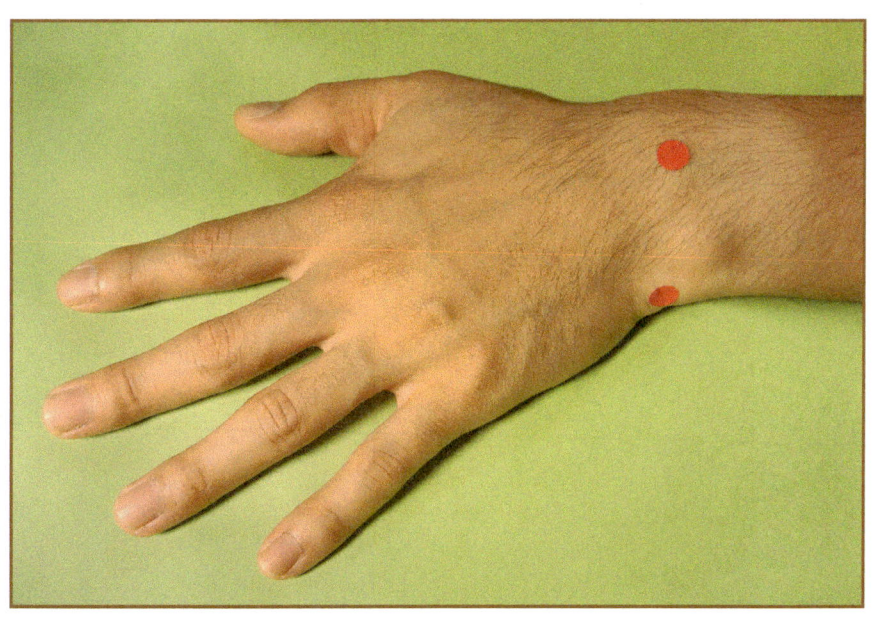

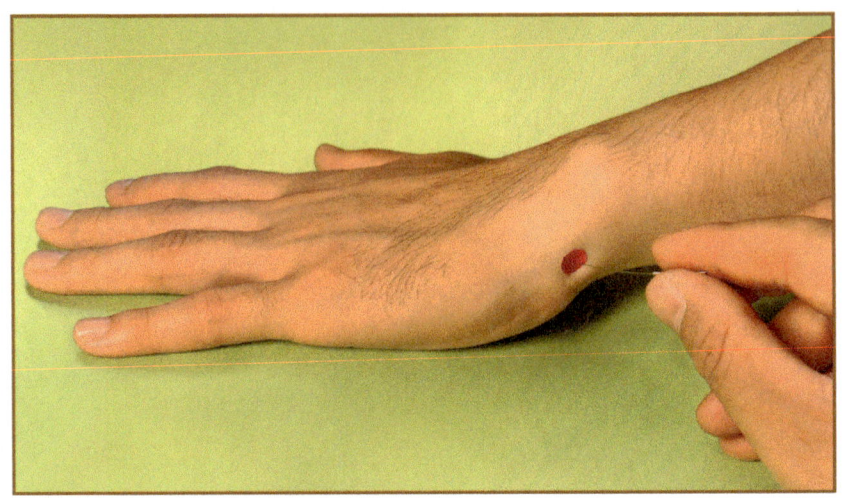

사진 2-46 손목염좌의 아시혈 침치료

② **일반침 치료**★★★

　손목통증 부위 반대편 발목 관절 해계혈, 구허혈에 자침하면 뛰어난 효과가 있다.

③ **봉침 치료**★★

　손목통증 부위에 봉침에 뛰어나 효과를 발휘하나 봉침으로 인한 부종과 통증이 심할 수가 있어 주의를 요한다.★★

(3) 테이핑 치료★★

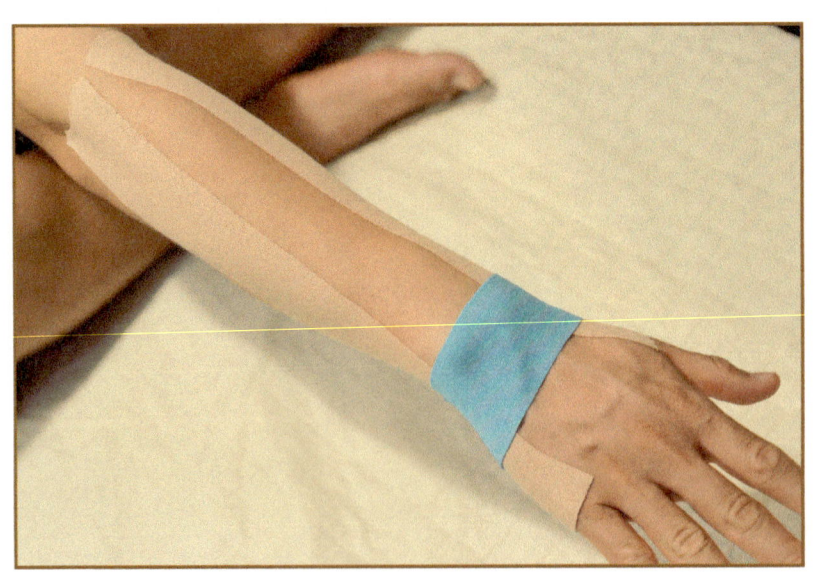

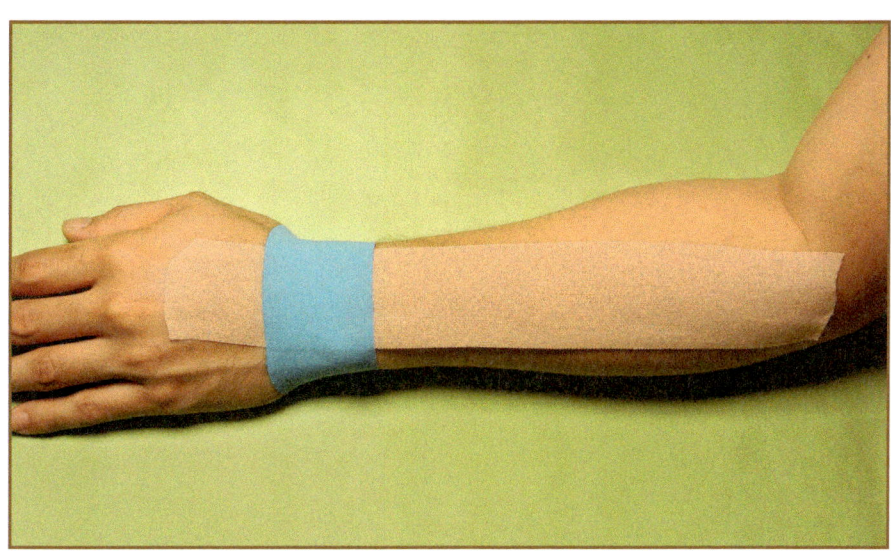

사진 2-47 손목염좌의 테이핑 치료

(4) 환자관리★★

가급적 손목염좌 부위 테이핑이나 압박붕대, 깁스를 통해 움직이지 않도록 해서 인대가 안정화되도록 하는 것이 중요하다.

결절종
Ganglion

◆ 손목 결절종

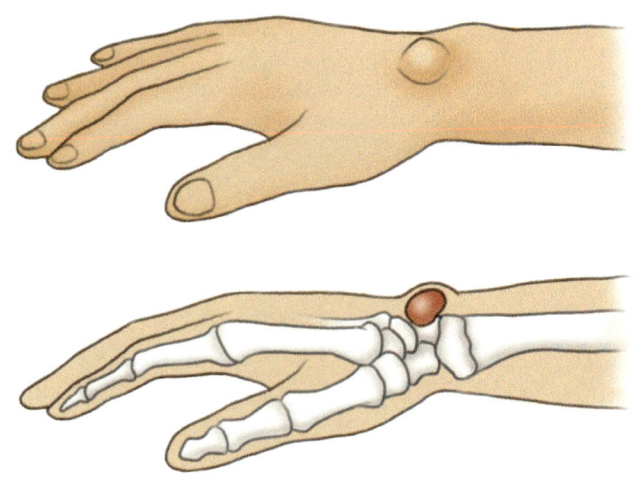

1) 원 인

결절종의 확실한 발생 원인은 아직 밝혀지지 않고 있지만 결절종은 힘줄을 싸고 있는 막이나 관절을 싸고 있는 막과 같은 세포들이 퇴행변화를 일으켜 점액을 생성하고 이것이 모여 혹이 되는 것으로 알려져 있다.

2) 증 상

손목이나 기타 관절 부위 혹이 만져지고 심한 경우 통증이 있기도 함.

3) 치 료

(1) 침치료

① **아시혈 침치료**★★

손목 등 관절부위에 혹이 작은 경우에는 일반침(0.30×40)을 사용 20분간 유침한다. 자침시 혹을 중심으로 동서남북, 중앙을 투자해서 관절액이 들어갈 수 있는 길을 열어주고 20분후 발침후 딱딱한 면(핸드폰 뒷면, 두꺼운 사전 등)으로 강하게 눌러주면 혹이 사라진다. 관절혹은 큰 경우에는 장침(0.50×60) 침을 사용해서 사방에서 자침한다.

혹, 젤 같은 관절액이 제거가 잘 안 될 경우에는 바늘이 큰 주사기로 혹을 찔러 강제로 빼는 방법을 일부 병행해도 좋다.

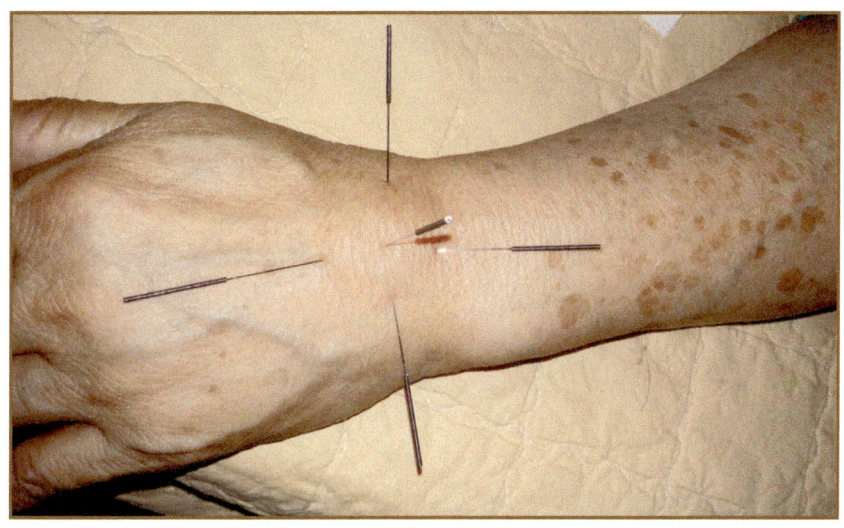

사진 2-48 손목결절종의 아시혈 침치료

하지부 염좌

◆ 발 목

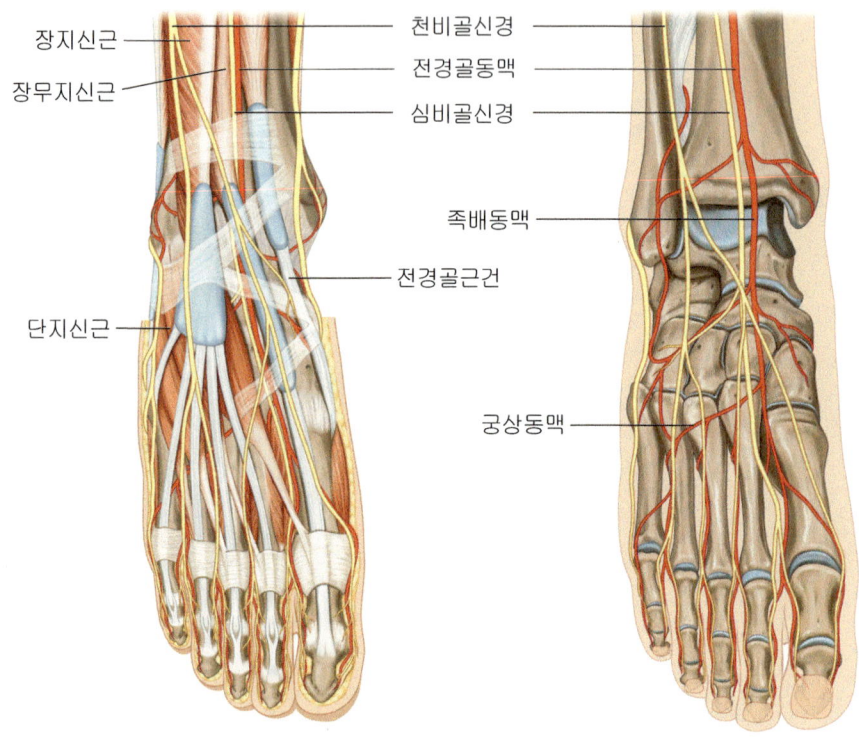

1) 원 인

넘어지거나 충격으로 인해 발목 인대 손상

2) 증 상

발목부위 통증 및 부종

3) 치 료

(1) 부항요법★★★

다친 발목부위 부종 및 통증 부위에 부항을 실시하여 어혈을 제거하면 통증 및 부종이 쉽게 감소할 수 있다.

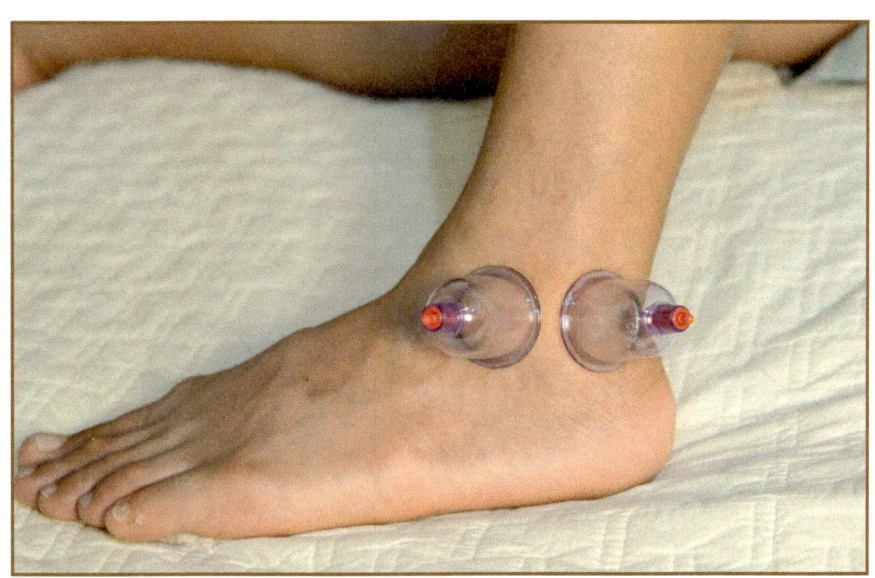

사진 2-49 하지부염좌의 부항요법

(2) 침치료

① 아시혈 침치료★★

팔꿈치 내외측 통증부위에 장침(0.50×60)을 사용 자침후 바로 발침하면 통증을 감소시키고 관절을 유연하게 할 수 있다. 그러나 통증을 잘 견디지 못하는 경우에는 일반침(0.25×30, 0.30×40)을 사용해서 통증 부위에 20분간 유침한다.

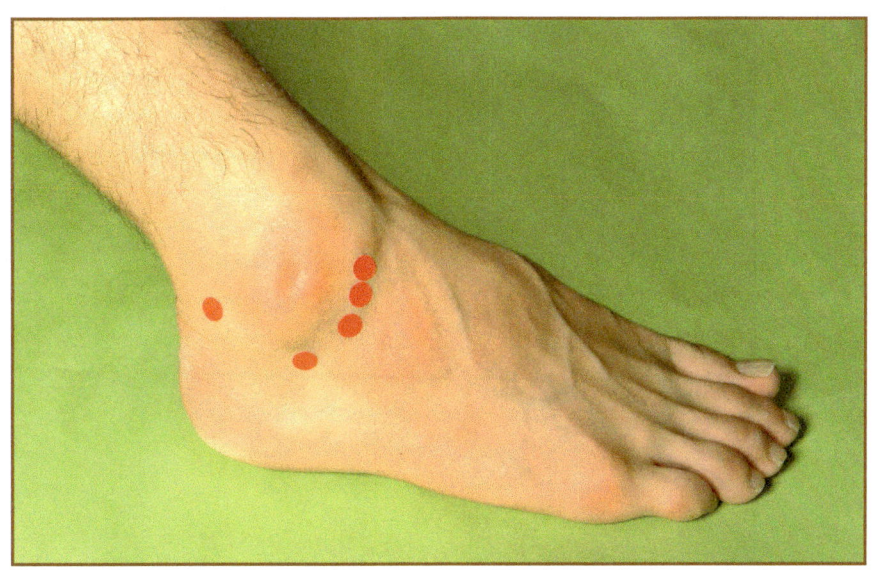

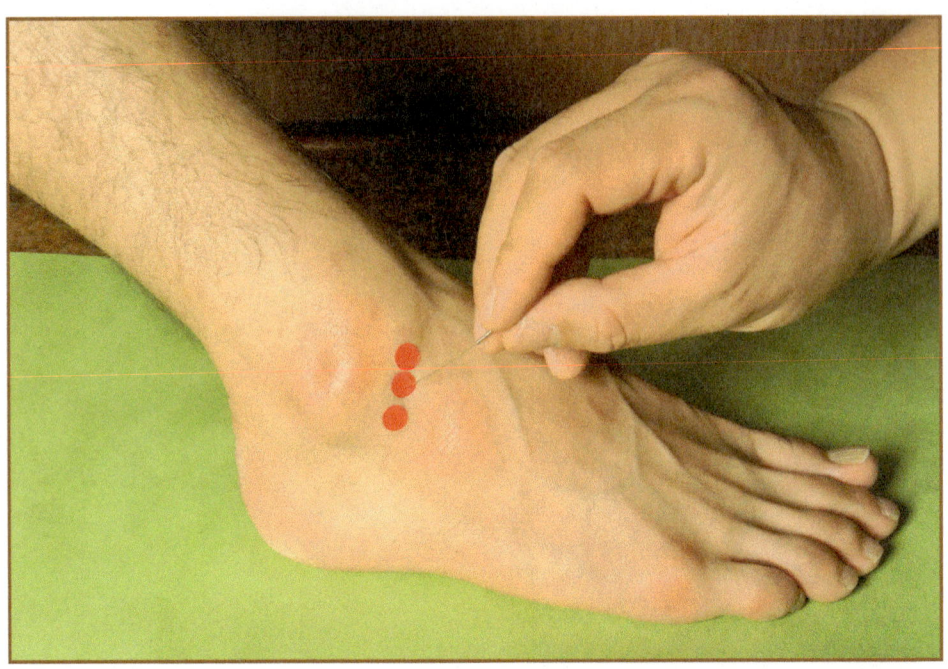

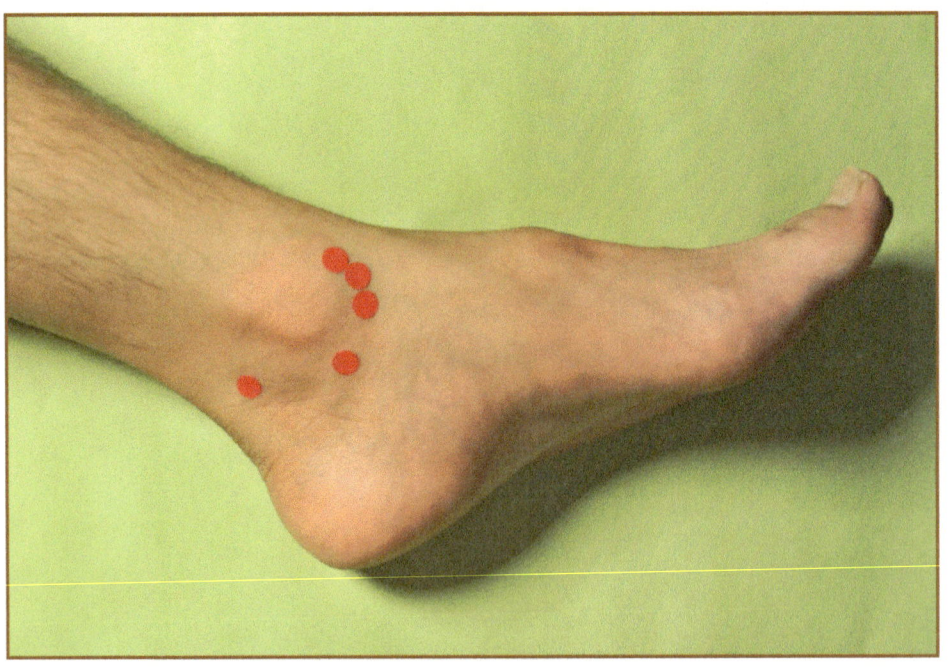

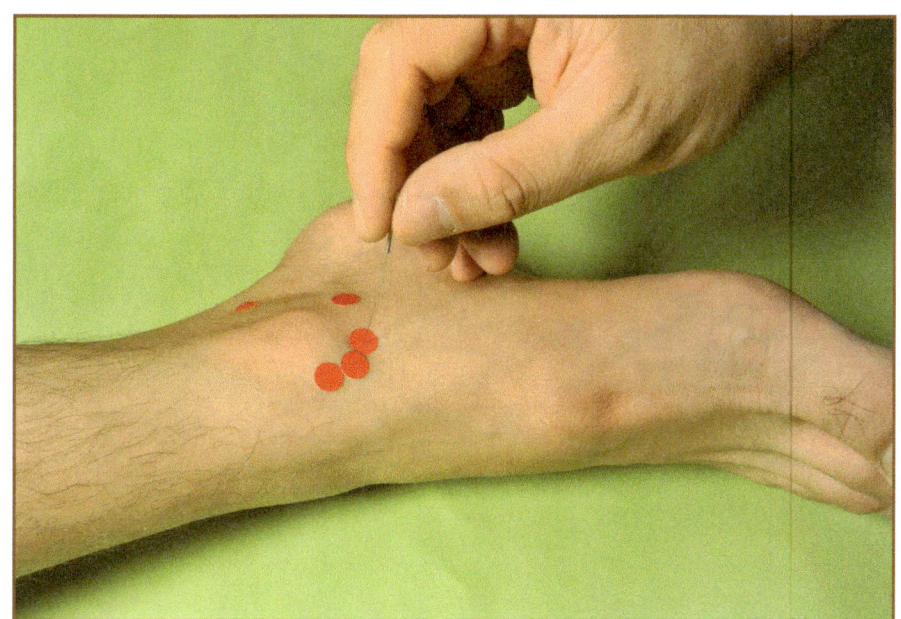

사진 2-50 하지부염좌의 아시혈 침치료

② **일반침·동씨침 치료**★★★

환측 발목의 반대편 손목의 동씨침의 小節혈 자침한다. 소절혈에서 대릉혈 방향으로 사자(횡자)한다. 환측 반대편 예풍혈도 병행하면 효과가 더욱 좋다.

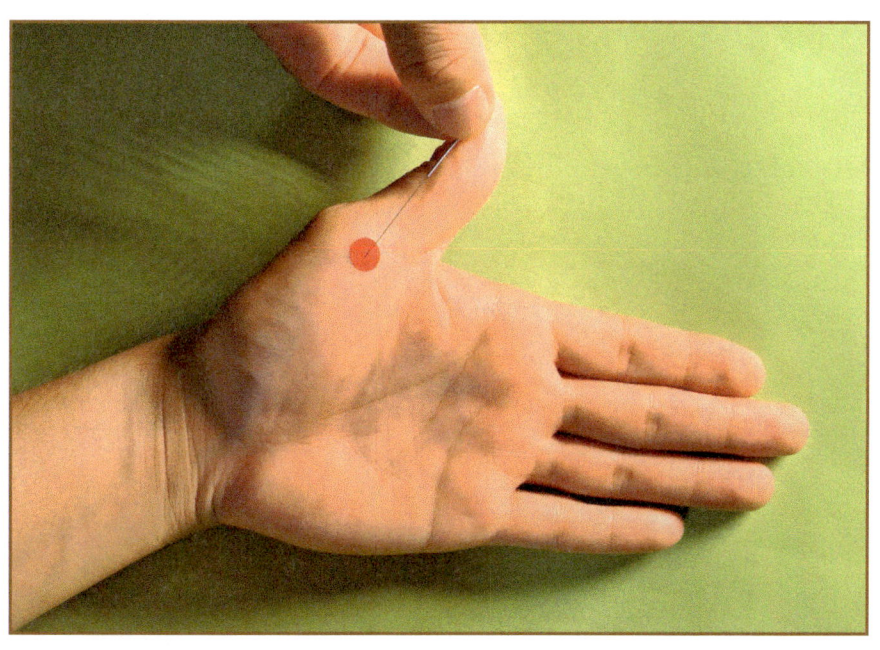

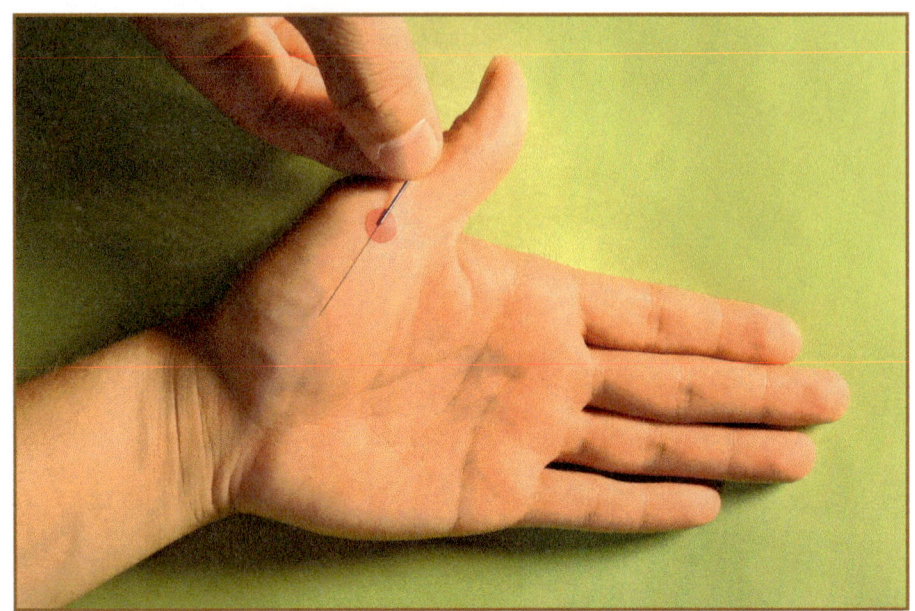

사진 2-51 하지부염좌의 일반침·동씨침 치료

③ 봉침 치료★★

만성화된 발목염좌의 경우 인대부위 염증 소견을 보이므로 소염·진통작용이 있는 봉침이 뛰어난 효과를 발휘한다. 하지부염좌 급성기에는 봉침후 부종 및 통증이 심할 수 있어 주의를 요한다.★★

(3) 한약요법

① 한 약
▶ 당귀수산__당귀미 8g, 택사, 적작약, 오약, 향부자, 소목, 홍화, 도인, 고본, 백지, 지각, 길경, 백개자, 두중, 속단, 우슬, 독활 각4g, 酒水相半

② 보험약
▶ 당귀수산

(4) 테이핑 치료★★

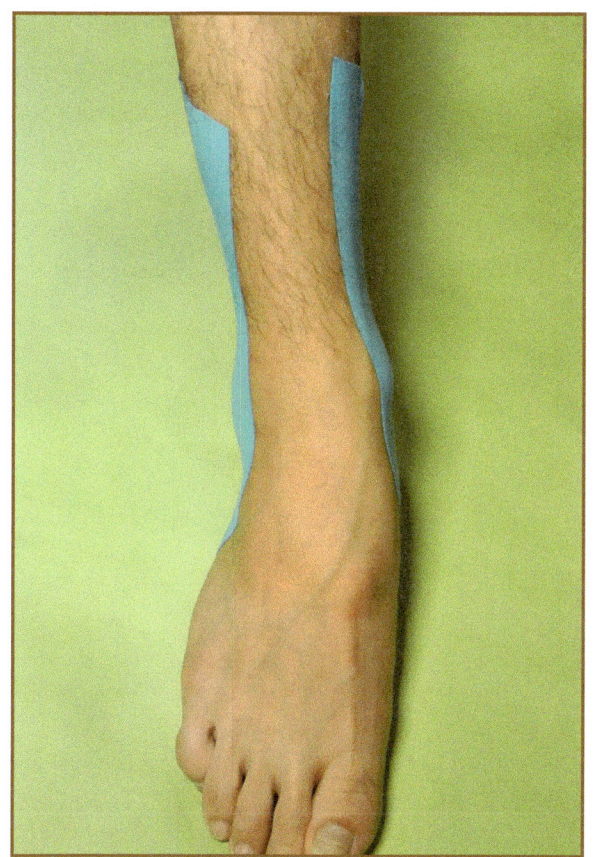

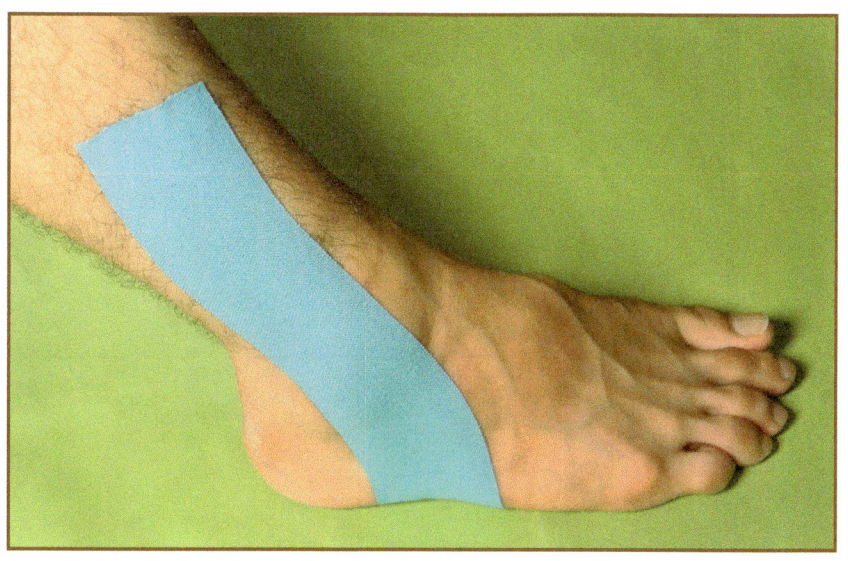

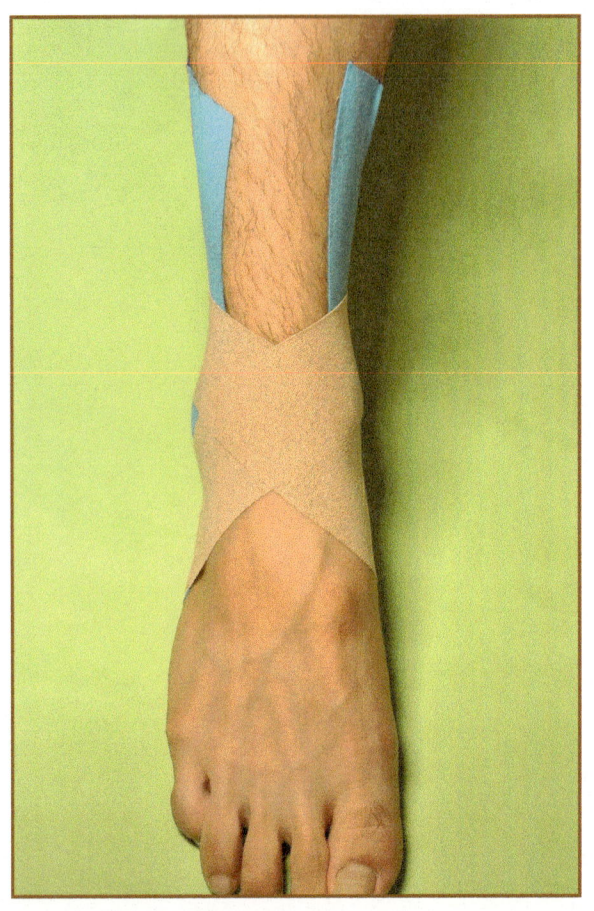
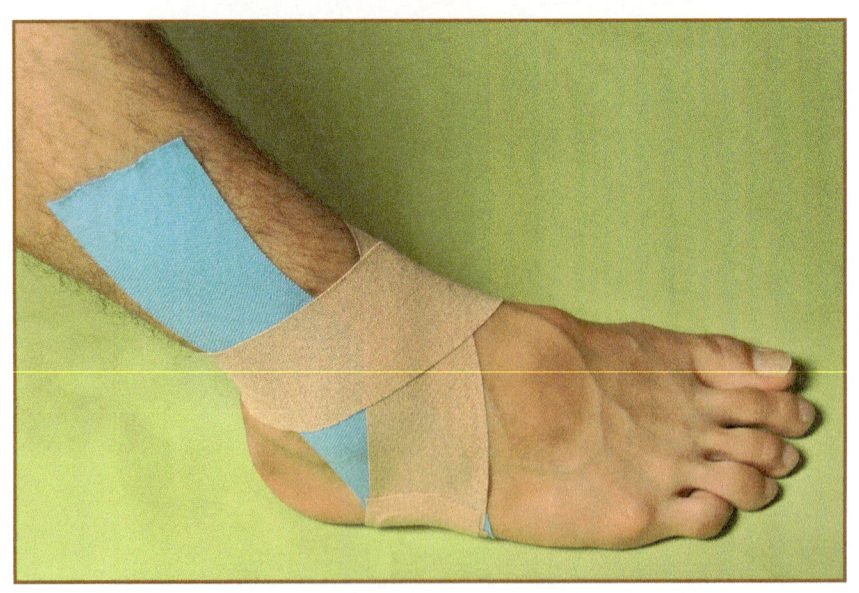

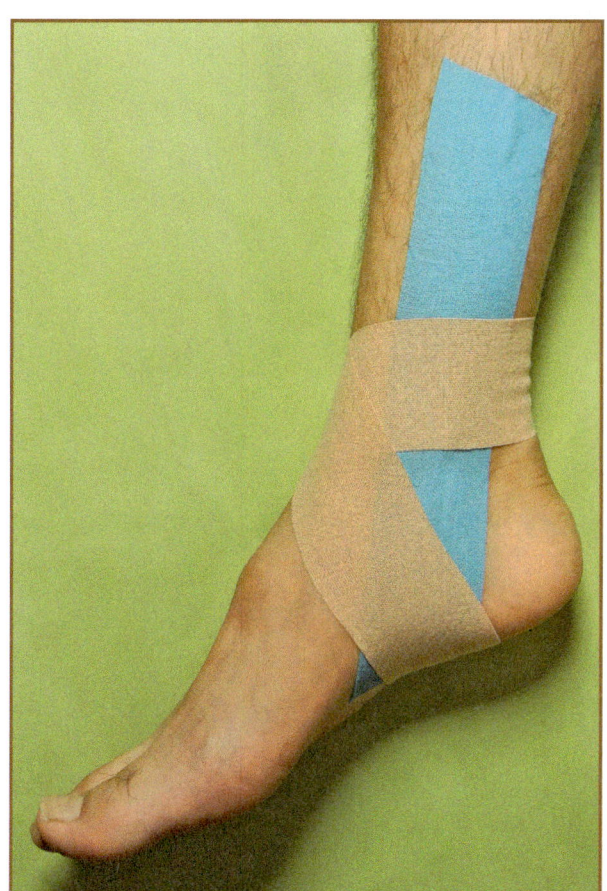

사진 2-52 하지부염좌의 테이핑 치료

(5) 환자관리**

　가급적 발목 관절운동을 피하면서 안정해야 한다. 초기 부종 및 통증이 심한 경우는 얼음팩을 이용한 냉찜질이 중요하다. 발목 염좌의 경우는 기본적으로 X-RAY 촬영을 권하는 것이 좋다. 가벼운 염좌의 경우에도 뼈에 금이 간 경우가 종종 발견 된다.**

족저 근막염

발바닥 근막염

◆ 발바닥

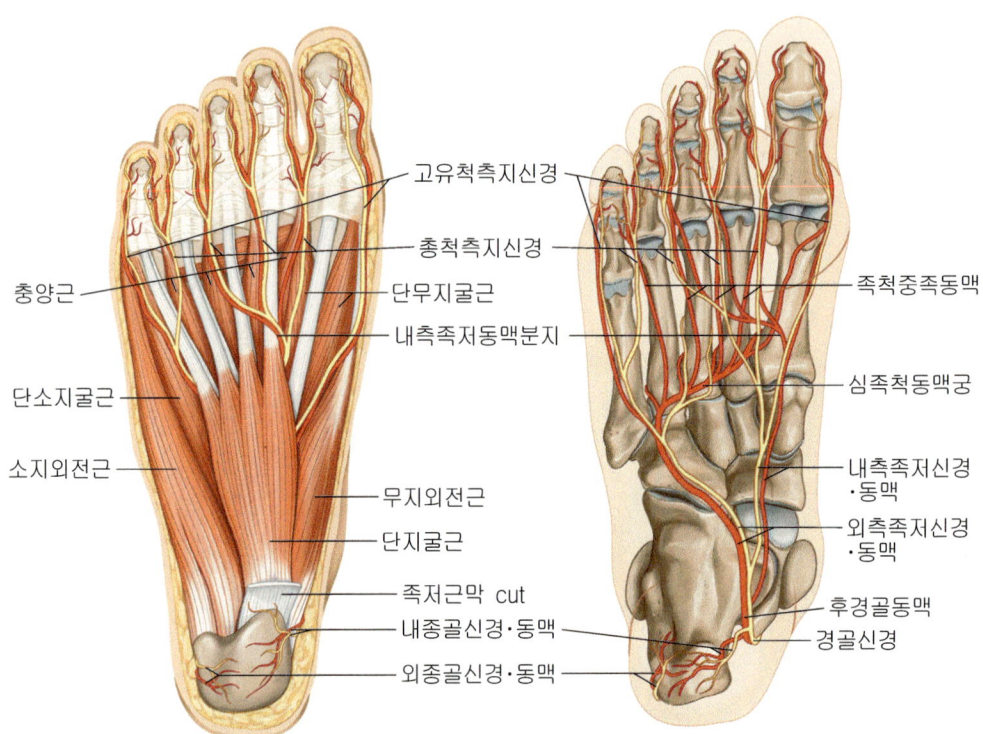

1) 원 인

발바닥 근육과 지방층을 나누는 근막에 지속적으로 무리한 자극이 가해져서 발생한다. 노화도 한 원인이 된다.

2) 증 상

발바닥 부위 통증 및 열감

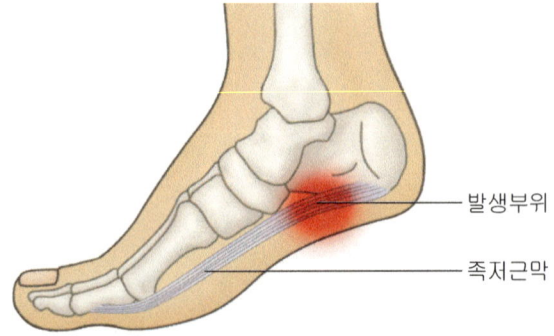

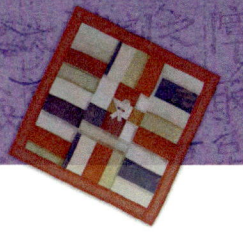

3) 치료

(1) 침치료

① 아시혈 침치료★

일반침(0.25×30, 0.30×40)을 사용해서 통증 부위 유침하거나, 아킬레스건 후면을 일반침(0.30×40)을 사용 자침후 바로 발침하면 치료에 도움이 된다.

② 일반침·동씨침 치료★

통증 부위 환측 반대편 손바닥 목관혈, 골관혈 일반침(0.25×30) 자침하면 효과적이다.

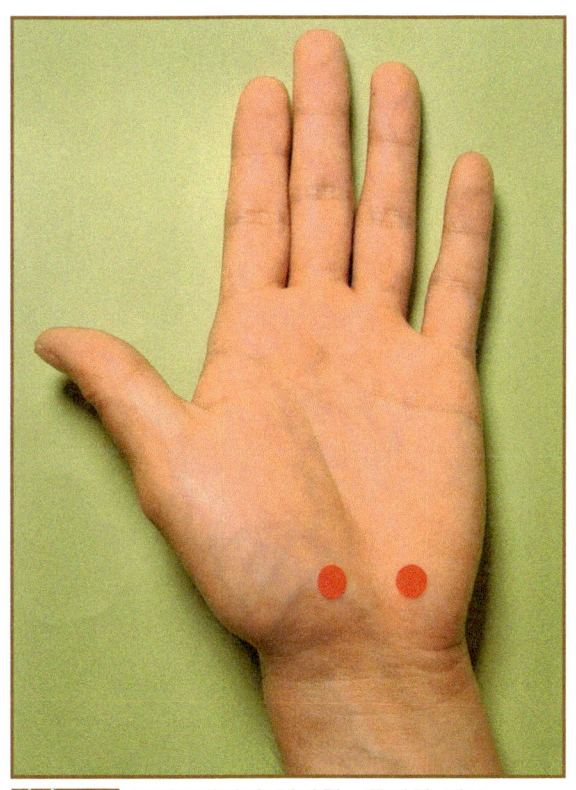

사진 2-53 족저근막염의 일반침·동씨침 치료

③ 봉침 치료★★★

족저근막염의 경우 족저근막부위 염증 소견을 보이므로 소염·진통작용이 있는 봉침이 뛰어나 효과를 발휘한다. 그러나 발바닥 부위에 신경이 많이 분포하므로 봉침 후 부종 및 통증이 심할 수 있어 환자에 대한 사전 설명이 중요하다. 봉침으로 부종과 통증이 심할 경우 냉팩(얼음팩) 찜질을 하면 부종과 통증이 감소할 수 있다.★★

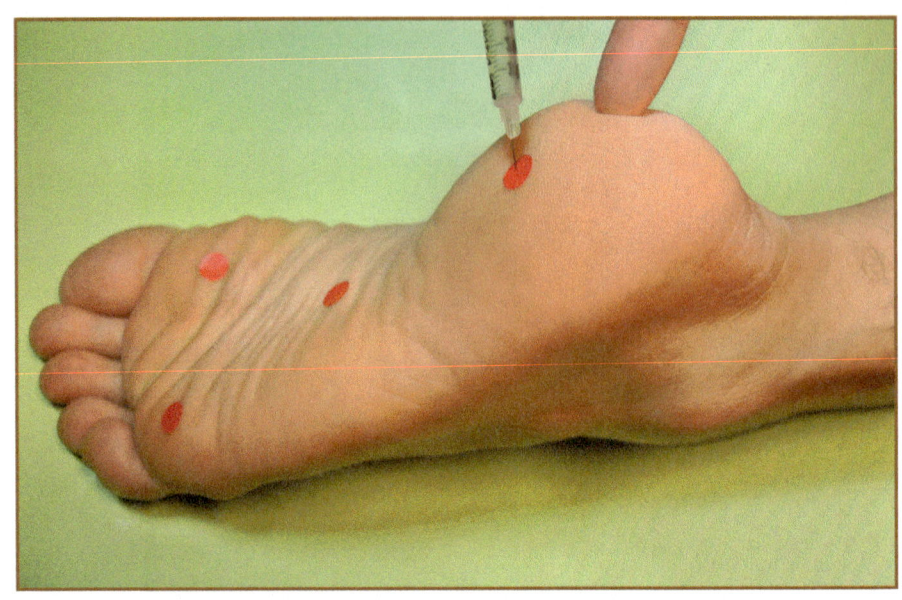

④ **피내침 치료**★★
　발바닥 통증 부위에 피내침을 이용해 부착해서 걸으면서 지속적으로 발바닥에 자극을 주면 통증, 발바닥 화끈거림 등이 개선된다.

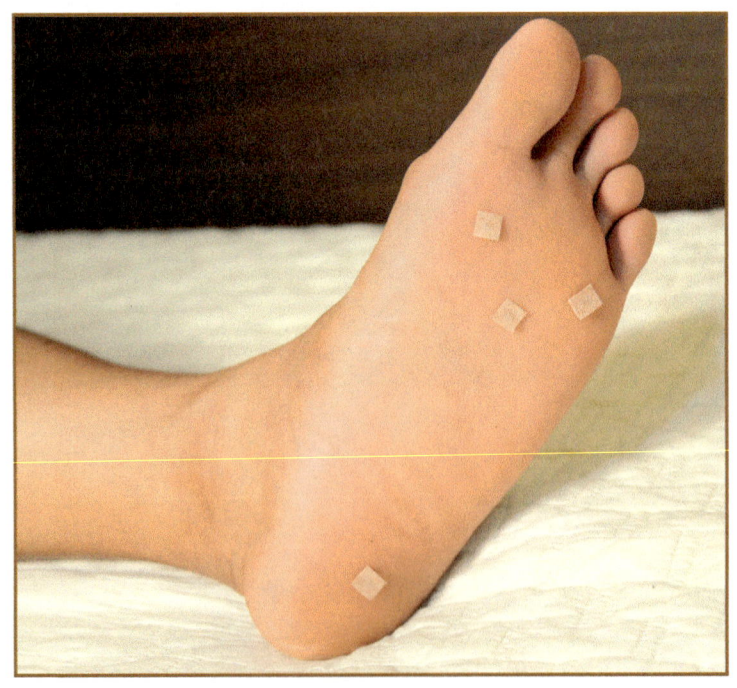

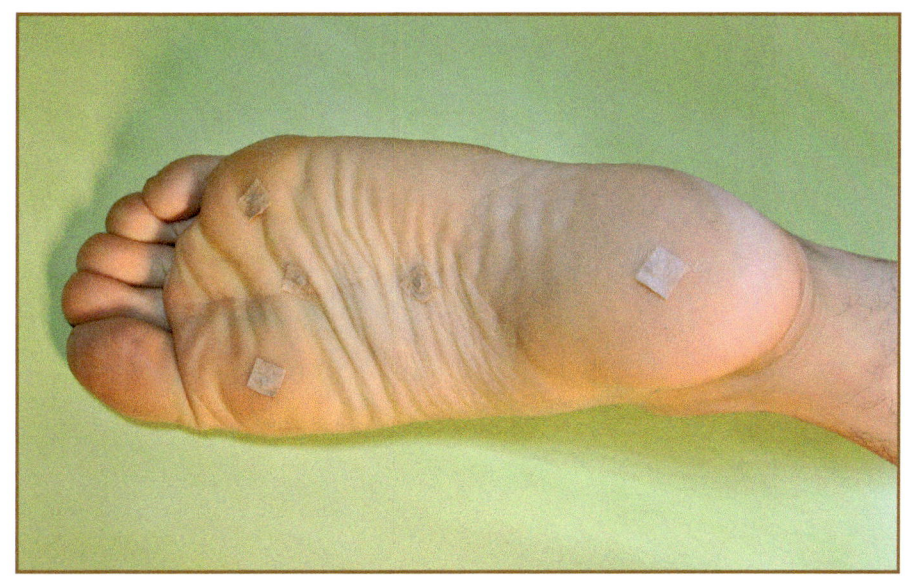

사진 2-54 족저근막염의 피내침 치료

(2) 환자관리**

 평소 딱딱한 구두나 굽 높은 힐을 신는 것을 피하고 쿠션이 좋은 운동화를 신는 것이 좋다. 오래 서 있거나 오래 걷기, 뛰는 운동은 삼가고 발바닥을 발등 방향으로 젖히는 스트레칭을 자주 실시하면 치료에 도움 및 재발 방지 효과가 있다.

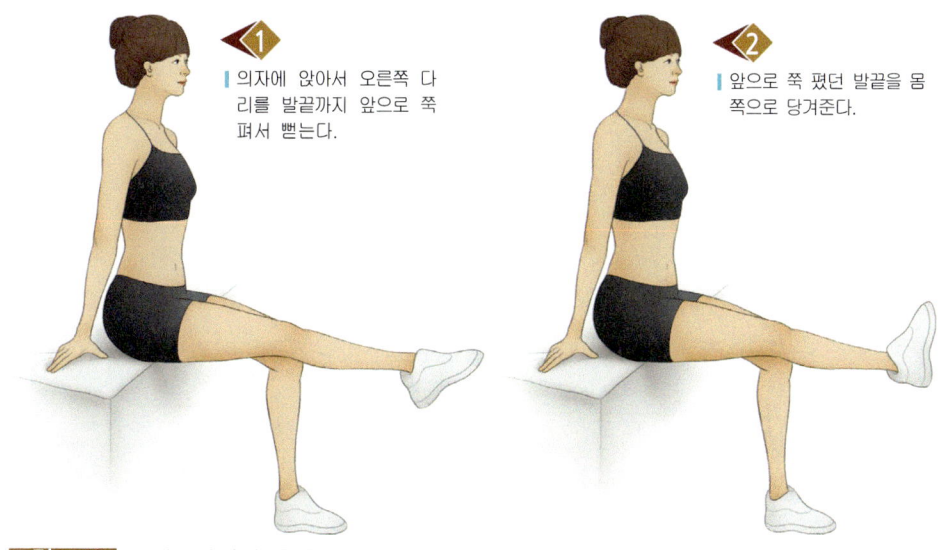

1. 의자에 앉아서 오른쪽 다리를 발끝까지 앞으로 쭉 펴서 뻗는다.

2. 앞으로 쭉 폈던 발끝을 몸쪽으로 당겨준다.

그림 2-12 족저근막염의 운동요법

타박상·골절

1) 치 료

(1) 부항요법★★★
타박상 부위 부항요법을 통해 어혈을 제거하면 상처부위 통증이 감소하고 회복이 빨라진다.

(2) 침치료
① **아시혈 침치료**★
아시혈 부위를 일반침(0.30×40) 침을 사용 자침한다. 통증 부위 자침하면 상처 회복이 빨라진다. 환측과 반대측 곡지혈과 태백혈에 자침하면 어혈을 풀어주는 작용을 한다.

(3) 한약요법
① **한 약**
- 당귀수산
- 골절방_육미지황탕 + 속단 20g, 홍화자, 골쇄보 각10g, 두충 6g
  통증시 ≫ + 육계, 홍화, 소목 각2g

② **보험약**
- 당귀수산

(4) 어혈제거 고약 요법★★★
① **어혈제거 고약 만드는 법·보관법**
아래 한약재를 분말로 곱게 분쇄하여 생지황을 곱게 간 생지황즙에 버물어 손바닥 크기로 만들어 비닐에 넣어 개별 포장해서 냉동실에 보관해서 사용한다. 바로 사용시 전자레인지에 해동해서 사용하거나 환자가 가정에서 사용하도록 어혈고약 1개와 고약 덮을 파스 겉면 2장을 제공한다. 어혈 고약은 습부항 시술 후에 사용하면 더욱 효과가 좋다.

- 어혈고약방_대황, 당귀미 각1200g, 천오(초) 37.5g, 백지 300g, 유향, 몰약 각150g, 용뇌 75g
  + 곱게 간 생지황즙

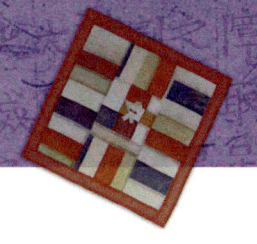

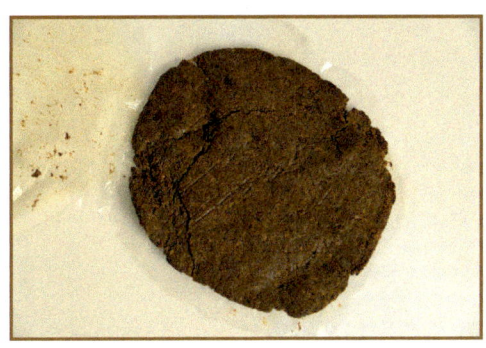

사진 2-55 타박상 어혈제거 고약

② 고약 붙이는 방법·재사용법

　일반 파스에 덧대어서 붙이는 용지를 활용한다. 어혈제거용 고약을 주먹크기로 납작하게 해서 만들어 어혈이 있는 피부에 고약을 붙이고 그 위에 비닐을 대고 파스겉면을 덧대어 피부에 부착한다. 파스겉면 부착용지가 없을 경우 어혈부위 고약을 대고 그 위에 비닐을 덧대고 나서 거즈를 대고 거즈 사면에 반창고를 붙여 고약이 새어 나오지 않게 한다.

　1회 고약을 사용 후(6시간~12시간) 재사용시에는 고약이 피부열로 인해 건조가 되어 효과가 떨어진다, 건조하게 된 고약에 소주를 조금 부어 걸죽하도록 만들어 다시 붙여 1회 더 사용한다.

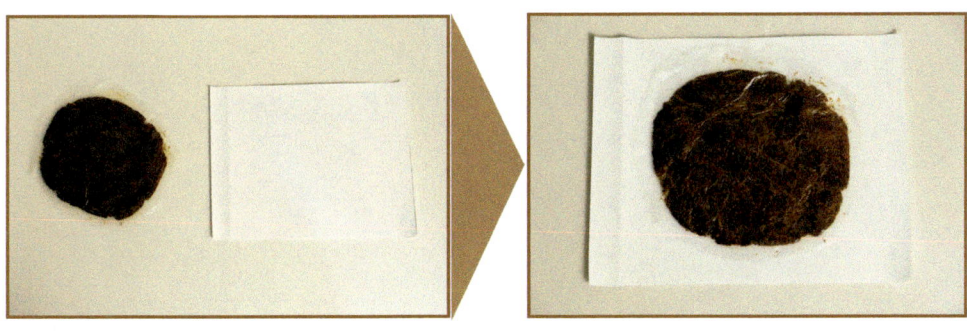

사진 2-56 타박상 어혈제거 고약과 파스 겉면 사용 방법

(5) 환자관리*

　타박상 부위는 얼음(아이스팩)을 이용한 냉찜질이 중요하다.

두 통

◆ 두 부

두부는 두개골로 둘러 싸여 있어 비교적 안전하고 자침시 통증도 심하지 않는 부위에 해당된다.

> **주 의**
> 풍지혈, 풍부혈 부위 자침시 깊게 자침하면 지주막하출혈을 유발할 수 있어 의료사고의 위험이 크므로 주의를 요한다.***

> **지주막하출혈 증상**
> ▶ 매우 심하고 갑작스러운 두통, 오심과 구토, 뒷목 뻣뻣함, 현기증 등이 나타날 수 있다. 손상 받은 뇌의 부위에 따라 특정 신체부위의 마비나 무감각, 말하기가 어려워질 수 있다.

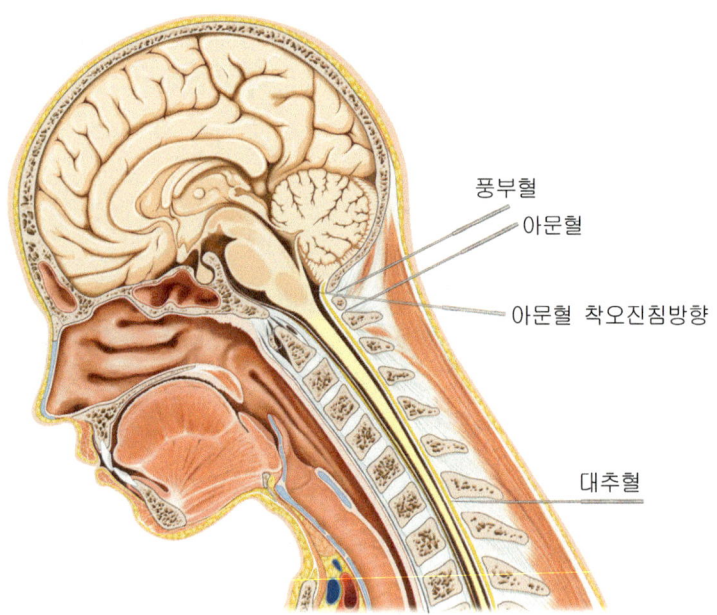

풍부혈
아문혈
아문혈 착오진침방향
대추혈

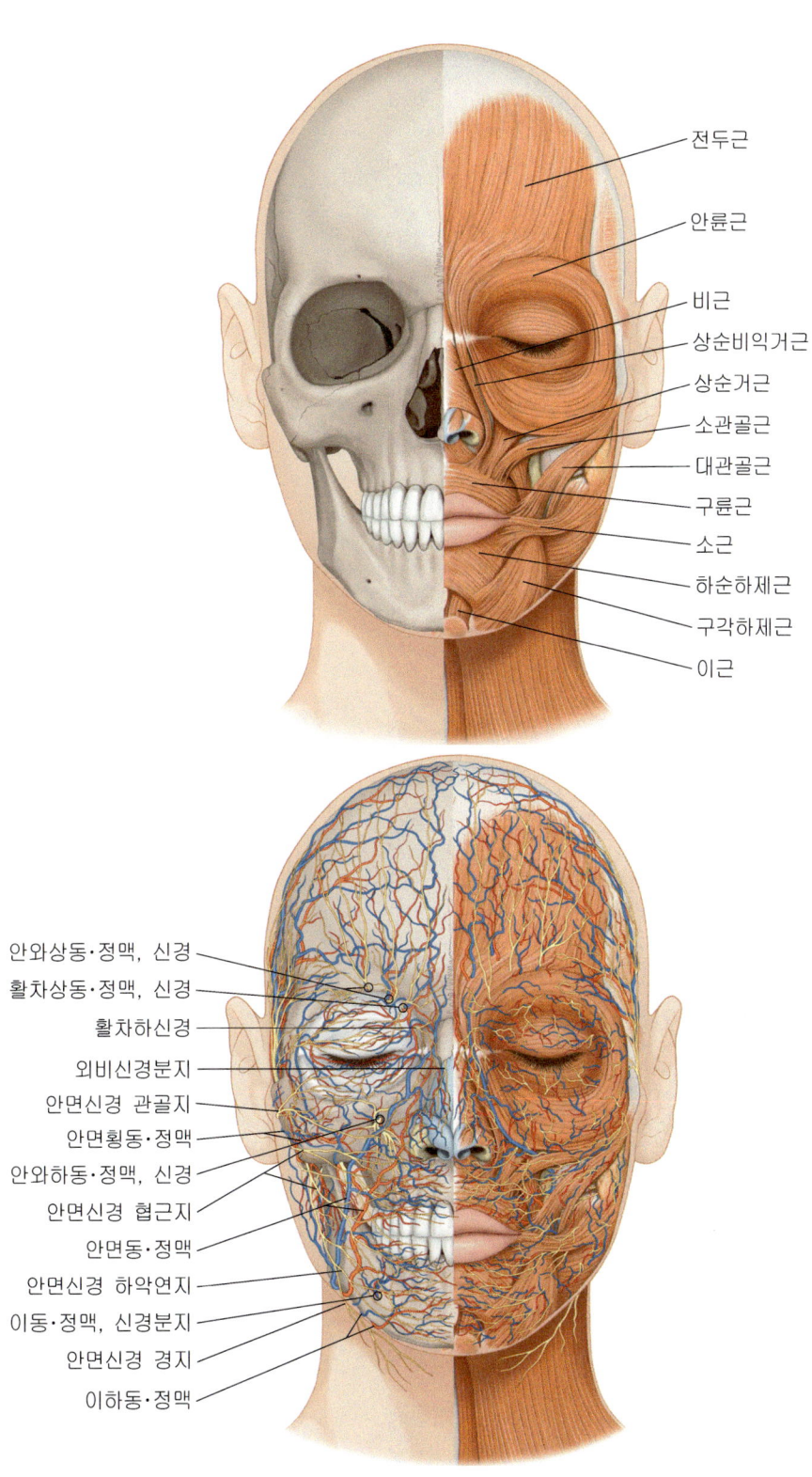

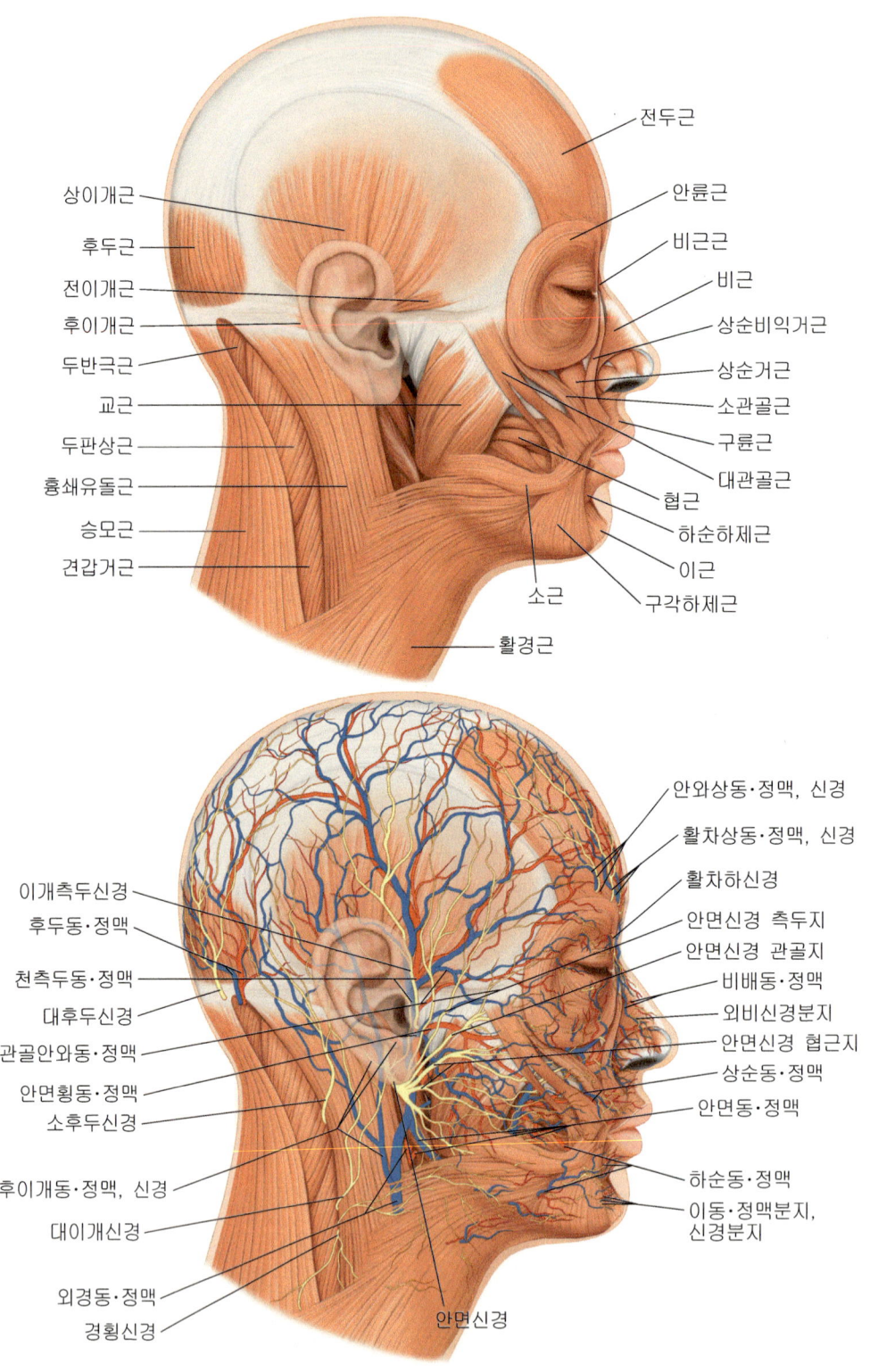

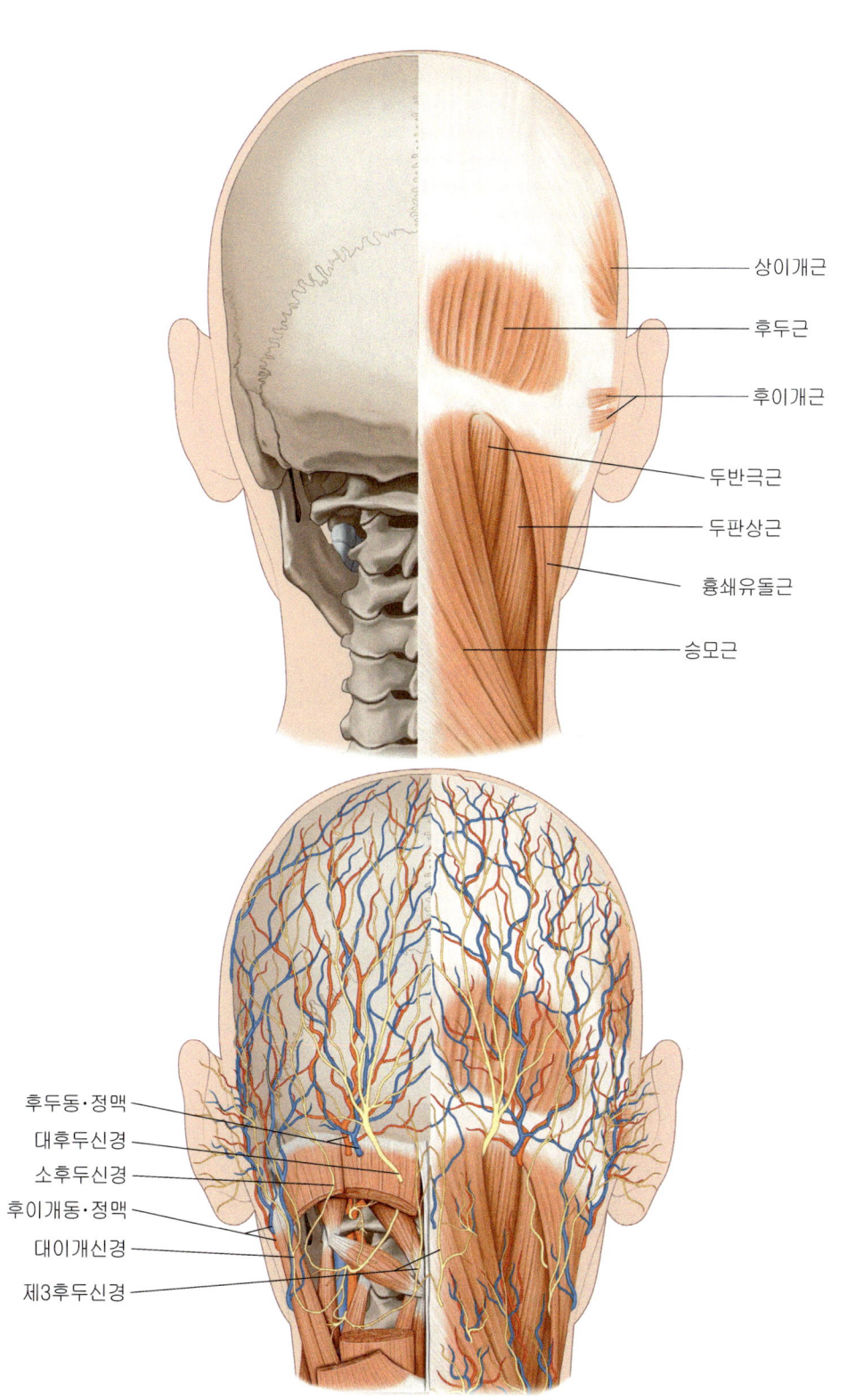

1) 원 인

긴장성 두통 80%, 편두통, 안이비인후과·치과 관련 두통, 고혈압성 두통, 뇌질환관련 두통 등 유발 원인 300가지

2) 증 상

긴장성두통(후두부강직, 후두통), 편두통(두부 편측 통증, 구역감), 뇌질환관련 두통(두통 극심함, 구토, 안구 이상), 안이비인후과·치과 관련 두통(두통과 함께 원인 부위 통증 동반)

3) 치 료

(1) 부항요법★★★

후두부 풍지혈과 풍문혈 부위 부항치료가 효과적이다.

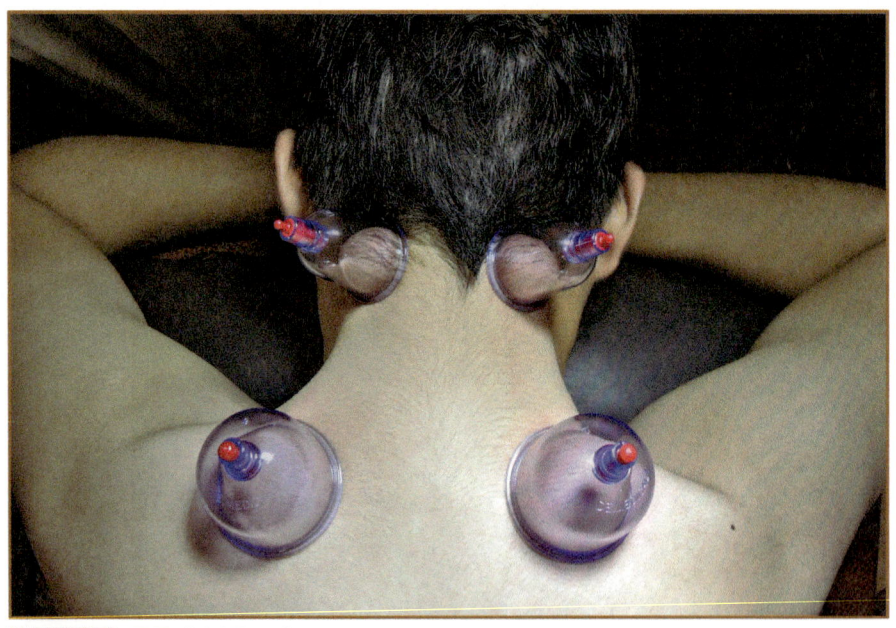

사진 2-57 두통의 부항요법

(2) 사혈요법★★★

극심한 미릉골통의 경우는 장침을 이용한 비강내 출혈을 유발하는 사혈 요법이 효과적이고 전체 두통에는 백회혈 중심으로 두부 전체에 사혈을 하는 것도 효과적이다.

① 비강내 사혈요법

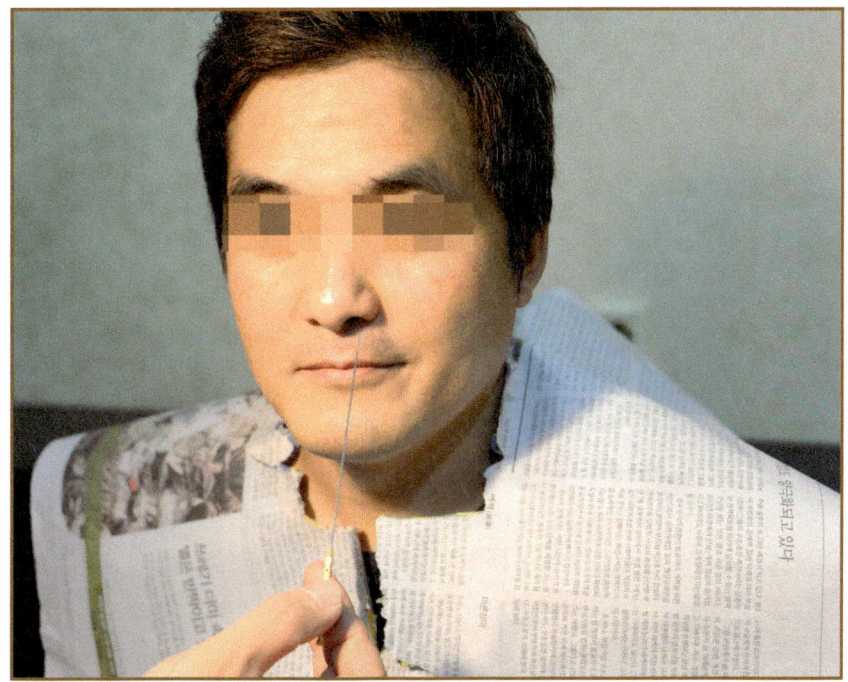

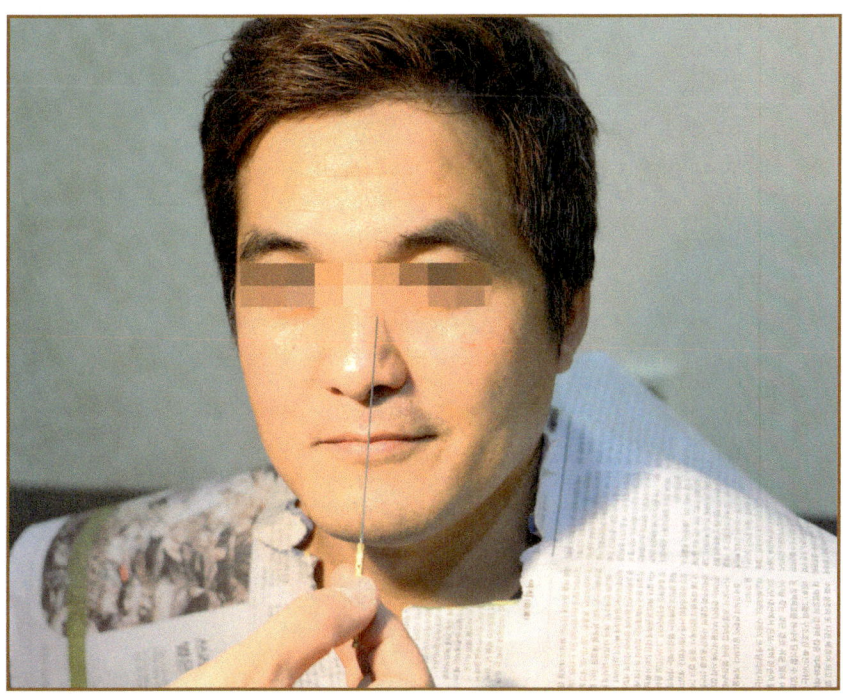

사진 2-58 두통의 비강내 사혈요법

② **頭部 사혈**

사혈용 란셋을 이용 두부의 두통을 호소하는 부위에 난자하여 사혈을 시행하여 출혈을 시키면 뇌압이 감소하면서 두통이 사라진다.

(3) 침치료

① **아시혈 침치료**★★

풍지, 백회, 태양혈과 두부 큰 혈관이 흐르는 부위 주위에 자침하면 효과적이다.

② **일반침 치료**★

전반적인 두통에는 합곡혈, 편두통에는 건측 열결혈이 효과적이다.

③ **약침 치료**★★

CS약침을 견정혈과 풍지혈에 각 포인트 당 0.05mm 주입하면 두통이 감소하고 어깨 근육이 이완되어 피로가 풀리고 눈이 맑아지는 효과가 10초 만에 나타난다.

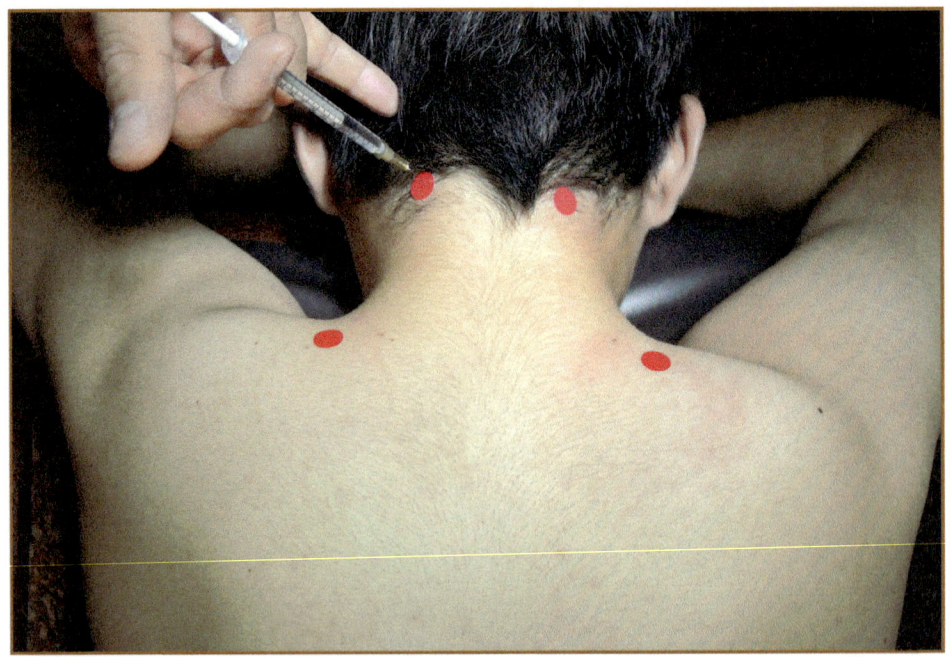

사진 2-59 두통의 약침 치료

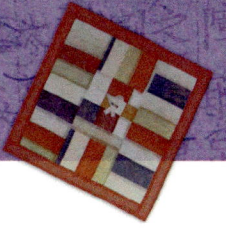

(4) 한약요법

① 한 약

▶ **청상견통탕**★__일반두통

감국, 조구등 각8g, 강활, 방풍, 황금 각6g, 독활, 창출, 모과 각4g, 백지, 당귀, 천궁, 맥문동, 만형자 각4g, 세신, 감초 각2g, 고본 4g, 강 3

▶ **가미갈근탕**__비염·축농증 동반 두통

갈근 12g, 길경, 석고 각8g, 마황 6g, 계지, 백작약, 감초, 황금, 백지, 신이화 각4g, 강 3 조 2

▶ **가미이사탕**★★__편두통

숙지황, 당귀, 천궁, 백작약 각5g, 반하 8g, 진피, 적복령 각4g, 감초 2g, 시호, 황금, 만형자, 감국, 세신, 고본 각4g, 박하 2g, 강 3

② 보험약

▶ **청상견통탕**

현기증

1) 원 인

심한 현기증의 경우 귀로 인한 원인(이소골 이상, 반고리관 이상, 메니에르증후군), 뇌의 중뇌와 소뇌 이상으로 인한 경우가 많다. 저혈압의 환자의 경우 앉았다 일어설 때 기립성 현기증이 발생할 수 있다. 영양부족으로 인한 빈혈의 경우도 뇌 산소와 영양부족으로 현기증을 유발한다.

2) 증 상

어지러움

3) 치 료

(1) 부항요법★★

후두부 풍지혈과 풍부혈 부위 부항치료가 효과적이다.

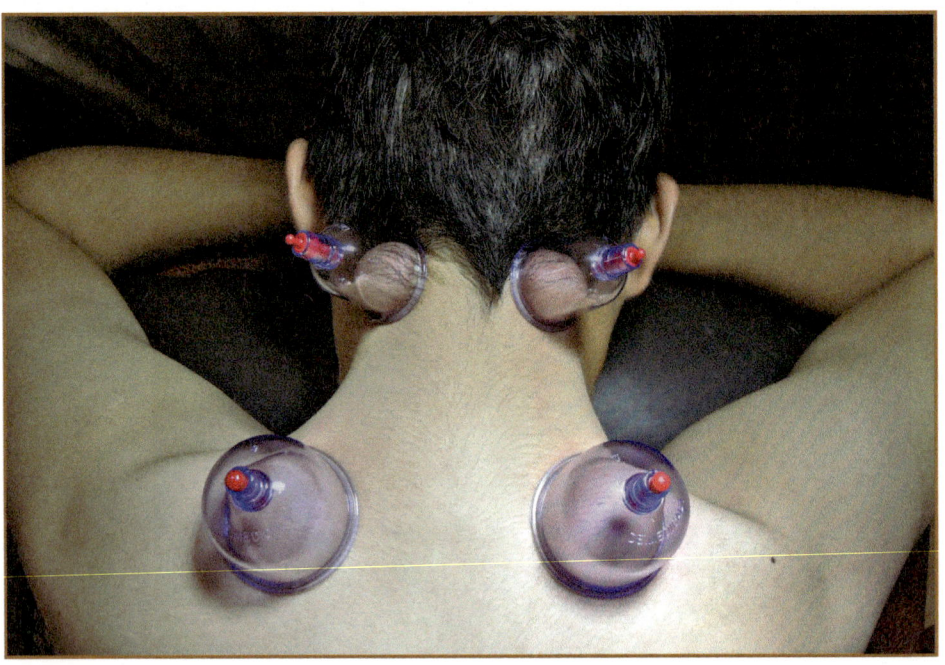

사진 2-60 현기증의 부항요법

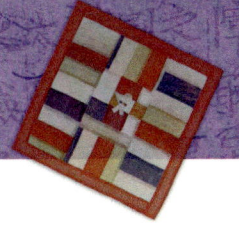

(2) 침치료
① 아시혈 침치료**
  풍지, 백회, 백혈외 좌우 2촌처, 태양혈과 두부 큰 혈관이 흐르는 주위 자침하고 특히, 솔곡혈을 귀첨과 평행하게 횡자로 자침하면 더욱 효과적이다.

② 일반침 치료*
  합곡혈 자침 효과적이다.

(3) 한약요법
① 한 약
▶ **자음건비탕가미****** _ 제반 현기증, 특히 저혈압기립성 현기증과 빈혈성 현기증에 특효가 있다. 그리고 신경을 안정시켜 주는 효과도 있다.
  백출 8g, 진피, 반하, 백복령, 당귀 각6g, 천궁 4g, 백작약, 건지황 각6g, 인삼, 백복신, 맥문동, 원지, 감초 각4g, 강 3 조 2
  현기증 ≫ + 형개 8g, 방풍 6g, 천마 2g
  두 통 ≫ + 고본, 만형자, 감국 각4g, 세신 2g, 신곡, 맥아, 사인, 산사 4g
  불면증 ≫ + 산조인 8~12g

▶ **반하백출천마탕가미**** _ 심한 현기증, 특히 메니에르성 현기증에 유효하다.
  반하, 진피, 맥아 각8g, 백출, 신곡(초), 창출, 인삼 각6g, 황기, 천마, 백복령, 택사, 건강, 황백 각4g, 강 5
  + 산사, 향부자, 천궁4g

② 보험약
▶ 반하백출천마탕

(4) 환자관리
  저혈압이나 빈혈로 인한 현기증의 경우는 고기(소고기 등 육류)를 섭취하는 것이 중요하다.

턱관절통

◆ 턱관절

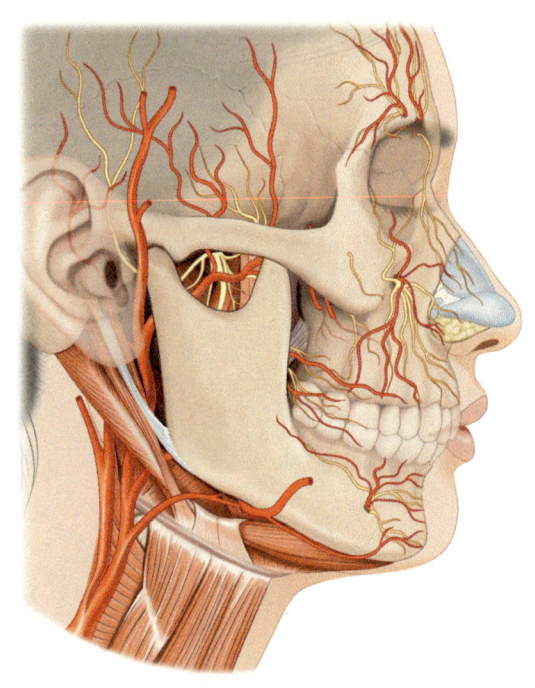

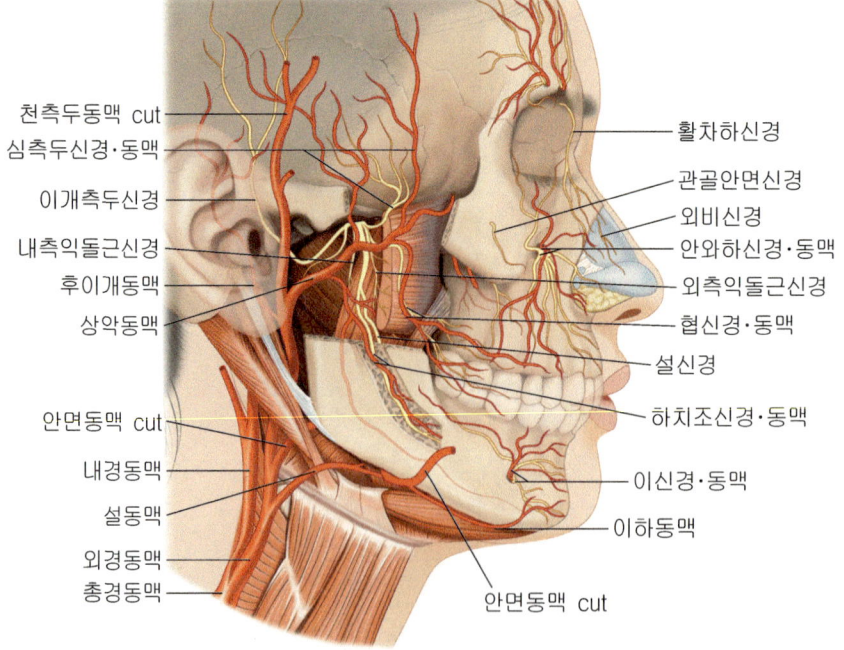

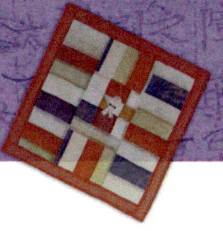

1) 원 인

　가벼운 경우 딱딱한 음식이나 지나친 턱관절 사용으로 턱관절주위 근육긴장으로 발생한다. 만성적이고 심한 턱관절통의 경우는 치아부정교합으로 인해 TM조인트내 DISC 탈출로 발생한다.

2) 증 상

　턱관절 주위 통증 및 입을 벌리는데 불편함.

3) 치 료

(1) 부항요법★★

　턱관절부위 압통점에 부항 치료를 실시하면 뚜렷한 통증 개선 효과가 있다. 턱관절 부위 부항시 안면부위에 부항자국이 남을 수 있어 환자분들이 싫어 할 수 있어 주의를 요한다. 부항을 부착했다 띄었다를 반복하면 부항자국이 남지 않는다.✽

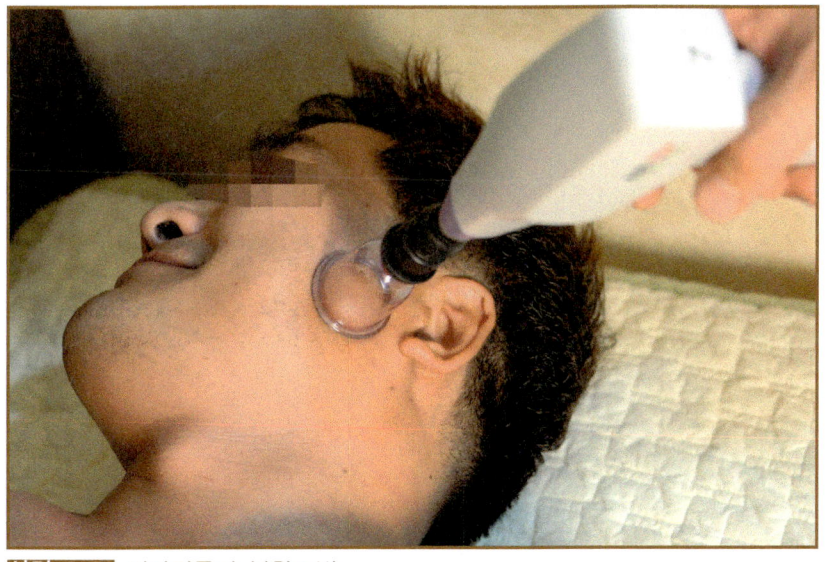

사진 2-61 턱관절통의 부항요법

(2) 침치료

① 아시혈 침치료 + 전침 치료★★★

　통증 유발 아시혈 부위 일반침(0.30×40)을 사용 자침후 20분간 유침하면서 전침요법을 병행하면 통증 감소가 뚜렷하다.

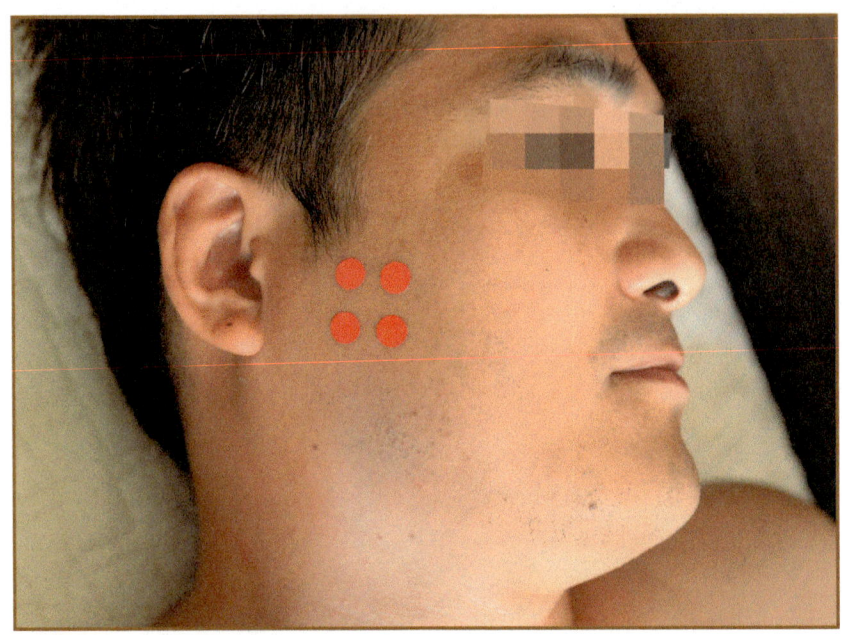

사진 2-62 턱관절통의 아시혈 침치료

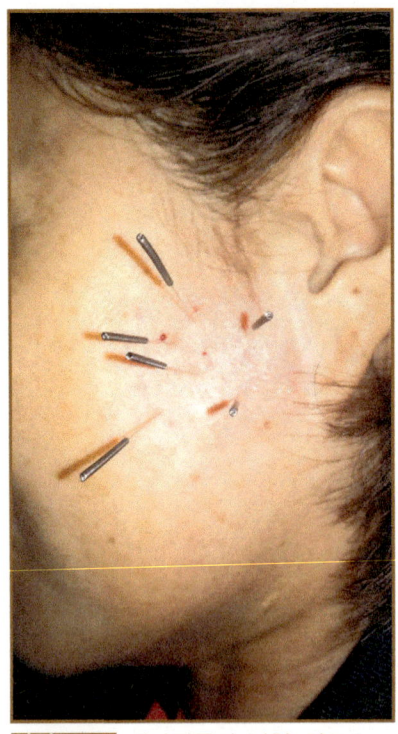 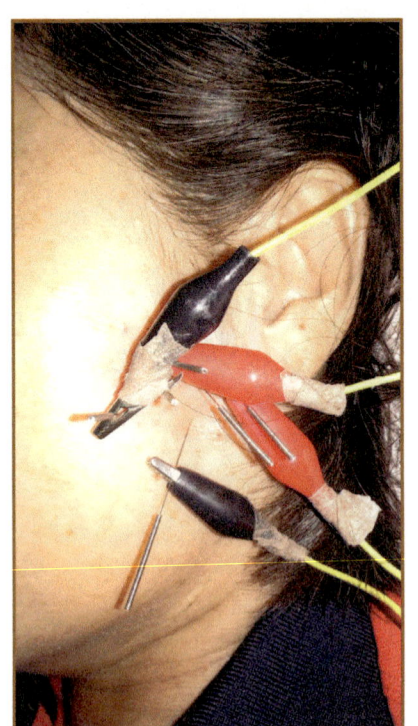

사진 2-63 턱관절통의 전침 치료

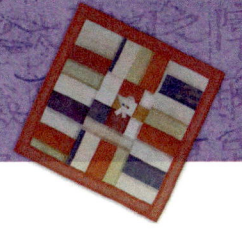

② **약침 치료**★★

CS약침(주목나무 기름)을 사용 아시혈 부위에 사용하면 양호한 효과가 있다.

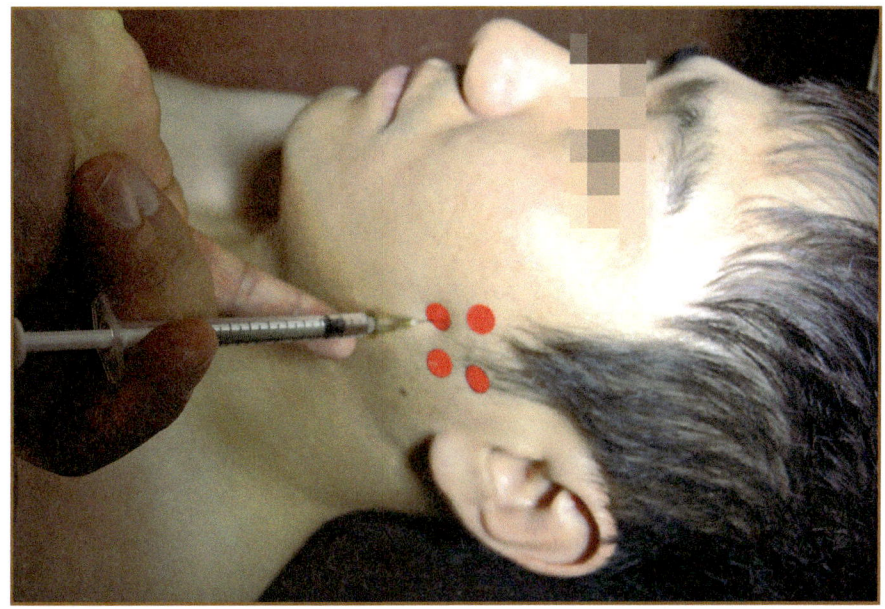

사진 2-64 턱관절통의 약침 치료

(3) 한약요법

① **한 약**

▶ 쌍화탕가미★ _ 굳어진 턱관절 근육을 이완시켜주는 효과가 있다.
  백작약 10g, 숙지황, 황기, 당귀, 천궁 각4g, 육계, 감초 각3g, 강 3 조 2
  + 승마, 형개, 방풍, 세신 각4g, 지모, 황백 각3g
▶ 쌍화탕 + 승마 8g, 시호 4g, 천수근 5g

② **보험약**

▶ 갈근탕 _ 갈근은 근육을 이완시켜주는 작용을 하고 마황은 순환시켜주는 역할을 하여 근육 강직을 풀어주는 작용을 한다.

(4) 환자관리

평소 딱딱한 음식(오징어, 껌 등)을 씹지 않도록 하는 것이 좋다. 운동하거나 스트레스 받아도 어금니를 강하게 물 수 있어 주의를 요한다.

3장. 안이비인후과

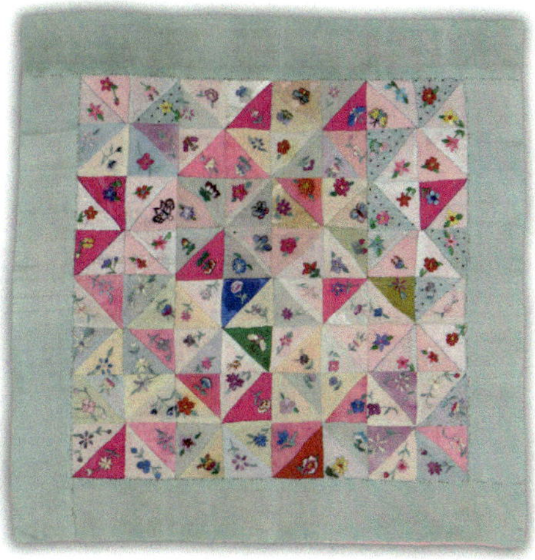

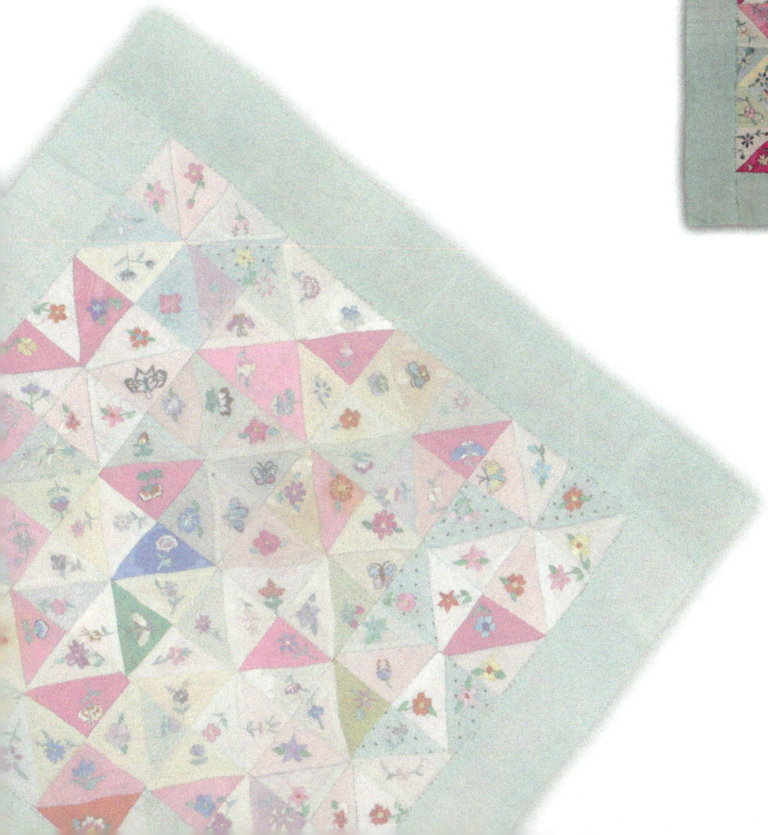

비 염

◆ 코

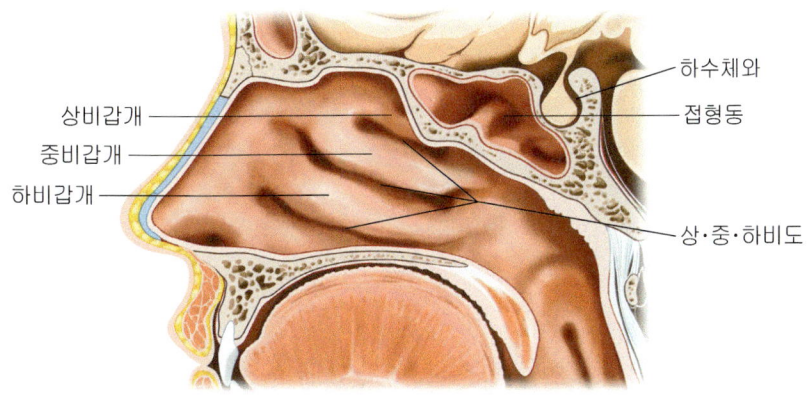

1) 원 인

특정 항원(꽃가루, 먼지, 진드기, 찬공기, 유해 물질 등)에 대한 알러지 반응으로 발생하는 알레르기 비염, 비후성 비염, 위축성 비염, 급성비염(코감기)에 의해 발생한다.

2) 증 상

물색 콧물, 재채기, 비강·안구 소양감, 비색이 주증상으로 나타나며, 두통·두중, 후비루, 기침 등도 부증상으로 나타난다.

3) 치 료

(1) 침치료★

① **아시혈 침치료**★

비강 주변 영향혈, 협거혈에 일반침(0.25×30)을 이용해 자침후 10~20분 유침하면 증상 개선 효과가 있다.

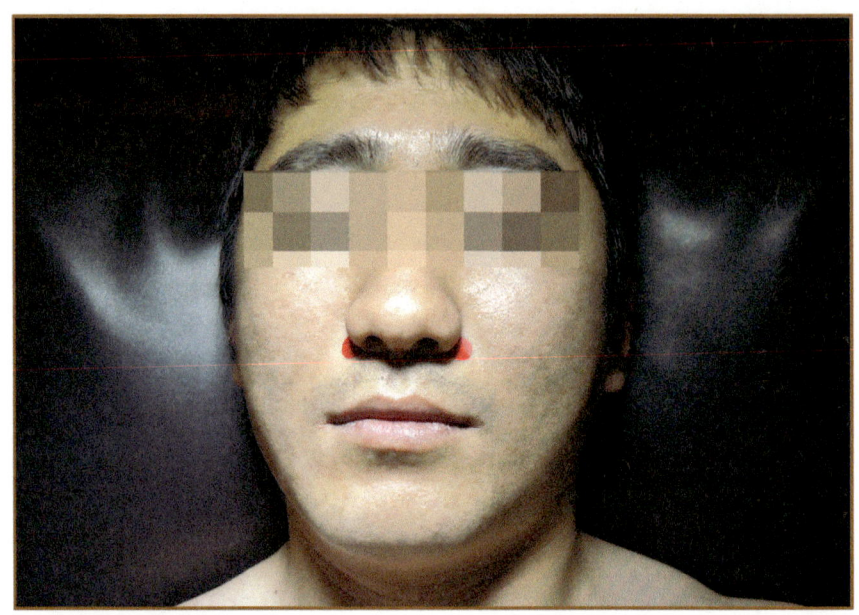

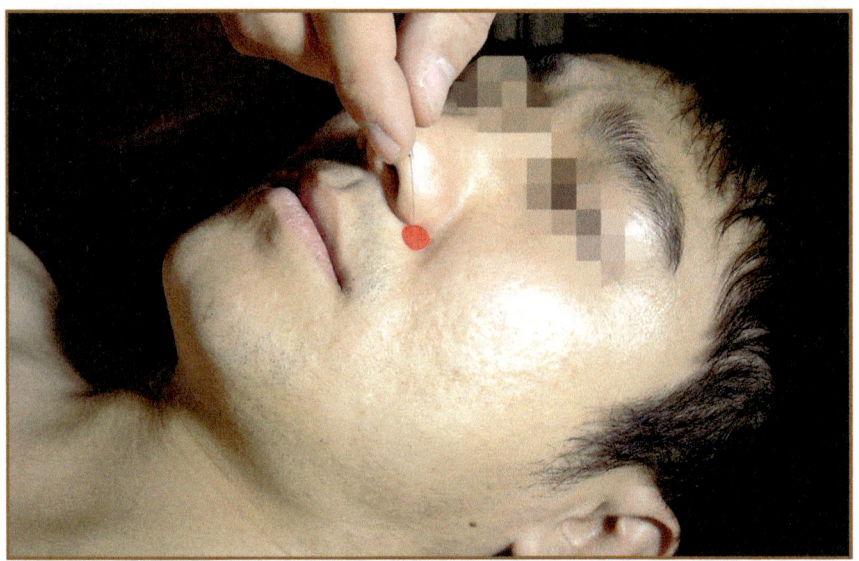

사진 3-1 비염의 아시혈 침치료

② **피내침 치료**★

비강 주위 영향혈에 피내침을 붙이면 비색 증상 등이 경감된다. 특히 침에 대한 두려움이 있는 소아환자에게 사용하면 좋다.

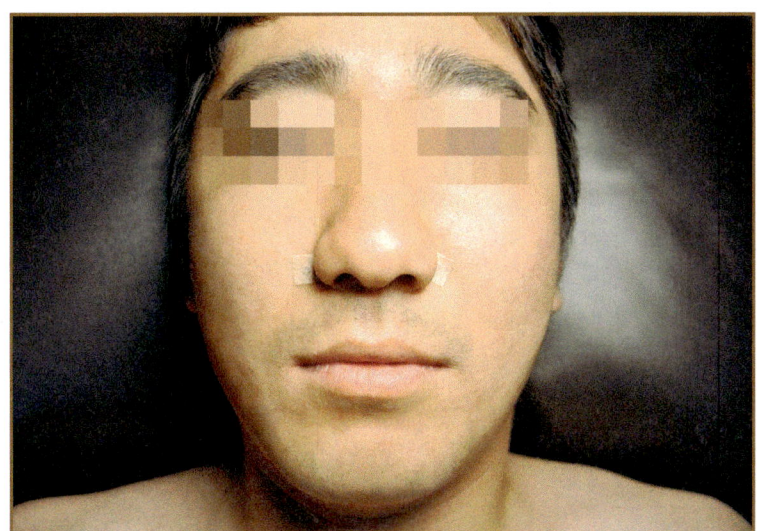

사진 3-2 비염의 피내침 치료

(2) 외용약 치료★★★

① 특수외용약치료★★★★

비강내 하비갑개, 중비갑개, 상비갑개 부분에 특수외용약물을 대나무에 솜을 가볍게 말은 면봉에 묻혀 비강내 도포해서 비강내 부종을 감소시키고 염증 반응들이 일어나지 않도록 한다. 1회 치료에도 비염증상 개선 효과가 뚜렷하고 12회 정도 실시하면 비염의 근본치료가 가능해서 재발률이 적고 재발하더라고 비염 증상이 가볍게 나타난다.

② 황연해독탕 물약 치료★

황연해독탕을 증류가 가능한 약탕기로 달여서 증류액을 만들어 사용한다. 면봉에 황연해독탕 물약을 2회 비강내에 고르게 도포하고 3회째에 비강내에 삽입해 둔다(주로 중비갑개와 상비갑개에 삽입하는 것이 더 효과적이다). 가정에서 황연해독탕 물약을 이용한 면봉요법을 1일 아침 저녁에 2회 정도 실시하는 것이 좋다. 황연해독탕은 비강내 염증을 가라 앉혀 비강내 점막 부종을 감소시키는 작용을 한다. 특히, 비강내 면봉을 삽입해 두면 비강내 이물감을 느껴 이물질을 내보내기 위해서 계속 재채기를 유발하면서 콧물이 다량으로 배출된다. 비강내 면봉 삽입을 20분 정도 실시하고 나면 비색이 감소하면서 코가 편안하게 된다.

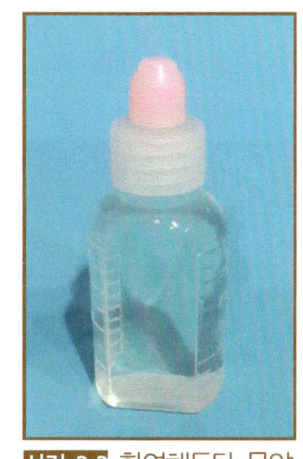

사진 3-3 황연해독탕 물약

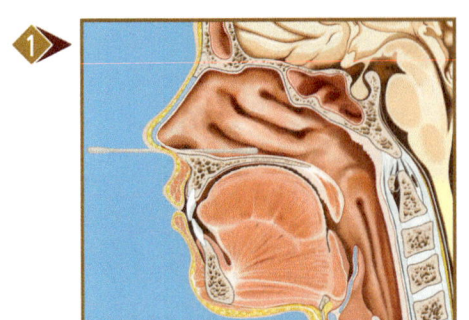
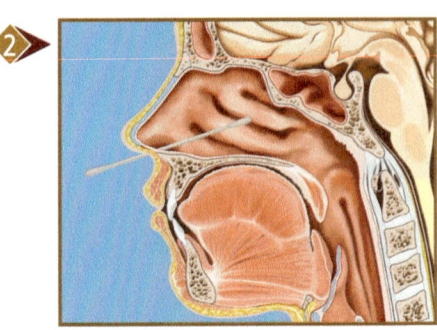
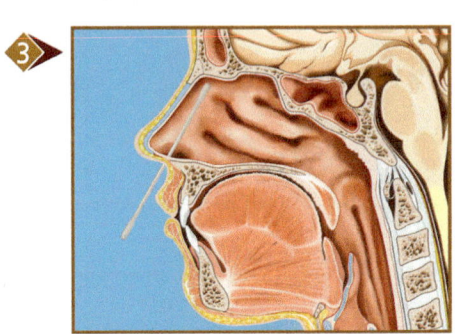
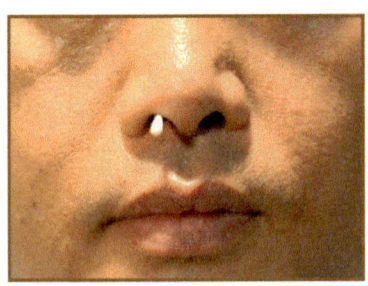
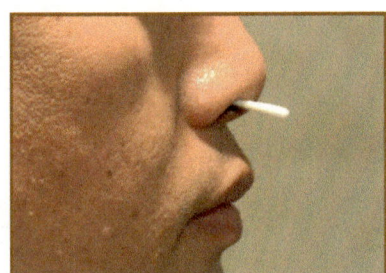

사진 3-4 황연해독탕 물약을 이용한 면봉요법

③ 비강 도포 스프레이★

비강 스프레이를 아침, 저녁 비강내 도포하면 비색, 재채기, 콧물 등이 감소한다.

(3) 한약요법

① 한 약★★★

▶ 통규탕★★★ _ 비염 치료제로써 근본치료는 아니지만 증상 개선효과가 뛰어나다.

방풍, 강활, 고본, 승마, 갈근 각8g, 천궁 6g, 창출 12g, 백지 15g, 마황, 천초 각4g, 세신 3g, 황기 15g, 감초

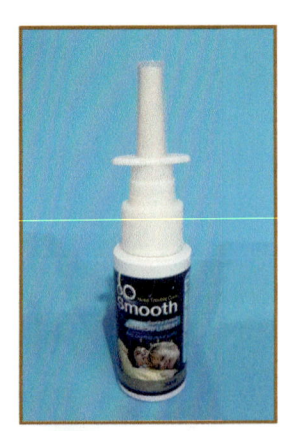

사진 3-5 비강 스프레이

8g, 박하 3g, 창이자 8g, 신이화 4g
- 갈근가부자이중탕__갈근 10g, 마황 6g, 계지, 백작약, 생강, 대조 각4g, 숙지황, 맥문동, 부자 각3g, 신이화, 세신, 감초(구) 각2g
- 가감보중익기탕*__비염 예방 및 피로회복, 면역력 증강 효과
  황기, 인삼, 백출 각6g, 감초 4g, 당귀, 진피 각3g, 승마, 시호 각2g, 맥문동 6g, 치자 3g, 신이화 6g, 세신 3g, 만형자 4g, 유근피 8g, 갈근 4g, 용안육 10g, 산사, 신곡, 사인 각4g

② **보험약**
- 소청룡탕**__콧물, 재채기, 소양감, 비색 등의 비염 증상에 효과적이다.
- 갈근탕__콧물 및 두통, 몸살 등의 증상이 동반될 때 효과적이다.

(4) 환자관리*

평소 운동을 통해 몸을 따뜻하게 유지하면 면역력이 증가한다. 그리고 평소 식염수를 이용해서 1일 아침 저녁 2회 이상 비강세척을 하면 비염 예방에 효과적이다.

가정에서 9% 생리식염수 만들기

- 9% 생리 식염수__인체 체액과 같은 염도로 코에 불편하지 않으면서 코 세척에 가장 용이한 상태
- 식염수 만들기 전 준비해야 할 재료__수돗물 1리터, 물통, 소금 9g

❶ 수돗물 1리터가 담긴 물통에 9g의 소금을 넣어 주게 되면 9% 식염수가 만들어진다.
   9g은 일반 숟가락 1스푼 정도이다.
❷ 식염수를 사용할 시에는 전자레인지에 30초 정도 데운 후 미지근한 상태에서 코 세척에 사용한다.

---

① **식염수로 코세척하는 방법 1**
   : 반대편 코로 배출하는 법

❶ 판매용 식염수나 위의 방법대로 만든 9% 식염수를 눌렀을 때 식염수가 코로 밀려들어올 수 있는 시럽병에 붓는다.

❷ 한쪽 코에 식염수를 담은 시럽병의 입구를 넣고 통을 눌러서 식염수가 반대편 코로 나오게 한다.

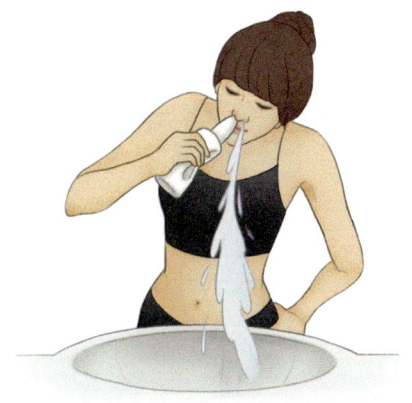

그림 3-1 식염수로 코세척하는 방법 1
▶ 반대편 코로 배출하는 법

② **식염수로 코세척하는 방법 2 : 식염수를 한쪽 코로 들이마셔 입으로 뱉는 방법**

반대편 코를 손가락으로 막고 식염수를 손가락으로 막지 않는 코로 빨아 들여 입으로 내뱉는다(주사기로 물을 빨아들이는 원리).

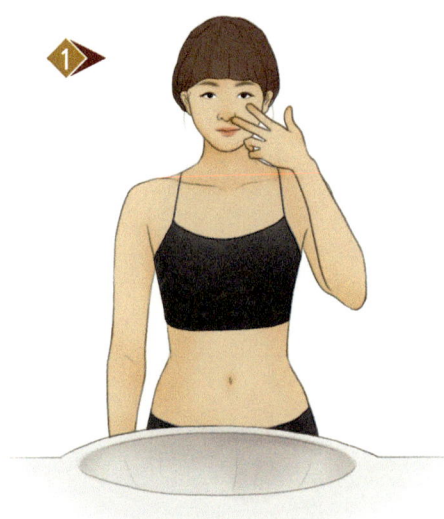

① 한쪽 코를 가운데 손가락인 중지로 막는다.

② 접시에 담아서 미지근하게 데운 9% 식염수를 약간 기울이면서 코에 들이마신다.

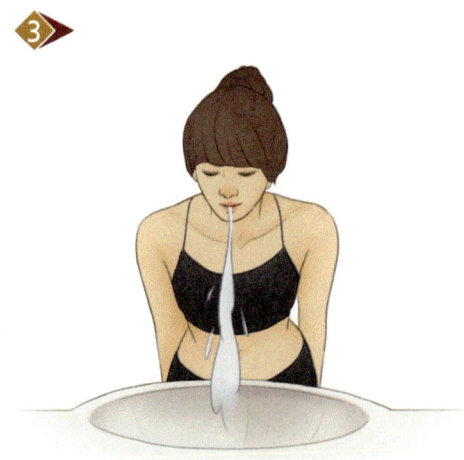

③ 입으로 뱉는다.

그림 3-2 식염수로 코세척하는 방법 2
▶ 식염수를 한쪽 코로 들이마셔 입으로 뱉는 방법

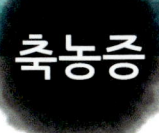

축농증

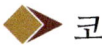 코

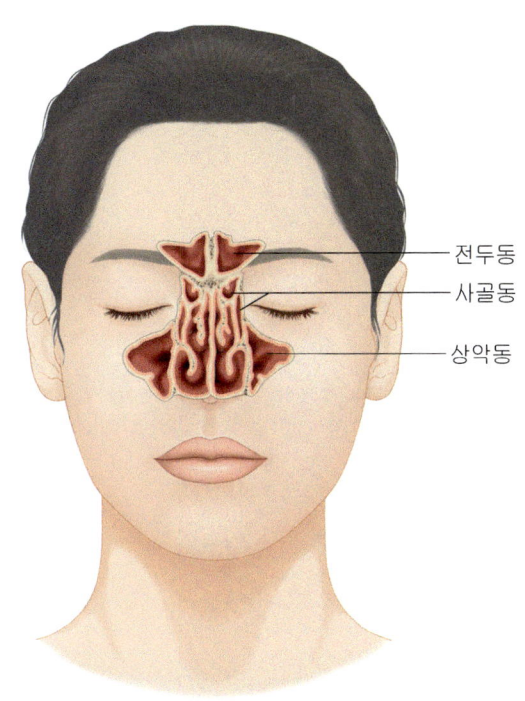

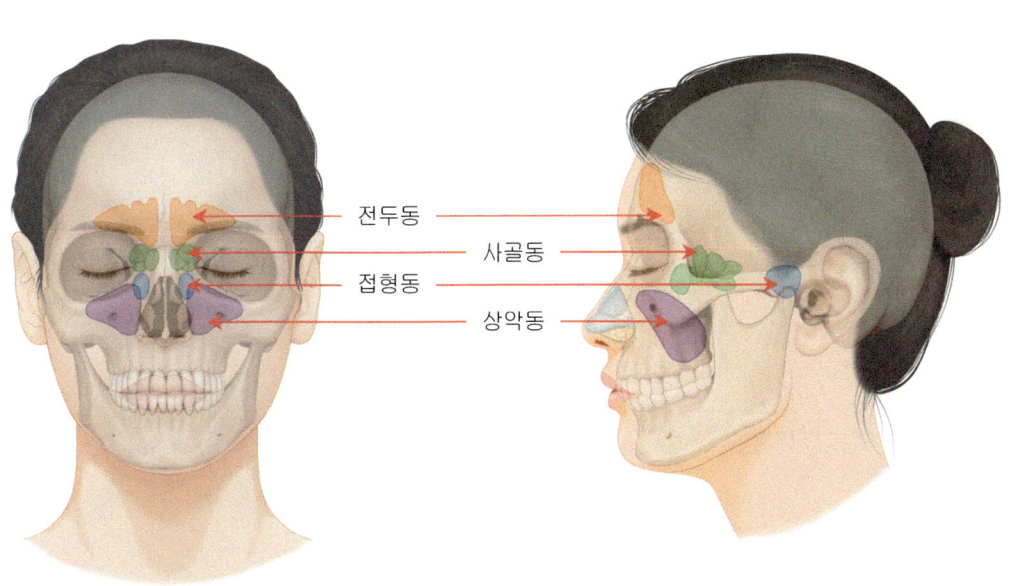

1) 원 인

감기나 비염이 심해지면 축농증으로 진행되기가 쉽다. 특히, 소아의 경우 비강내 코 구멍이 좁은 관계로 감기나 비염으로 비강내 점막이 붓게 되면 코 구멍이 더욱더 좁아져 축농증이 쉽게 발생한다. 성인의 경우 비중격만곡증으로 비강내가 좁은 경우 축농증이 발생하기 쉽다.

2) 증 상

비색, 후비루성 가래, 초록색·황색 콧물이 주증상이고 두통·두중·미릉골통, 안면통, 냄새 못 맡음, 악취(화농성 축농증) 등이 부증상으로 나타난다.

3) 치 료

(1) 침치료*

① **아시혈 침치료***

비강 주변 영향혈, 정명혈, 협거혈, 백회혈 등에 일반침(0.25×30)을 이용해 자침후 10~20분 유침하면 증상 개선 효과가 있다.

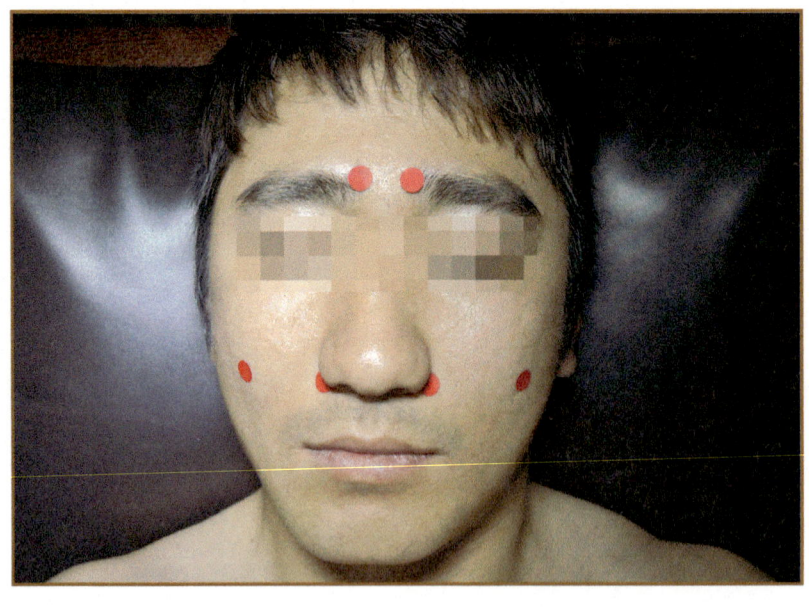

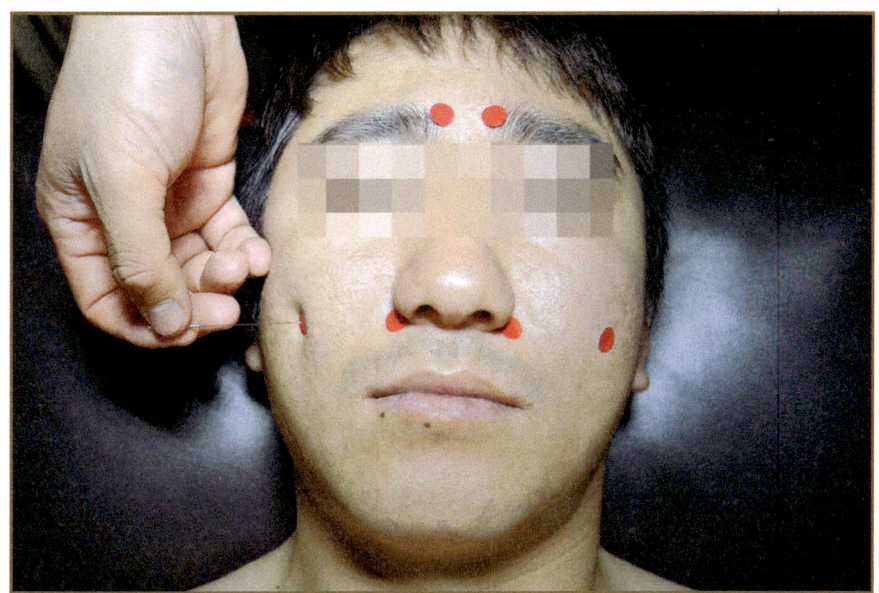

사진 3-6 축농증의 아시혈 침치료

② 피내침 치료★

비강 주위 영향혈에 피내침을 붙이면 비색 증상 등이 경감된다. 특히 침에 대한 두려움이 있는 소아환자에게 사용하면 좋다.

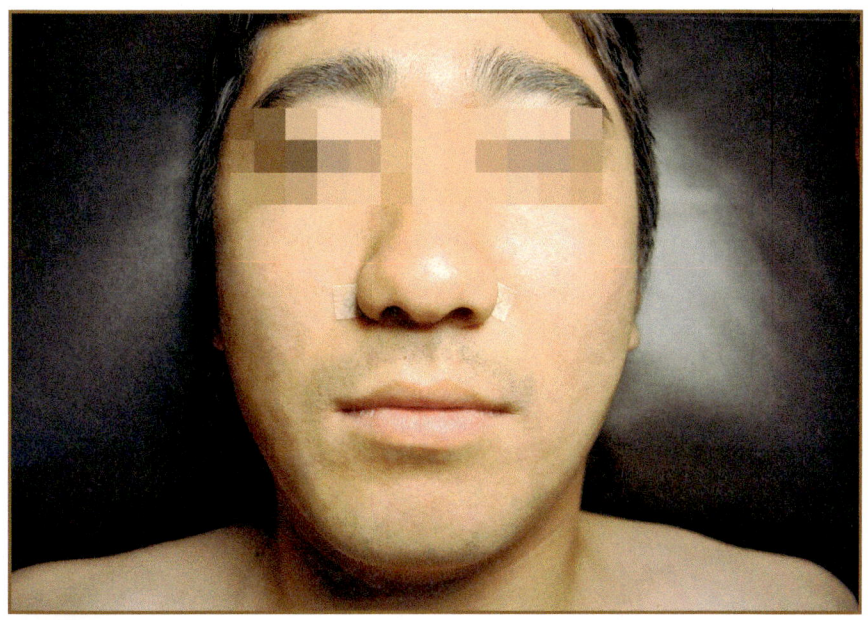

사진 3-7 축농증의 피내침 치료

(2) 외용약 치료★★★

① 특수외용약치료★★★★

비강내 중비갑개(상악동 자연공), 상비갑개(전두동과 연결) 부분에 특수외용약물을 대나무에 솜을 가볍게 말은 면봉에 묻혀 비강내 도포해서 비강내 부종을 감소시키고 염증 반응들이 일어나지 않도록 한다. 1회 치료에도 축농증증상 개선 효과가 뚜렷하고 12회 정도 실시하면 축농증의 근본치료가 가능해서 재발률이 적고 재발하더라고 축농증 증상이 가볍게 나타난다.

② 황연해독탕 물약 치료★

황연해독탕을 증류가 가능한 약탕기로 달여서 증류액을 만들어 사용한다. 면봉에 황연해독탕 물약을 2회 비강내에 고루게 도포하고 3회째에 비강내에 삽입해 둔다.(주로 중비갑개와 상비갑개에 삽입하는 것이 더 효과적이다.) 가정에서 황연해독탕 물약을 이용한 면봉요법을 1일 아침 저녁에 2회 정도 실시하는 것이 좋다. 황연해독탕은 비강내 염증을 가라 앉혀 비강내 점막 부종을 감소시키는 작용을 한다. 특히, 비강내 면봉을 삽입해 두면 비강내 이물감을 느껴 이물질을 내보내기 위해서 계속 재채기를 유발하면서 콧물이 다량으로 배출된다. 그러므로 축농증으로 부비동에 농이 차 있는 것을 배출하는데 도움이 된다. 비강내 면봉 삽입을 20분 정도 실시하고 나면 비색감이 감소하면서 코가 편안하게 된다.

③ 비강 도포 스프레이★

비강 스프레이를 아침, 저녁 비강내 도포하면 비색, 재채기, 콧물 등이 감소한다.

(3) 한약요법

① 한 약★★

▶ **축농증Ⅰ**★★★ _일반적인 축농증에 효과적이다. 특이 소아 축농증에 개선효과가 뚜렷하다.

노근, 유근피 각10g, 상백피, 어성초, 압척초, 인동, 감국, 창이자 각6g, 길경, 연교, 신이화, 백지, 형개, 진피, 당귀, 천궁, 백작약 각4g, 시호, 황금, 치자, 감초 각3g

▶ **축농증방Ⅱ**★★ _심한 염증성 축농증에 효과적이다. 중이염을 동반한 경우 사용하면 효과적이다.

금은화 20g, 연교, 행인 각12g, 목통, 상엽 각10g, 패모, 감초 각8g, 황금, 신이화 각5g,

의이인 20g, 노근, 유근피 각12g

중이염 ≫ + 만형자산(만형자 4g, 백지 8g, 창출 12g, 반하, 방풍 각8g, 목통, 형개, 전호, 적복령, 상백피, 시호, 석창포 각4g)

▶ 배농산*_콧물 배출을 원활하게 해서 축농증을 치료하는 목적

② **보험약**

▶ 갈천신배탁**_갈근가신이탕 + 배농산 + 탁리소독음

(4) 환자관리*

평소 식염수를 이용해서 1일 아침 저녁 2회 이상 비강세척을 하는 것이 축농증 예방에 효과적이다.

코 피

◆ 코

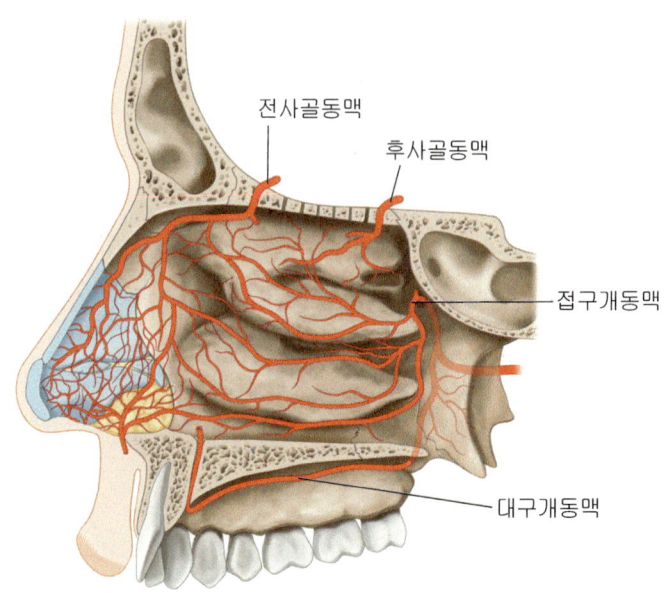

1) 원 인

코앞부분 켓셀바흐 영역에 혈관이 집단으로 모여 있는데 이 부위가 건조해지거나, 비염 등으로 인해 가려움에 코를 만지거나, 코딱지를 강제로 뗄 경우 코피가 잘 나게 된다.

2) 치 료

(1) 침치료★

① **동씨침 치료**★

코피가 나는 비강과 반대편의 발등 부분 4족지와 5족지 사이 지혈혈(止血穴)에 자침하면 코피가 잘 멎게 된다(사진 3-8).

② **피내침 치료**★

침에 대한 두려움이 있는 소아환자에게 사용하면 좋다. 지혈혈(止血穴)에 피내침을 붙여준다(사진 3-9).

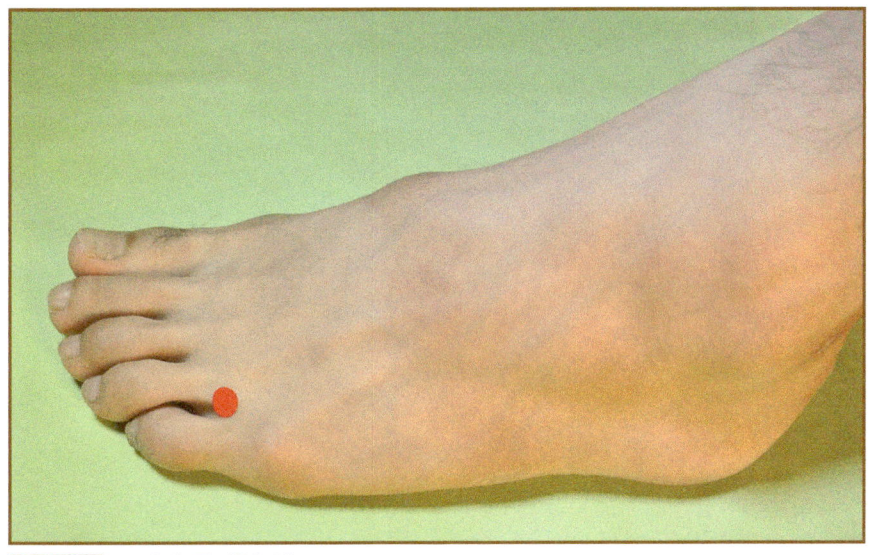

사진 3-8 코피의 동씨침 치료

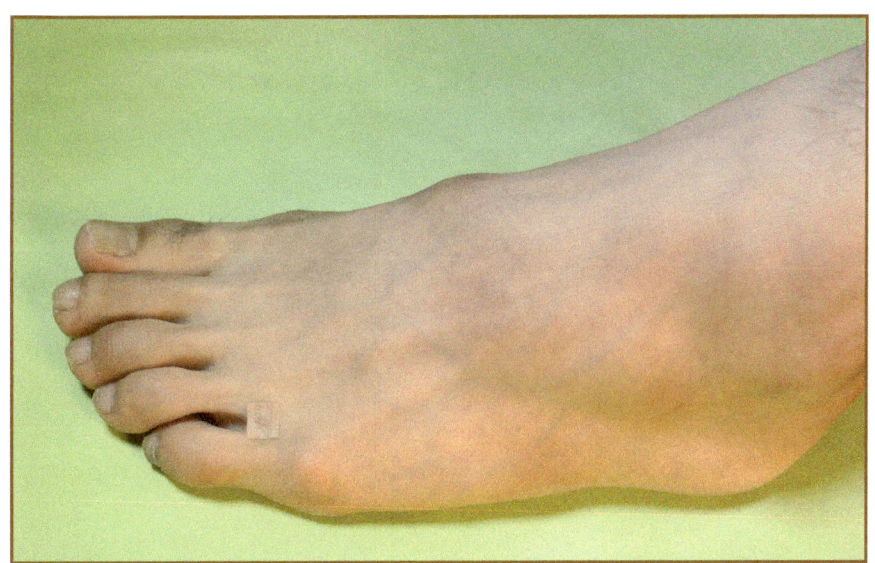

사진 3-9 코피의 피내침 치료

(2) 한약요법

① 한 약

▶ 보중익기탕가미방★★★__평소 몸이 약하고 코피가 자주 재발되는 경우 효과적이다.

황기 8g, 백출 6g, 감초, 당귀신, 진피 각4g, 승마, 시호 각2g

+ 사삼, 죽여 각4g, 백모근 8g, 지유, 포황(초), 지모, 황백, 아교주 각4g

비 염 ≫ + 유근피 8g
심함 비염 ≫ + 마황 4g
지혈이 잘 안 되는 경우 ≫ + 생지황 8g

(3) 외용약

▶ **삼칠근산**★★★ _삼칠근을 바세린연고에 개어서 면봉을 이용해 비강출혈 부위에 도포해 주면 지혈이 잘 된다. 코피가 흐르고 있는 경우에는 삼칠근산을 도포할 수 없고 일단 지혈이 되고 나서 삼칠근산을 도포해 주면 재차 출혈을 막을 수 있다.

(4) 환자관리★

평소 비염이 있어 코를 자주 푸는 경우 코피가 자주 나므로 비염 환자는 비염에 대한 적절한 치료가 선행되어야 코피를 예방할 수 있다.

평소 비강 점막이 건조해지는 경우(날씨, 환경, 질환)에 비강점막에 상처가 쉽게 나서 코피가 잘 발생하므로 평소 물을 자주 마시고 가습기를 사용하면 예방이 될 수 있다. 심한 비강 건조증에는 바세린을 비강안에 도포하는 것도 좋다.

성인의 경우 코피가 멈추지 않는 경우는 평소 고혈압이 있으면서 비강 안쪽 혈관이 터진 경우로 과다출혈로 인해 응급상황에 이를 수 있다. 빨리 이비인후과에서 전문 진료를 받는 것이 좋다. 병원에 가기 힘든 경우에는 솜(거즈)을 단단하게 말아서 출혈부위 비강에 삽입해서 출혈부위를 강하게 압박한 후 병원에 가도록 조치한다. 솜에 삼칠근을 도포해서 비강에 삽입하면 지혈이 잘 될 수 있다.★★★

코피를 잘 멈추게 하는 방법

일단 코피가 나면 코를 세게 수차례 풀어서 비강안쪽 출혈부위 피떡이 제거 되고 나면 쉽게 지혈이 된다.

코피 멈추는 순서

코피가 난다. ⇨ 머리를 앞으로 약간 숙이면서 코를 세게 풀어준다. ⇨ 코피가 잘 나오지 않으면 양손으로 코를 집어 준다. 솜이 있는 경우에는 출혈부위 비강에 솜으로 막아 압박해 준다.

편도선염

◆ 편도선

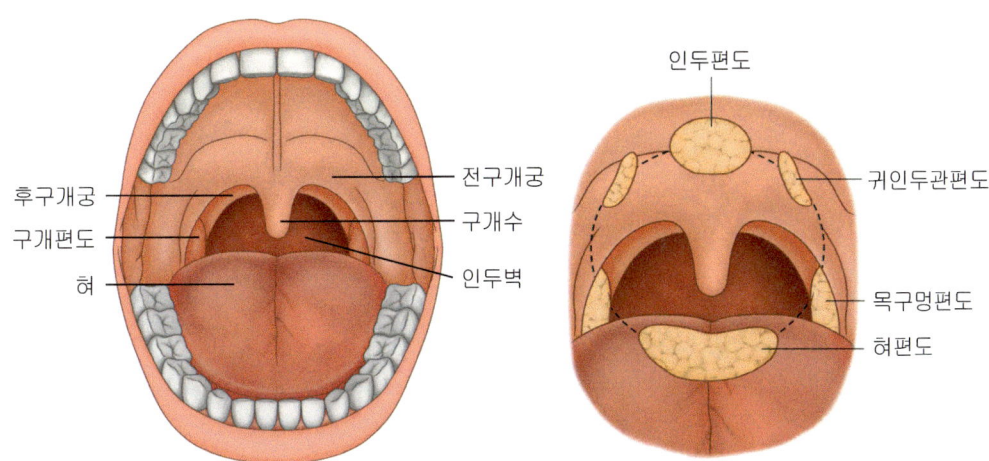

1) 원인

감기, 바이러스, 세균성 등으로 발생하며, 환절기·피로시·수면 부족 등으로 면역기능이 떨어지게 되면 자주 재발한다.

2) 증상

목의 통증, 오한, 발열, 근육통

3) 치료

(1) 침치료

① 편도 사혈★★★

▶ 편도사혈 방법__구개편도에 편도전용침(자루장삼릉침 행림 A53070(1))을 사용해서 환자가 누운 상태에서 '아' 소리를 내면서 입을 벌리게 한 후 편도침으로 편도를 직접 사혈해서 출혈을 유발한다. 1회 시술시 3번 반복에서 사혈하고 2일마다 반복해서 7회 정도 시술하면 편도 재발이 적어진다.

▶ 편도사혈시 편도침을 알코올에 적셔 소독하고 고백반가루에 묻혀서 편도사혈을 실시한다. 고백반가루는 소독하는 작용과 염증을 가라앉히는 작용을 한다.

▶ **편도사혈시 기대효과**__편도 사혈을 하면 편도내의 과잉적으로 자주 유발하는 편도세포가 일부 손상되어 염증이 자주 발생하지 않게 되고 남아 있는 구개편도내 편도세포는 정상적으로 면역방어 기능을 수행하게 한다.

▶ **편도 수술의 부작용**__편도 제거 수술은 반복적이고 심함 편도선염을 예방할 수 있지만, 편소선에서 생성되는 T임파구(암을 제거하는 대식세포) 생산되지 못해 고령의 나이에는 암에 대항 저항력이 떨어질 수 있다.

▶ **편도 사혈의 주의점**__급성 편도선염이 심해 편도선 부종과 염증이 심한 경우에는 편도 사혈을 삼가는 것이 좋다. 편도 사혈이 염증이 더 심하게 하는 경우가 있어 주의를 요한다. 편도 부종과 염증이 심한 경우 편도 사혈을 가급적 하지 않는 것이 좋다. 부득이하게 실시해야 하는 경우에는 항생제 복용을 권유하는 것이 편도선 통증과 염증이 심해지는 것을 예방할 수 있다.**

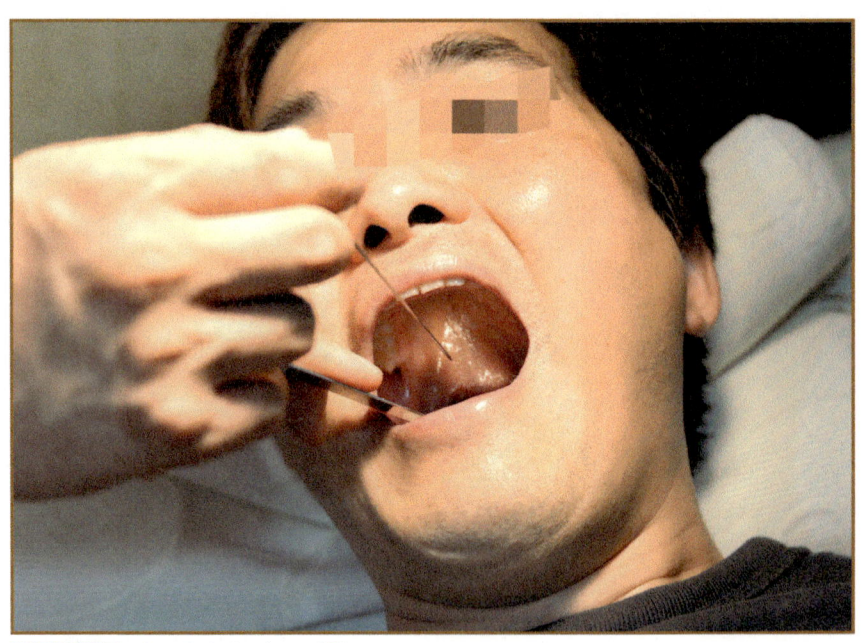

사진 3-10 편도선염의 편도 사혈
▶ 편도선 중 구개 편도부위 염증이 주원인이므로 구개 편도부위를 장침을 이용해서 사혈한다.

② **일반침 치료**

동씨침의 족천금, 족오금혈이 목의 통증 감소에 효과적이고 사암침의 담정격(협거혈 통곡혈 補, 규음혈 상양혈 瀉)이 전신 근육통, 오한, 발열, 목의 통증 등의 몸살 증상에 효과적이다.***

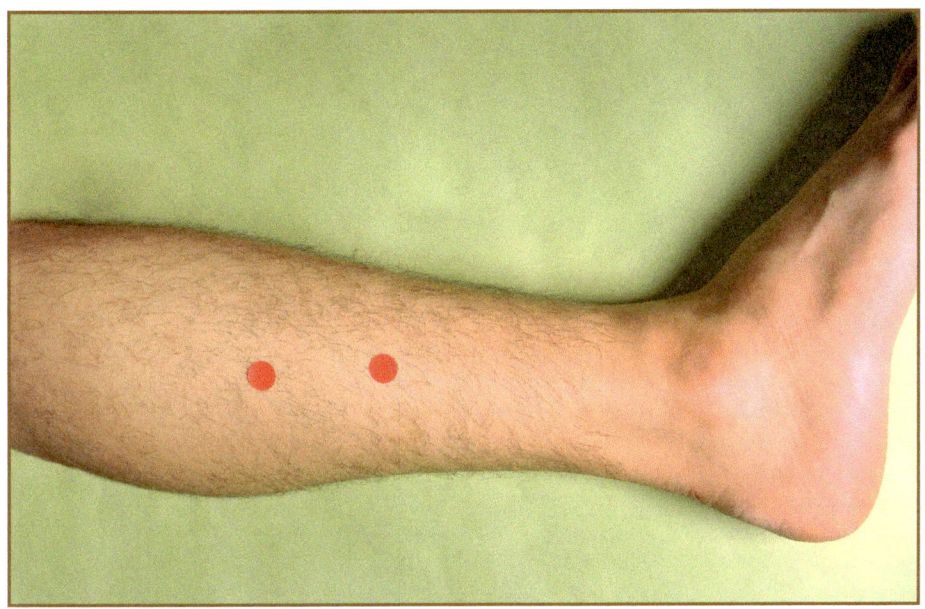

사진 3-11 편도선염의 침치료

③ 피내침 치료★★

동씨침의 족천금혈, 족오금혈에 피내침을 붙이면 인후통이 경감된다. 특히 침에 대한 두려움이 있는 소아환자에게 사용하면 좋다.

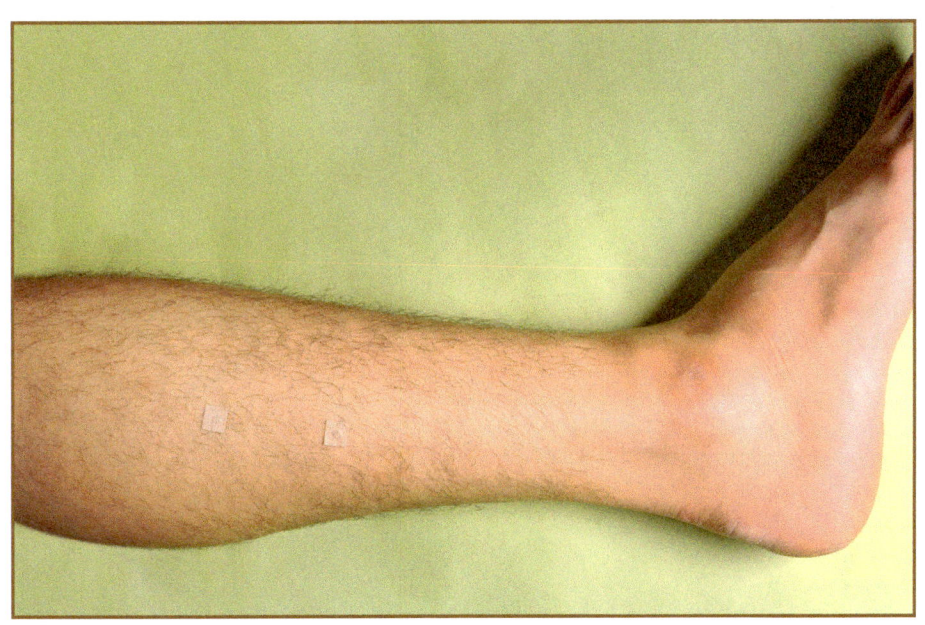

사진 3-12 편도선염의 피내침 치료

(2) 한약요법

① 한 약

▶ 형방패독산가미방★★★ _ 인후통 감소에 효과적인 처방으로 조금씩 입에 머금으면서 자주 소량씩 복용하면 더욱 효과적이다.
시호, 전호, 강활, 독활, 지각, 천궁, 적복령, 감초, 형개, 방풍 각4g, 강3
+ 박하 2g, 황금, 반하 각4g, 길경 8g, 우방자 6g

▶ 가미청량음 _ 길경, 인동등, 금은화, 감초 각8g, 치자, 연교, 황금, 방풍, 지각, 황연, 당귀, 생지황, 시호, 현삼, 우방자, 신곡, 맥아 각4g

　咽乾 》 + 천화분, 맥문동 각4g

　熱甚 》 + 시호 8g

　종통 》 + 지모, 황백 각2g

　편도선농 》 + 백지, 천화분, 금은화, 인동등 각8g

　만성편도선염 신장염 발병 》 + 오령산

② 보험약★★

형방패독산 + 은교산

(3) 환자관리★

평소 피로하지 않게 하고 꾸준한 운동과 충분한 수면, 하루 20분 이상 햇빛 쬐기, 적절한 영양섭취를 통해 면역기능을 강화시켜야 편도선염을 예방할 수 있다. 특히 비염·축농증으로 비색 증상이 심할 경우 자면서 입을 벌리고 자게 되면 구강내가 건조하게 되어 편도선에 염증이 쉽게 발생한다. 그리므로 비염·축농증 환자들은 코에 대한 근본적인 치료를 하는 것이 중요하다. 평소 양치질시 구강에 가글액이나 식염수를 사용 가글을 실시하고 식염수로 코를 세척하는 것도 편도선염 예방에 도움이 된다.

중이염

▶ 귀

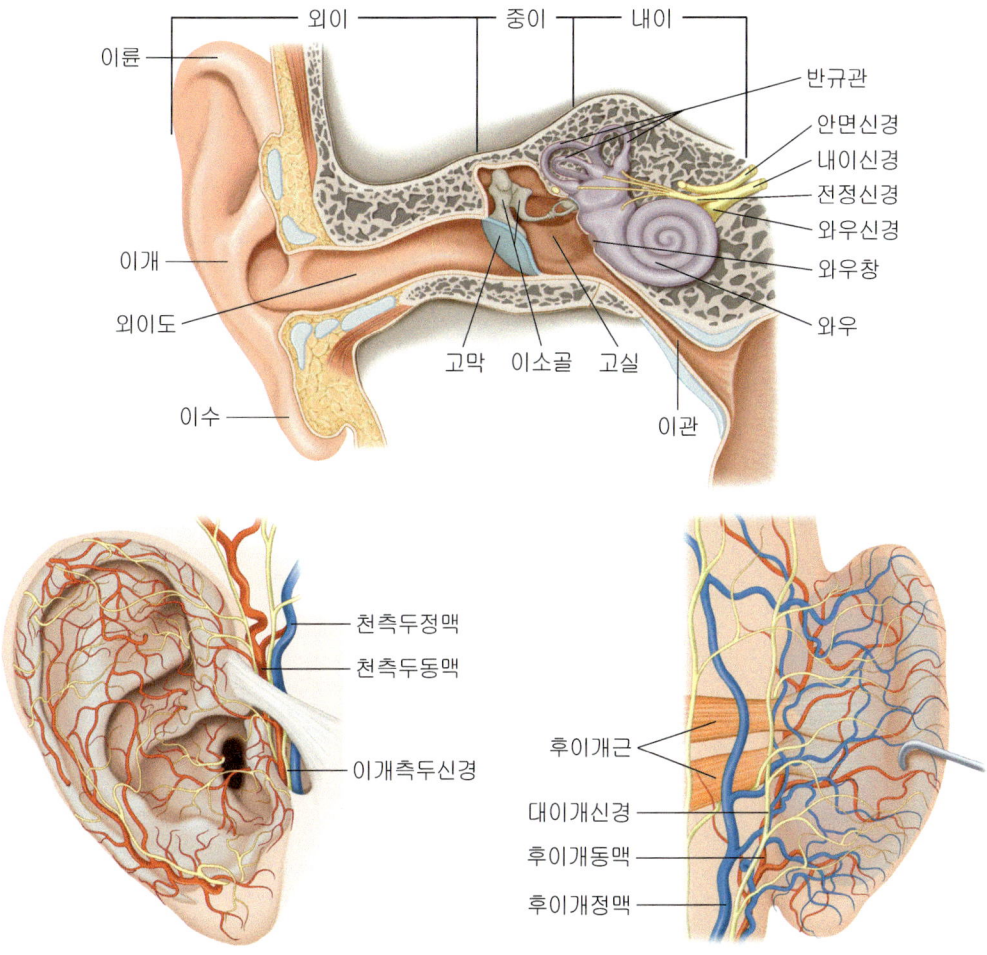

1) 원 인

▸ **급성중이염**__ 상기도 감염(감기)에 의해 귀안에 공기를 환기시켜주는 이관(유스타키오관)을 따라 목이나 코의 염증이 귀로 번져서 발생한다.

▸ **삼출성중이염**__ 일반적으로 급성중이염의 통증과 심한 염증이 없어진후 염증으로 만들어진 액체가 계속 고여 있는 경우가 가장 흔하다.

▸ **외이도염**__ 과도한 물놀이 등으로 귀에 물이 자주 들어가 염증을 유발하거나, 물놀이나 샤워후 귀를 후벼서 상처가 생긴 경우 세균이나 곰팡이가 감염되어 발생한다.

2) 증상

▶ 급성중이염_귀의 통증이 가장 흔하다. 염증이 심하면 열이 나기도 하고 고막이 터져서 고름이 나오기도 한다. 두통, 청력저하, 귀울림, 귀먹먹함이 동반될 수도 있다.

▶ 삼출성중이염_삼출액이 귀에 차 있어 육안으로 검사가 가능하고 고막안에 물이 차 있어 청력이 떨어진다. 귀의 통증이나 발열증상은 나타나지 않는다.

▶ 외이도염_가려움이 주증상이다. 약간의 통증이 있을 수 있고 심한 경우 귀에서 진물이 나기도 한다.

3) 치료

(1) 침치료

① **일반침 치료**

귀 주위 예풍혈과 청궁혈 자침

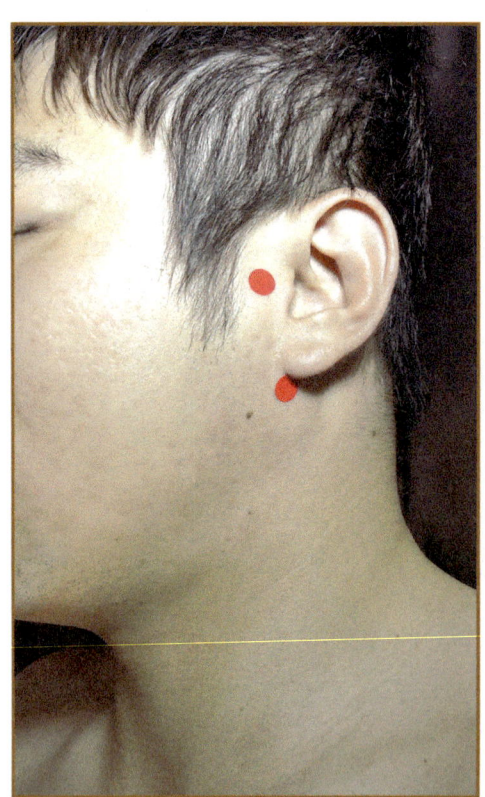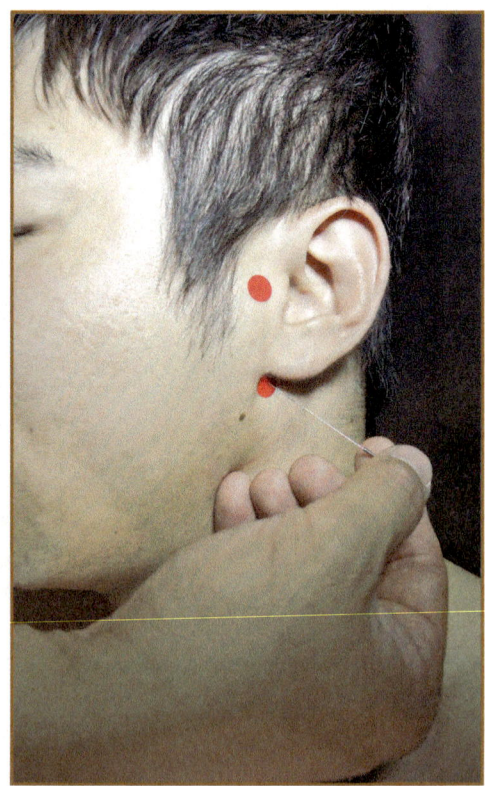

사진 3-13 중이염의 침치료

(2) 한약요법

① 한 약

▶ 가미만형자산**__삼출성중이염에 효과적이다.

만형자, 적복령, 감초, 맥문동, 전호, 생지황, 상백피, 적작약, 승마, 연교, 형개 각4g + 창출 12g, 반하, 방풍 각8g, 백지 6g, 석창포 4g, 목통 8g, 시호, 황금, 치자 각4g

▶ 만성중이염방__不痛不痒, 분비물이 나오는 만성중이염에 효과적이다.

백작약 20g, 당귀, 황기 12g, 계지 8g, 생강 대조 각4g, 교이(엿이나 설탕) 20~40g + 가미만형자산

② 보험약

▶ 형개연교탕__급성 중이염
▶ 소시호탕 + 형개연교탕**__소양감이 심한 중이염에 효과적이다.

(3) 환자관리★

삼출성 중이염의 경우에는 비염이나 축농증이 원인으로 중이염이 자주 재발 되므로 비염 축농증에 대한 근본적인 치료가 필요하다. 초등학교 전 아동의 경우에는 이관(유스타키오관)이 비강과 평형이며 길이가 짧은 관계로 구조적으로 중이염이 잘 발생한다. 초등학생이상이 되면 삼출성중이염 발생이 현저하게 감소한다.

외이도염이 자주 재발하는 경우에는 잦은 수영이 문제가 되므로 가급적 수영을 삼가 하는 것이 좋다. 어쩔 수 없는 경우에는 귀마개를 하고 물놀이를 하는 것이 좋다. 가급적 귀를 후비지 않는 것이 외이도염 치료 및 예방에 있어 중요하다.

이명·난청

1) 원인
귀속 달팽이관에서 뇌로 전달하는 전기 신호의 교란

2) 증상
귀울림, 심해지면 난청 동반

3) 치료

(1) 침치료

① **일반침 치료**★

　귀 주위 예풍혈과 청궁혈 자침시 이명증이 개선되기도 한다. 이명증의 60%는 호전이 잘 되나 40%에 해당하는 이명증은 치료가 되지 않고 오래되면 난청증상까지 동반하게 된다. 난청증상이 심할 경우 보청기를 사용하면 난청증상 감소와 함께 이명증도 감소하게 된다. 이명증이 난치병으로 치료가 어렵다는 것을 인지시키고 이명증을 치료하는 것이 중요하다.**

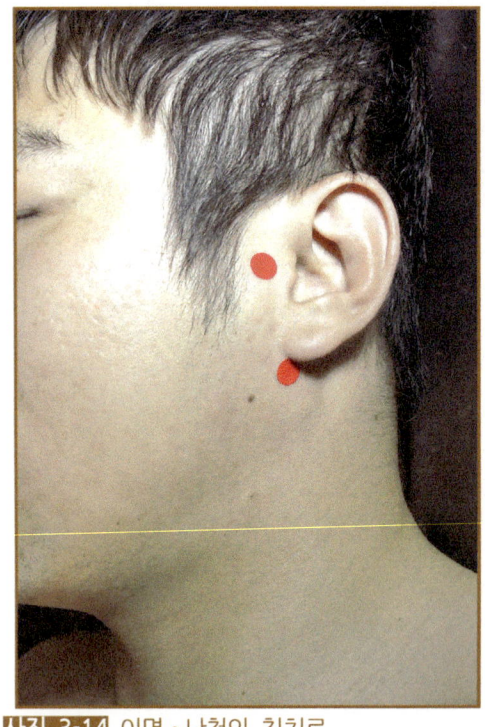
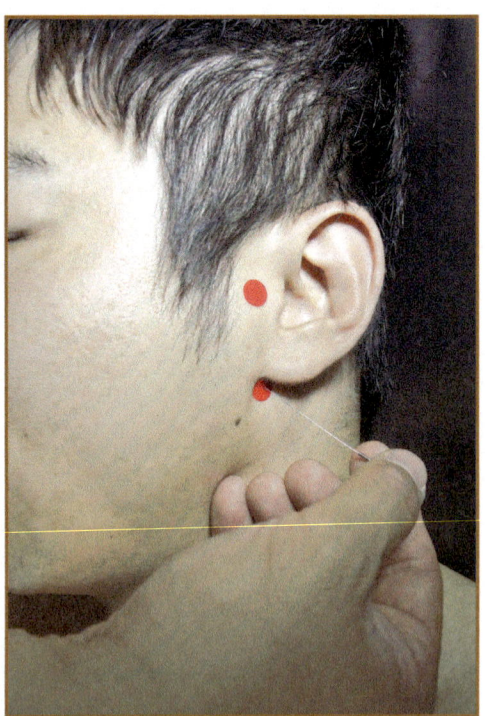

사진 3-14 이명·난청의 침치료

(2) 한약요법

① 한 약

- 소풍산가감*_ 형개 6g, 감초, 인삼, 백복령, 백강잠, 천궁, 방풍, 곽향, 선퇴, 강활 각 4g, 진피, 후박 각3g
  + 석창포 12g, 원지 8g
- 가감사육탕_ 숙지황 8g, 당귀, 천궁, 백작약, 산약, 백복령, 목단피, 택사, 인삼 각4g, 산수유 15~20g, 구기자 8g, 만형자, 석창포 각4g, 세신, 원지 2g
  소화불량시 ≫ + 산사, 신곡, 맥아, 사인 각3g
  기타 ≫ + 형개, 방풍, 백지, 맥문동 각4g
- 가미육미지황탕_
  육미지황탕 + 인삼, 구기자 각8g, 원지, 석창포, 형개, 방풍, 맥문동, 만형자, 신이화, 백지 각4g, 유근피 8g, 세신 2g

(3) 환자관리*

머리와 귀부위 혈액순환이 잘 되면 이명증 증상이 개선될 수 있다. 평소 아연성분이 많이 들어 있는 굴(석화), 계란 등과 비타민C 풍부한 과일과 야채를 충분히 먹는 것이 치료에 도움이 된다.

감 기

1) 정 의

감기는 바이러스에 의해 코와 목 부분을 포함한 상부 호흡기계의 감염 증상으로, 사람에게 나타나는 가장 흔한 급성 질환 중 하나이다. 재채기, 코막힘, 콧물, 인후통, 기침, 미열, 두통 및 근육통과 같은 증상이 나타나지만 대개는 특별한 치료 없이도 저절로 치유된다.

2) 원 인

200여개 이상의 서로 다른 종류의 바이러스가 감기를 일으킨다. 그 중 30~50%가 리노바이러스이고 10~15%가 코로나바이러스이다. 감기 바이러스는 사람의 코나 목을 통해 들어와 감염을 일으킨다. 감기 바이러스를 가지고 있는 환자의 코와 입에서 나오는 분비물이 재채기나 기침을 통해 외부로 나오게 되면 그 속에 있는 감기 바이러스가 공기 중에 존재하다가 건강한 사람의 입이나 코에 닿아 전파된다. 따라서 감기 환자와 가까이 있거나 사람이 많은 곳에 감기 환자가 있으면 감기 바이러스가 잘 전파된다.

3) 증 상

감기 바이러스에 노출된 지 1~3일 후에 증상이 나타난다. 증상은 감기 바이러스가 상부 호흡기계에 어느 정도 침투했는가에 따라 다양하게 나타난다. 콧물, 코막힘, 목 부위의 통증, 기침과 근육통이 흔하게 나타나는 증상이다. 성인에게서 열이 나는 경우는 드물거나 미열에 그치지만, 소아에게서는 발열 증상이 흔하게 나타난다.

4) 치 료

(1) 침 치료

동씨침의 족천금, 족오금혈이 인후통 감소에 효과적이고 사암침의 담정격(협거혈 통곡혈 補, 규음혈 상양혈 瀉)이 전신 근육통, 오한, 발열, 인후통 등의 몸살 증상에 효과적이다.★★★ 콧물감기에는 영향혈이 효과적이다.★★

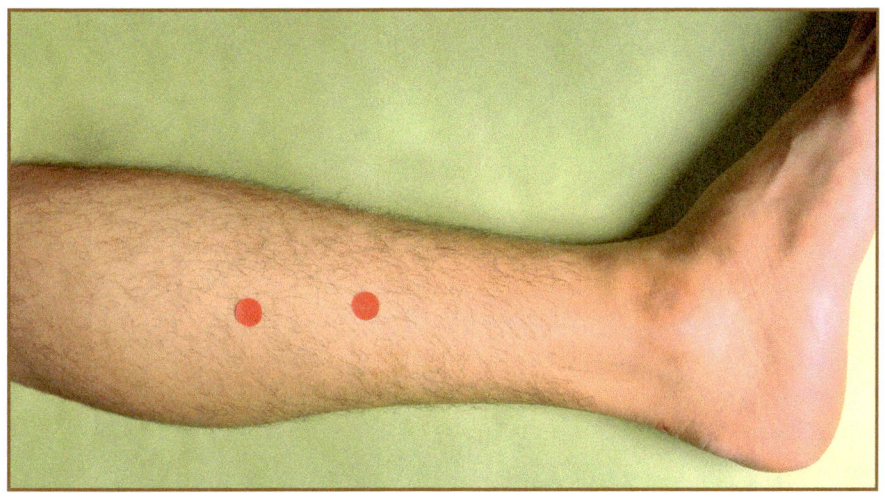

사진 3-15 감기의 침치료

(2) 한약 치료

▶ **형방패독산가미**★★★ __ 인후통 감소에 효과적인 처방으로 조금씩 입에 머금으면서 자주 소량씩 복용하면 더욱 효과적이다. 몸살감기에도 효과적이다.
  시호, 전호, 강활, 독활, 지각, 천궁, 적복령, 감초, 형개, 방풍 각g, 강 3
  + 박하 2g, 황금, 반하 각4g, 길경 8g, 우방자 6g

▶ **통규탕**★★★ __ 비염(재채기, 콧물, 코막힘, 안구·비강 소양감)에 효과적이다.
  방풍, 강활, 고본, 승마, 갈근 각8g, 천궁 6g, 창출 12g, 백지 15g, 마황, 천초 각4g, 세신 3g, 황기 15g, 감초 8g, 박하 2g, 창이자 8g, 신이화 4g

▶ **제습온폐탕**★ __ 맑은 콧물감기에 효과적이다.
  반하, 창출 각8g, 진피, 적복령, 신이화, 석창포, 천궁, 백지, 방풍, 강활 각4g, 당귀, 세신, 길경, 형개, 박하 각3g, 강 3

▶ **보중익기탕+춘방**(방풍, 형개, 소엽, 천궁 각4g, 시호, 박하 각2g)★ __ 감기 예방 보약

▶ **유사장티푸스방**★★★ __ 특별한 원인 없이 오한이 극도로 심하고(뼛속까지 시림) 오랫동안 낫지 않는 경우에 효과적이다.
  노근, 시호, 비파엽 각8g, 황금, 진피, 감초, 당귀, 백작약, 생지황, 천화분, 지모, 빈랑, 후박, 죽여, 강활, 방풍, 사인, 신곡, 맥아, 지실 각4g, 정향 2g
  便滑 ≫ + 백출, 백복령 각8g, 가자, 육두구 각4g
  便燥 ≫ + 지실, 대황 각4g
  咳嗽, 喘急 ≫ + 행인, 상백피, 맥문동, 오미자, 패모 각4g
  痰多 ≫ + 마두령 8g

천 식

1) 정의

천식은 알레르기염증에 의해 기관지가 반복적으로 좁아지는 만성호흡기 질환이다.

기관지가 좁아져서 숨이 차고, 기침이 나며, 가슴에서 색색거리는 소리가 들리며, 가슴이 답답해지는 증상이 반복적으로 되풀이 된다

2) 원인

천식은 유전적 요인과 환경적 요인이 합쳐져서 생기는 대표적인 알레르기 질환이다.

즉, 부모로부터 물려받은 알레르기 체질과 주위의 천식유발 인자들이 상호 작용을 일으켜 면역체계에 혼란이 생기면서 천식이 발생하게 된다. 알레르기란 정상에서 벗어난 과민반응을 의미하는 것으로, 정상인에게는 증상이 유발되지 않지만 알레르기 환자에게는 과민반응으로 여러 증상이 나타나게 되는 것을 말한다.

천식을 유발하는 요인으로는 원인 물질과 악화 요인이 있다. 원인 물질을 알레르겐(allergen)이라고 하는데, 대표적인 알레르겐은 집먼지 진드기, 꽃가루, 동물 털이나 비듬, 바퀴벌레, 식품, 약물 등이다. 대표적인 악화 요인은 감기, 담배연기와 실내오염, 대기오염, 식품첨가제, 운동 등 신체적 활동, 기후 변화, 황사, 스트레스 등이 있다.

3) 특징 증상

- ▶ 천 명__숨을 들이쉬고 내쉴 때 나는 휘파람 비슷한 소리(색색거리는 소리)
- ▶ 기 침__발작적이고 밤에 더 심함.
- ▶ 흉부압박__가슴을 조이는 듯한 답답한 느낌
- ▶ 호흡곤란__마치 빨대를 입에 물고 숨을 쉬는 것처럼 숨이 참.
- ▶ 가 래__끈끈하고 덩어리가 진 가래

4) 치료

(1) 한약 치료

- ▶ 가미금수육군전★★★__제반 천식

  숙지황 12g, 당귀, 반하, 백복령 각8g, 진피 6g, 감초 4g, 강 5g

  \+ 백개자 3g, 소자, 패모, 오미자, 나복자, 과루인, 행인, 맥문동, 천문동, 길경 각4g

- ▶ 소자도담강기탕__천식, 喘急, 해소, 痰聲

소자 12g, 반하, 당귀 각6g, 남성, 진피, 전호, 후박, 적복령, 지실 각4g, 감초 2g, 황금 4g, 상백피, 숙지황 각20g, 사인 4g, 강 3 조 2

▶ 보중익기탕가미*

보중익기탕 + 춘방(천궁, 방풍, 형개, 소엽 각4g) + 시호, 박하 각2g, 창출 12g, 반하, 길경 각8g, 적복령, 지각, 과루인, 황금, 패모 각4g, 강 3

(2) 보험약 치료

▶ 소청룡탕 + 마행감석탕**
▶ 맥문동산*

볼거리

이하선염

1) 정 의

양 쪽 귀 앞에 있는 이하선의 부종을 일으키는 바이러스 감염이다. 예방 접종이 보편화되면서 발생 빈도가 급격히 감소하였으며 늦겨울이나 봄에 잘 발생한다. 한번 걸리면 평생 면역이 생긴다.

2) 원 인

파라믹소바이러스과의 mumps virus가 원인균으로 기침, 재채기, 침 뿐만 아니라 오염된 물건과 표면(사용한 휴지, 나눠 쓰는 물 잔, 콧물을 만진 더러운 손 등)과의 접촉을 통해 사람에서 사람으로 전파된다.

3) 증 상

전염이 되면, 약 1~2주일간의 잠복기를 거친 후에 발열, 두통, 근육통, 식욕부진, 구역 등의 전구증상이 1~2일간 나타날 수 있다.

이후 이하선(귀밑샘)이 부어오르고 통증을 느끼게 되는데, 붓기 시작한 후 1일 내지 3일 정도 가장 심해지고 이후로 차차 가라앉는다. 이하선염의 통증 때문에 씹고 삼키는 일이 매우 괴로울 수 있고 식욕이 떨어지기도 한다.

하지만, 전염이 되었다고 해도, 30~40%는 무증상 감염으로 증상이 나타나지 않는다. 무증상 감염의 경우에도 본인은 증상이 없을 뿐 다른 사람에게 전염을 시킬 수 있다.

4) 치 료

(1) 한약 치료

▶ 가감은교산** _ 귀 밑과 턱선 부종 및 통증, 오한, 발열

금은화, 연교 각12g, 현삼, 우방자, 형개, 박하, 감초, 하고초, 포공영, 황금, 황연, 백강잠, 길경, 승마, 시호 각4g

안구 건조증

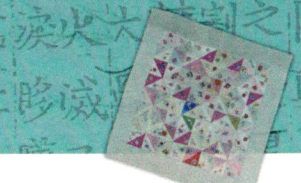

1) 정 의

안구 건조증이란 눈물이 부족하거나 눈물이 지나치게 증발하거나 눈물 구성성분의 균형이 맞지 않아서, 안구 표면이 손상되고 눈이 시리고 자극감, 이물감, 건조감 같은 자극증상을 느끼게 되는 눈의 질환을 말한다.

2) 원 인

(1) 노 화

가장 흔한 원인으로 정상적인 노화 현상에 의해 눈물의 분비량이나 눈물의 상태가 변하게 된다.

(2) 동반질환

류마티스성관절염, 쇼그렌 증후군(입과 눈 등 몸 전체의 점막들의 염증이나 건조가 발생하는 류마티스 질환), 루프스, 공피증, 당뇨병, 비타민 A 결핍증 등의 질병이 있으면 눈물 생산이 줄어든다.

(3) 만성결막염

결막에서 점액 분비선 역할을 담당하는 술잔세포들이 만성적인 염증으로 줄어들면 점액 분비량이 적어져 수분을 점액층에 붙잡아 둘 수 없기 때문에 수성 눈물층이 곧 눈물관을 통해 코로 흘러나가 버리게 된다.

(4) 갑상선 질환

갑상선 항진증으로 눈이 커져 과도하게 눈물이 증발되거나, 갑상선 기능저하로 눈물 생성이 감소될 수 있다.

(5) 여성호르몬 감소

갱년기에 의한 여성호르몬 감소로 눈물 생성이 줄어든다. 방사선이나 염증으로 인한 눈물샘 손상, 각막의 예민성 감소, 과도한 눈물의 증발, 눈꺼풀 문제(눈꺼풀 속말림, 눈꺼풀겉말림, 눈꺼풀염) 등으로도 발생할 수 있다.

(6) 약물복용

항생제, 항히스타민제, 이뇨제, 지사제, 스코포라민과 같은 부교감 신경차단제, 고혈압 치료를 위한 베타차단제, 수면제, 피임약, 일부 여드름 치료제, 일부 항우울제, 일부 마취제 등의 눈물 생성을 감소시키는 약물에 의해 눈물이 마를 수 있다.

(7) 환경 요인

주위 환경이 건조하거나, 연기나, 먼지 자극, 햇볕, 바람 등으로 눈이 자극되거나, 독서나 컴퓨터를 하면서 무의식 중에 눈을 깜박이는 횟수가 줄어들면 안구 건조증이 생기기 쉽다.

3) 증 상

증상으로는 자극감, 모래가 굴러가는 것 같은 이물감, 눈이 타는 듯한 작열감, 흔히 침침하다고 느끼는 불편감, 가려움, 눈부심, 갑작스런 과다한 눈물 등이 있다. 증상이 있을 때 눈을 감고 있으면 다소 편하게 느껴지기도 한다. 이런 증상들은 건조한 환경에서 장시간 집중하여 눈을 사용한다든지, 바람이 많이 부는 곳, 햇빛이 강렬한 곳, 공기가 혼탁한 곳 등에서 심해지고 오후로 갈수록 불편감을 호소하는 경우가 많다.

4) 치 료

(1) 침 치료

눈주위 혈자리(찬죽, 사죽공, 정명, 동자료, 승읍)에 자침하면 효과적이다(사진 3-16).★★
동씨침의 木穴을 활용해도 효과적이다(사진 3-17).★★

(2) 한약 치료

▶ 가미쌍화탕__안피로, 안구건조증
백작약 10g, 숙지황, 황기, 당귀, 천궁 각4g, 계지, 감초 각3g, 초결명자, 감국, 구기자 각8g, 형개, 하고초 각4g, 강 3 조 2

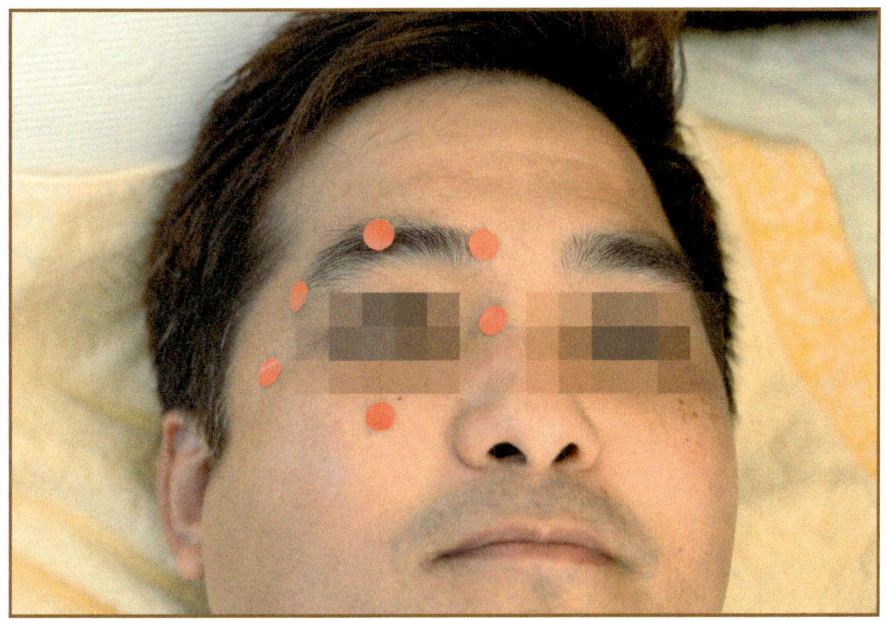

사진 3-16 안구건조증의 침치료

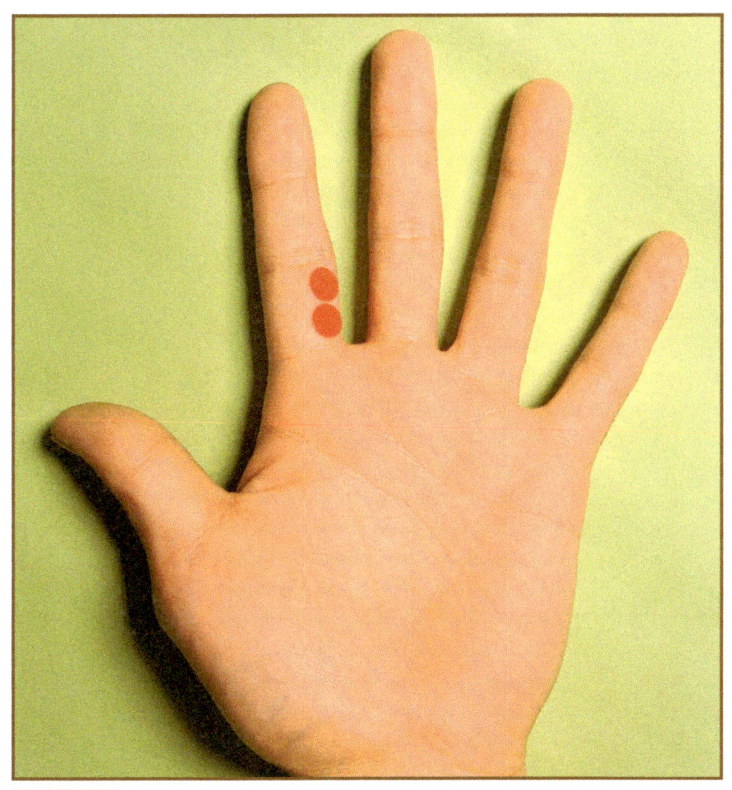

사진 3-17 안구건조증의 동씨침치료

안구건조증 175

결막염

1) 정 의

결막은 눈(안구)을 외부에서 감싸고 있는 조직이며, 눈의 흰자위인 구결막과 윗눈꺼풀을 뒤집거나 아래눈꺼풀을 당겼을 때 진한 분홍색으로 보이는 검결막으로 나뉜다. 결막염이란 이 결막에 염증이 생긴 것을 말한다.

2) 원 인

결막염은 원인에 따라 감염성과 비감염성으로 나눌 수 있다. 감염성 결막염은 세균, 바이러스, 진균(곰팡이균) 등의 여러 가지 병원균에 감염되어 발생하며, 비감염성 결막염은 외부 물질에 대한 알레르기 반응으로 발생하는 알레르기성 결막염과 같이 비감염성 요인에 의해 발생한다.

3) 증 상

본인이 느낄 수 있는 자각증상으로 통증, 이물감(눈에 무엇인가 들어있는 느낌), 눈곱, 눈물, 가려움증(알레르기성 결막염) 등이 있고, 겉으로 드러나는 증상으로는 충혈, 결막부종, 결막하출혈, 여포, 위막(가성막) 등이 있다.

다른 증상보다 가려움증이 우선할 경우에는 알레르기성 결막염일 가능성이 높다.

4) 치 료

(1) 한약 치료

▶ **세간명목탕가미**★★__일반 안질환

당귀미, 천궁, 적작약, 생지황, 황금, 황연, 치자, 석고, 연교, 방풍, 형개, 박하, 강활, 만형자, 감국, 백질려, 결명자, 길경, 감초 각4g

충혈 심한 경우 ≫ - 박하 + 초룡담, 시호 각4g

예막이 낀 경우 ≫ + 백질려, 목적 각4g

구 취

입냄새

1) 원 인

- **구강내 원인**__주로 혀위에 쌓여 있는 설태, 잇몸의 염증 및 침의 분비가 줄어든 경우 등의 요소가 관여되어 있으며, 입안에 쌓여 있는 물질이 세균과 작용하여 특유의 고약한 냄새를 만들게 된다.
- **구강 외 원인**__입 주변의 관련 부위로 코, 편도선 및 인두에서 발생하는 경우, 식도나 위에서 냄새가 올라오는 경우, 폐에서 냄새가 올라오는 경우 및 위장관에서 흡수된 냄새 물질이 날숨으로 배출되는 경우
- 비염, 축농증으로 비색이 심해 입을 벌리고 잘 경우 구강내 침이 마르면서 보호기능이 상실되어 입안에 박테리아가 번식이 왕성하게 되어 구취가 나기 쉽다. 화농성 축농증이 있는 경우 썩는 냄새가 심하게 발생한다.

2) 치 료

(1) 한약 치료

- **가미승마황연탕**★★__황금 10g, 승마 8g, 황연, 연화, 청피, 생지황, 천문동, 맥문동, 석고, 감초 각6g, 우각 8g
  + 비파엽 10g, 오미자 4g, 치자 5g, 오매 1개

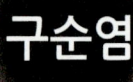

구순염

1) 정의

입술과 얼굴피부와의 경계부위에 각종 자극에 의해 발생한 염증을 구순염이라 하며, 구내염으로 인해 나타나는 것도 있지만, 입술 부분에만 한정된 특수한 경우도 있다. 박탈성구순염, 접촉성 구순염, 광선 구순염, 선상 구순염, 구각 미란증 등으로 분류된다.

2) 원인

구순염은 아토피 피부염을 가진 환자에게서 자주 발생한다. 화학물질에 접촉했거나 찬바람, 자외선 등에 노출되는 것, 손가락이나 입술을 자주 빨거나, 침을 흘릴 때, 칸디다(곰팡이) 균의 감염으로 염증이 심할 때, 알레르기를 일으키는 음식을 먹거나 그런 음식이 입술에 접촉될 때, 아토피 피부염 등이 악화 요인이 된다.

3) 증상

구순염은 입술에 각질과 가피, 가려움증, 건조, 균열, 부종, 입술 양끝의 염증성 병변이 나타나는 질환이다.

(1) 박탈성 구순염

아래 입술의 중앙에서 시작해 퍼져나가는 만성 염증과 껍질이 벗겨지는데 수개월동안 지속된다. 원인 불명인 경우가 많으나 아토피 피부염 등의 만성 염증성 피부질환과 관계가 있기도 하며 습관적 광선 노출, 입술을 깨무는 습관 등으로 인해 이차적으로 생기기도 한다.

(2) 접촉 구순염

입술이 가렵거나 갈라지며 붓는다. 자극 물질의 반복적 접촉으로 치료제, 치약, 화장품, 음식물 등에 대한 알레르기 반응으로 발생한다.

(3) 광선 구순염

수년간 과도하게 햇빛에 노출돼 특히 아랫입술에 나타나는 전암성 병소이다. 입술의 갈라짐, 부종, 껍질 벗겨짐 등이 나타난다.

(4) 선상 구순염

드물게 발생하는 질환으로 주로 아랫입술에 부종이나 바깥으로 벌어지는 증상이 나타나는데 입술이 전반적으로 커져 보인다. 광선이나 자주 입술을 빨아서 발생하는 자극반응으로 과도한 침분비가 원인이다.

(5) 구각 구순염

칸디다균에 의해 감염될 때 발병한다. 입술이 습한 상태로 갈라지는 현상이 입술 양 끝에서 바깥쪽으로 균열이 방사선으로 진행 된다. 입술 끝이 회백색으로 변하고 두꺼워진다. 주로 틀니를 하는 노인들에게서 잘 나타나며 침의 분비가 과도한 것이 원인이다.

4) 치 료

(1) 한약 치료

▶ 육미지황탕가미★

 육미지황탕 + 황금, 치자, 황연, 연교, 시호 각3g, 생지황 4g, 맥문동 5g

4장. 내 과

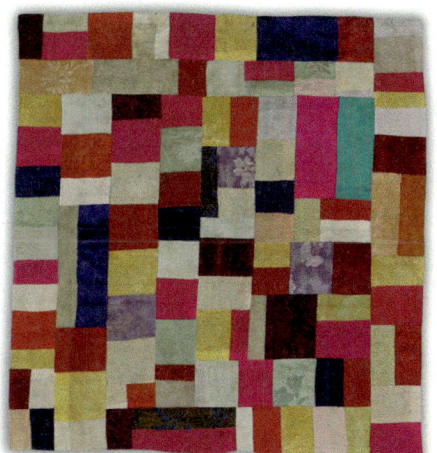

소화불량

식 체

1) 정의

소화불량은 소화기관의 기능장애와 관련하여 주로 상복부 중앙에 소화 장애 증세가 있는 경우를 말한다. 한 가지 증상만 일컫는 것이 아니며, 속쓰림, 조기 포만감, 만복감, 상복부 팽만감, 구역(또는 오심) 등의 여러 증상을 포함한다.

2) 원인

소화불량을 일으킬 수 있는 원인으로는 소화기질환, 심장질환, 전신적인 질환, 정신적인 질환을 포함하여 매우 다양하다. 췌장염, 담낭질환, 위암, 만성충수돌기염과 같은 소화기관의 질병이나 소화기관 이외의 부분에 생긴 빈혈, 폐결핵, 심부전, 요로감염증과 같은 병으로 인하여 발생할 수 있다. 식사 습관이 불규칙하거나 잘못된 식습관으로 급하게 식사하여 음식물이 충분한 소화 효소의 작용을 거치지 않고 소화과정이 원활하지 못하여 소화불량이 되는 경우도 있으며, 식사 중 또는 습관적으로 공기를 삼켜 더부룩한 증상이 계속되는 경우도 있다. 과다한 흡연, 커피·술의 과다섭취, 특정 음식에 대한 과민성이 원인이 될 수 있으며, 불규칙한 배변 습관과 일상생활에서 받는 다양한 스트레스가 원인이 될 수도 있다

3) 증상

소화불량은 음식섭취 후 소화가 안 되는 증상뿐만 아니라 식후 포만감, 식욕부진, 복부 팽만감, 조기 포만감, 트림, 상복부 불쾌감 또는 통증, 속쓰림, 오심(메스꺼움), 구토, 위산 역류, 가슴앓이 등의 소화기계 증상을 모두 포함하고 있다. 가장 흔한 증상은 식후 불쾌감과 포만감이고, 대개 주기적으로 또는 지속적으로 증상이 있으며 호전과 악화를 반복한다.

4) 치료

(1) 부항 치료

중완혈과 상완혈 부위에 습부항을 실시하면 소화불량이 빨리 개선된다.★★★★

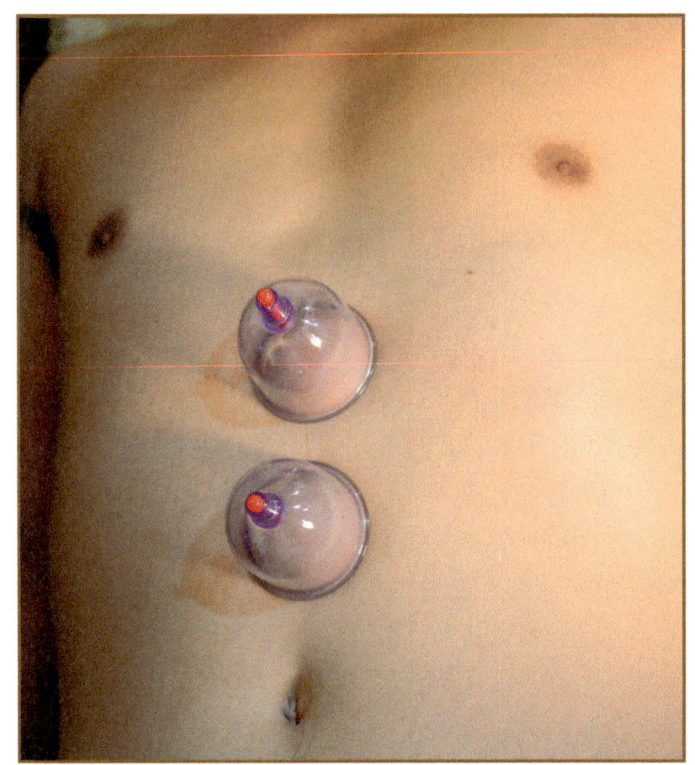

사진 4-1 소화불량(식체)의 부항치료

(2) 침 치료

위장을 중심으로 연관된 혈자리에 자침하면 소화불량이 개선된다. 그리고 합곡과 태충혈을 추가해서 자침하면 더욱 효과적이다(사진 4-2).★★

(3) 한약 치료

① 한약 치료

▶ 소화환★★★__식후 30~50환 복용

향부자 160g, 창출, 건강(炒), 백단향, 산사, 후박 각120g, 진피, 청피, 신곡, 오매, 사군자, 삼릉(微炒), 봉출(微炒) 각80g, 육계, 필발, 천오, 목향, 침향, 정향, 빈랑, 안식향 각40g, 초오 8g, 용뇌 10g, 녹두대

▶ 내소산가미★★

삼릉, 봉출, 진피, 신곡, 산사, 반하, 지실, 건강, 적복령, 향부자, 사인 각5g

복부창만, 구역복통 ≫ + 초과, 라복자, 청피, 맥아, 목향 각4g

痞症 ≫ + 후박, 소엽, 길경, 곽향 각8g

② **보험약**
- 반하사심탕★★__오심, 구역, 소화불량에 효과적이다.
- 내소산★★__고기 먹고 체한 경우 효과적이다.

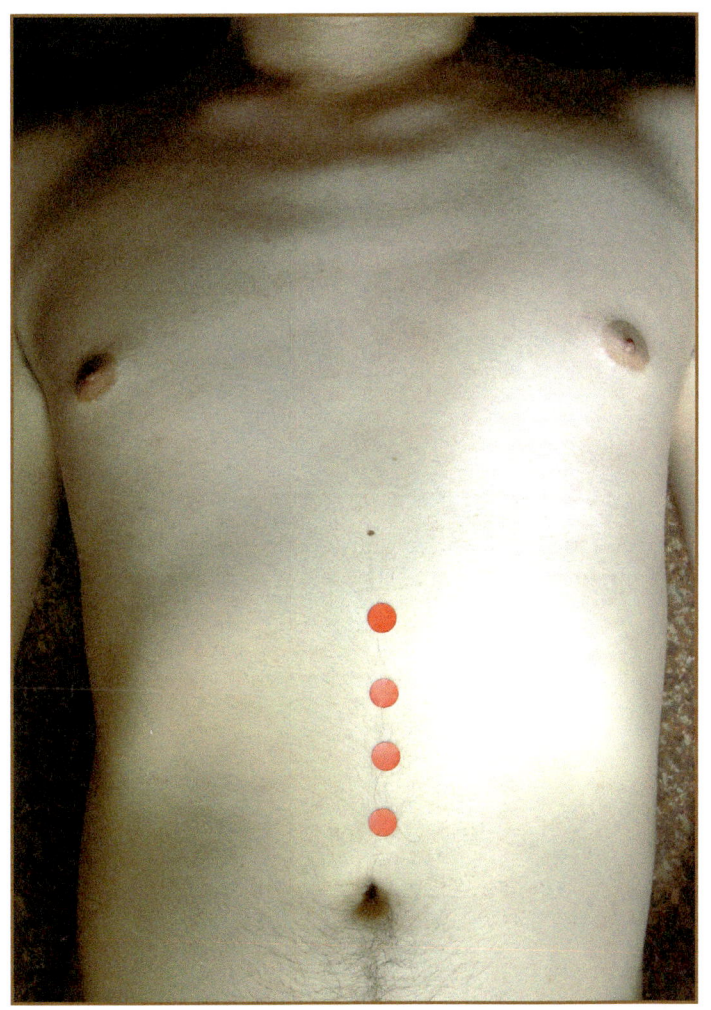

사진 4-2 소화불량(식체)의 침치료

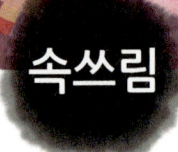

속쓰림

1) 정 의
위산이 위점막을 자극하여 생기는 명치 부위의 아프거나 쓰린 느낌

2) 원 인
- **과도한 스트레스**__스트레스가 심하면 우리 몸은 위산과다 증상이 나타나며 이로 인해 위 점막에 상처가 생겨 위염, 위궤양이 발생하여 속쓰림이 발생한다.
- **위장에 자극적인 음식 섭취**__매운 음식, 짠 음식, 기름진 음식, 밀가루, 커피
- **위장에 나쁜 식습관**__불규칙한 식사, 밤늦게 먹는 야식, 과식
- 음주와 흡연

3) 치 료

(1) 부항 치료
중완혈과 상완혈 부위에 습부항을 실시하면 속쓰림이 개선된다.★★★

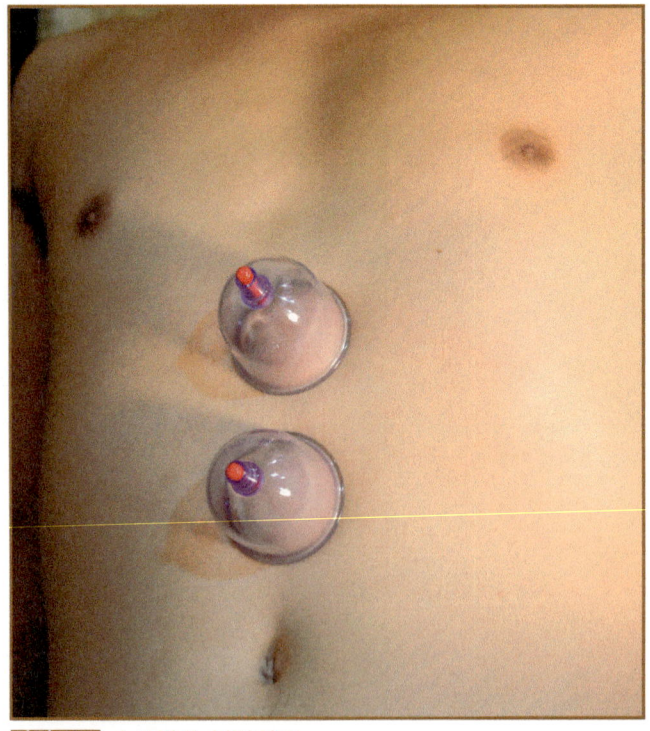

사진 4-3 속쓰림의 부항치료

(2) 침 치료

위장을 중심으로 연관된 혈자리에 자침하면 속쓰림이 개선된다.★★

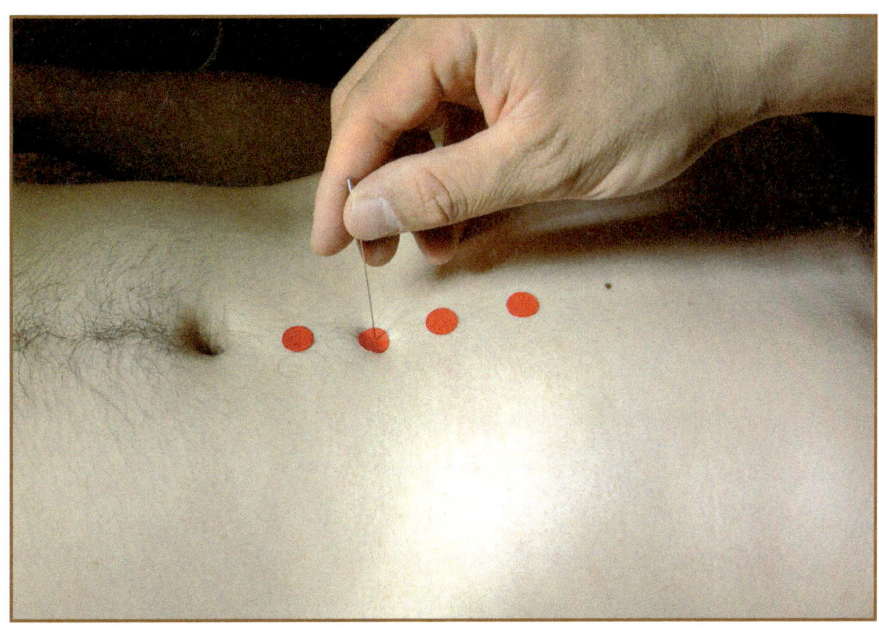

사진 4-4 속쓰림의 침치료

(3) 한약 치료

① 한약 치료

▶ 가미이중탕★★ _ 따갑고 속쓰린 위의 통증에 효과적이다.

용안육 12(8)g, 산사육 6(4)g, 백복령, 백출 6g, 육계, 건강, 인삼, 곽향, 진피, 백작약, 현호색, 모려분 각4g, 소회향, 감초, 황연, 오수유 각3g, 맥아 8g, 강 3 조 2

▶ 증미이진탕 _ 탄산, 위산과다, 위궤양

반하, 진피, 적복령, 치자(초), 황연(초), 향부자 각4g, 감초 1.2g, 지실, 천궁, 창출 각3.2g, 백작약 2.8g, 신곡(초) 2g, 강 3

② 보험약

▶ 반하사심탕★

③ 산제

▶ 오패산★★★ _ 한방 제산제

4) 환자 관리

평소 양배추의 비타민U, 비타민K 성분이 위점막을 치료 및 재생하는데 도와준다. 감자는 속쓰림에 좋은 음식이다. 감자의 아르기닌 성분이 위벽에 막을 형성해 위산에 의해 위점막이 손상되는 것을 막아주어 위궤양의 예방과 치료에 좋다. 감자는 아르토핀 성분이 풍부하게 함유되어 위염과 위궤양으로 발생하는 통증을 진정시키는 효과가 있다.★★

트 림

1) 정 의

위에서 가스가 구강으로 역류하는 현상으로 보통 음식과 함께 공기를 들이마시면 식후에 트림이 나온다.

2) 원 인

음식과 함께 공기를 들이마시면 식후에 트림이 나오는데 이것은 생리적인 것이다. 건강한 사람이 트림을 자주 하는 것은 식습관과 관련이 있다. 기름기가 많은 음식, 탄산음료, 거품이 많은 맥주 등은 트림을 생기게 하는 음식이다. 또 음식을 급하게 먹으면 입과 위 안으로 공기가 많이 들어가 트림을 자주 하게 된다. 유문협착이나 위신경증의 경우에 많이 나오고, 또 위염·위암·위아토니 등의 경우에도 많이 나온다. 또한 유아에게서 트림을 자주 볼 수 있는 이유는 유아의 위는 호리병 모양으로 서 있어서 트림이 나오기 쉬운 형태를 하고 있기 때문이다. 우유를 먹인 후에 유아의 등을 가볍게 두드려서 트림을 하게 하는 것이 좋다.

3) 치 료

(1) 한약 치료

▶ 정전가미이진탕**__오심, 트림에 효과적이다.

산사 8g, 향부자, 반하, 천궁, 백출, 창출, 진피, 백복령, 신곡(초) 각6g, 사인, 맥아(초) 각4g, 감초(초) 2g, 강 3 조 2

조잡 ≫ + 장군피 8g(대용 황연, 오수유 4g)

위통 ≫ + 유향, 몰약 2g

역류성 식도염

매핵기

1) 정 의

식도는 입에서 섭취한 음식물을 위까지 전달하는 통로로 길이는 약 25cm 정도(성인)이며 네 개의 생리적 협착부를 가지고 있고, 3층의 근육으로 구성되어 있다. 4개의 협착부 중 가장 아래에 위치한 횡격막 협착부는 식도와 위가 직접 연결되는 부분으로, 하부 식도 괄약근이 있어 위로 내려간 음식물이 식도로 거꾸로 넘어오지 않도록 하는 역할을 하게 된다. 하지만 이 하부 식도 괄약근이 제대로 기능을 하지 못하게 되어 위산이나 펩신 같은 위액이 식도로 역류되면 식도의 점막을 자극하여 염증을 일으키고, 심하면 식도 점막을 손상시켜 궤양과 출혈을 일으키기도 하는데, 이것을 역류성 식도염이라고 한다.

2) 원 인

역류성 식도염은 유발 원인에 따라 궤양성, 담즙성, 알칼리성 식도염으로 나누어 진다. 보통 식후, 유문부 협착 혹은 위정체 증후군 및 위산 과다분비 상태로 위안의 내용물이 증가된 경우나, 눕거나 구부린 위치에서 위안의 내용물이 위 식도 연결부위에 있는 경우에 음식물이 역류될 수 있다.

또는 비만, 임신, 복수 혹은 심하게 조이는 허리띠나 거들을 하여 위압이 증가된 경우에도 역류의 가능성이 있다.

3) 증 상

가슴의 흉골 뒤에서 뜨겁거나 쓰라린 통증과 불쾌감이 특징적인 증상으로 식후 약 30분 이내에 나타난다. 이는 식도 점막에 역류된 위 내용물이 접촉함으로써 일어난다. 칼로 찌르는 듯한 가슴의 통증이 있을 수 있고, 어떤 경우에는 아무 증상이 없을 수도 있다. 만약 음식을 삼키기 어려운 증상이 나타난 경우에는 궤양성 협착을 의심해 볼 수 있으며, 이런 경우에는 흔히 연하 곤란이 시작되기 전 몇 년 동안 속이 쓰린 증상이 나타난다.

4) 치 료

(1) 부항 치료

중완혈, 상완혈, 膻中穴에 습부항을 실시하면 역류성식도염이 개선된다.★★

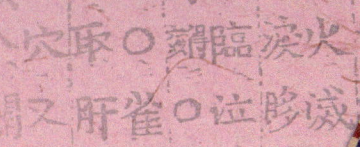

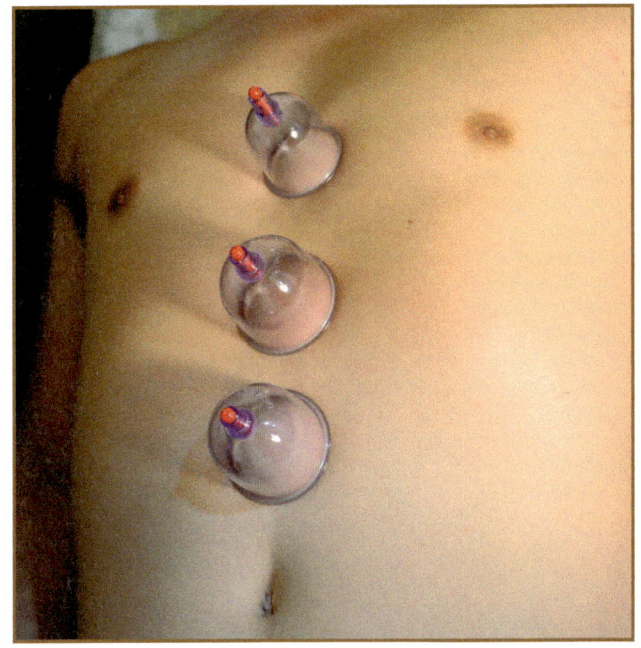

사진 4-5 역류성식도염(매핵기)의 부항치료

(2) 침 치료

▶ 전중혈에 장침(0.50×60)을 사용 횡자로 자침하면 역류성식도염 치료에 효과적이다. 상완, 중완, 하완에 자침하는 것도 도움이 된다.★★

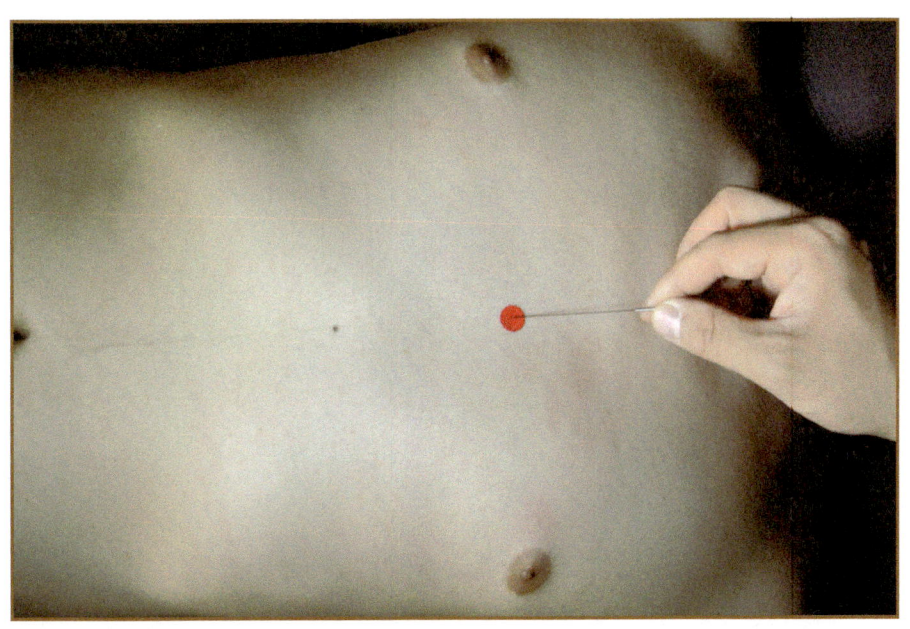

역류성식도염(매핵기)

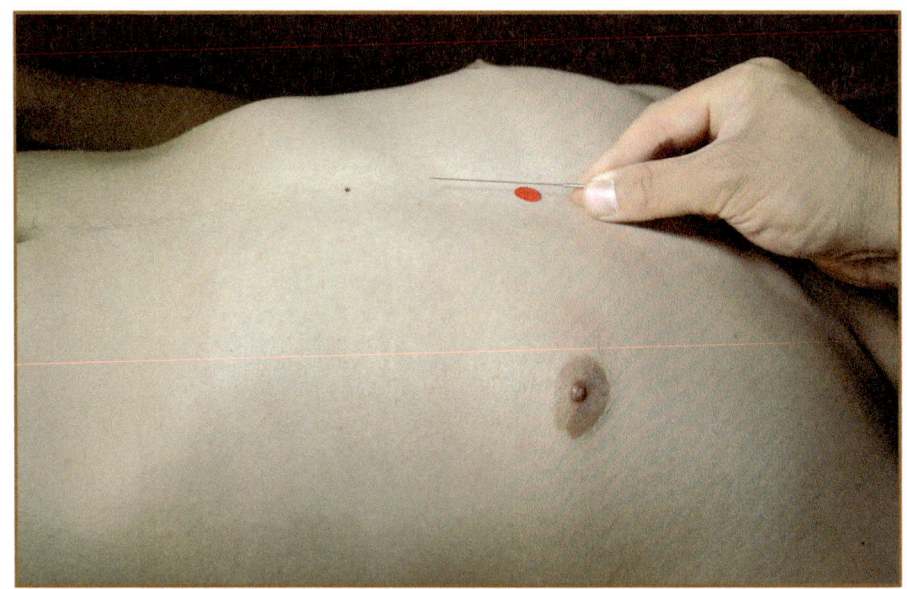

사진 4-6 역류성식도염(매핵기)의 침치료

▶ 매핵기 증상이 있어 이물질이 천돌혈 상부(목 하단부위)에 걸리는 느낌이 있으면 후두부 위에 장침(0.50×60)을 사용해서 직자로 자침해서 바로 발침하면 매핵기 증상이 개선된다.★★

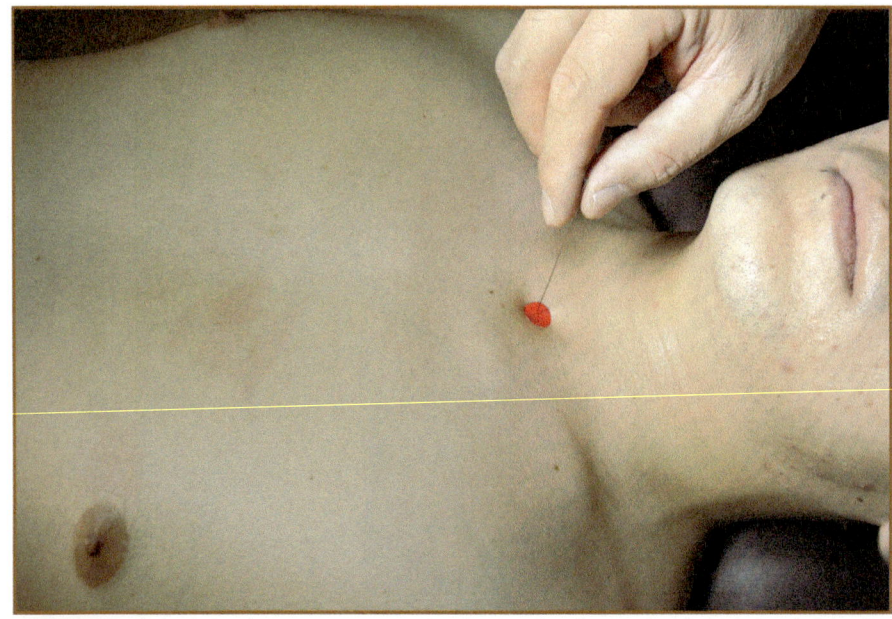

사진 4-7 역류성식도염(매핵기)의 침치료

(3) 한약 치료

① 한약 치료
- 매핵기방**__반하 10g, 적복령, 진피 각6g, 감초, 지각, 길경, 황금, 치자, 소목, 과루인, 백두구, 후박, 소엽 각4g, 강 4

② 보험약
- 반하사심탕**__胸痞症에 효과적이다.
- 오패산**__한방 제산제

5) 환자관리**

- 표준체중을 유지하는 것이 좋다. 비만의 경우 복부를 압박하게 되어 위산이 쉽게 역류하게 된다.
- 꽉 끼는 옷이나 벨트는 복압을 증가시켜 위산이 역류하게 하므로 피해야 한다.
- 과식하지 않아야 한다.
- 식후 30분 이내 눕지 않도록 해야 한다.
- 취침전 3시간 이내 늦게 야식을 먹지 않아야 한다.
- 카페인 음료(커피, 녹차, 홍차, 초콜릿), 탄산음료, 식초, 술, 신과일(귤, 오렌지 등), 짜고 매운 음식, 밀가루 등 가루 음식, 흡연을 삼가야 한다.
- 식도 괄약근을 이완시키는 약제(칼슘 통로 차단제, 수면제) 등을 피해야 한다.

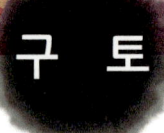

구토

1) 정의

속이 메슥거리며 토할 것 같은 느낌을 구역(오심)이라고 하고, 위장 속의 내용물이 식도를 거쳐 입 밖으로 나오게 되면 구토라고 하는데 흔히 구토 전에 구역이 나타난다.

2) 원인

- **소화기계 이상**_위·십이지장의 궤양이 심한 경우, 궤양이 있는 주위가 붓게 되어 위에서 십이지장 쪽으로 음식물이 내려가지 못하는 경우에 생긴다. 식도 하부 괄약근이 약해지면 술, 담배, 기름진 음식, 커피, 콜라, 스트레스 등으로도 토하게 된다. 위장관 폐쇄, 식중독, 위장염, 충수돌기염, 담낭염, 간염, 간경변증, 췌장염, 복막염 등으로 구토증상이 나타날 수 있다.
- **신경계 이상**_뇌에 실제로 변화가 생긴 기질적인 질환으로 뇌압이 올라가서 구토중추를 자극하여 발생한다. 뇌출혈, 뇌경색, 뇌수막염, 뇌염, 뇌에 생기는 종양, 수두증, 기생충의 뇌감염, 만성 뇌 질환, 편두통, 간질 등도 구토 증세가 있을 수 있다. 멀미, 메니에르병이나 중이염 등 몸의 균형을 잡아 주는 전정기관에 질환이 있을 때도 구토증이 있을 수 있다.
- **폐, 심장질환**_호흡곤란을 일으키는 폐질환, 급성 심근경색, 울혈성 심부전
- **내분비 및 대사성 이상**_요독증, 전해질장애, 간부전, 갑상선 질환, 부신질환, 임신 초기에 나타나는 구토는 호르몬 변화와 관련이 있다.
- **암**_말기 암환자에서 흔하게 나타난다.
- **정신 질환**_대식증, 탐닉증
- **약물**_심장질환에서 사용하는 강심제 또는 아편류, 항암제는 구토를 조절하는 뇌 중추와 위 점막에 영향을 주어 구토를 유발한다.
- **감염성 질환**_위장관의 바이러스성 감염, 세균성 감염, 기생충 감염시 구토가 생기며, 대부분 설사도 동반된다.

3) 증상

트림과 함께 위 내용물의 일부가 입안에 고이는 역류는 구토와는 구별된다. 구토는 식욕저하와 침의 분비가 증가하고 구역질이 선행하는 경우가 많다. 주로 아침에 생기는 구토는 임신이나 요독증, 술에 의한 경우에 흔하고 식후 즉시 토하는 경우는 위의 유문부 폐색이나 정신과적 원인일 수 있다. 음식물이 뿜어져 나오며 두통이 동반되는 경우

는 뇌압이 상승하는 신경계의 이상일 수 있다. 어지럼증이나 이명(귀울림)이 동반되면 메니에르병과 같은 귀의 이상을 생각해야 한다. 토물에서 썩은 냄새 같은 악취가 나면 대장 등 장 하부의 폐색이나 복막염 등을 생각할 수 있다.

4) 치 료

(1) 부항 치료

중완혈, 상완혈 습부항을 실시하면 구토 증상이 개선된다.★★

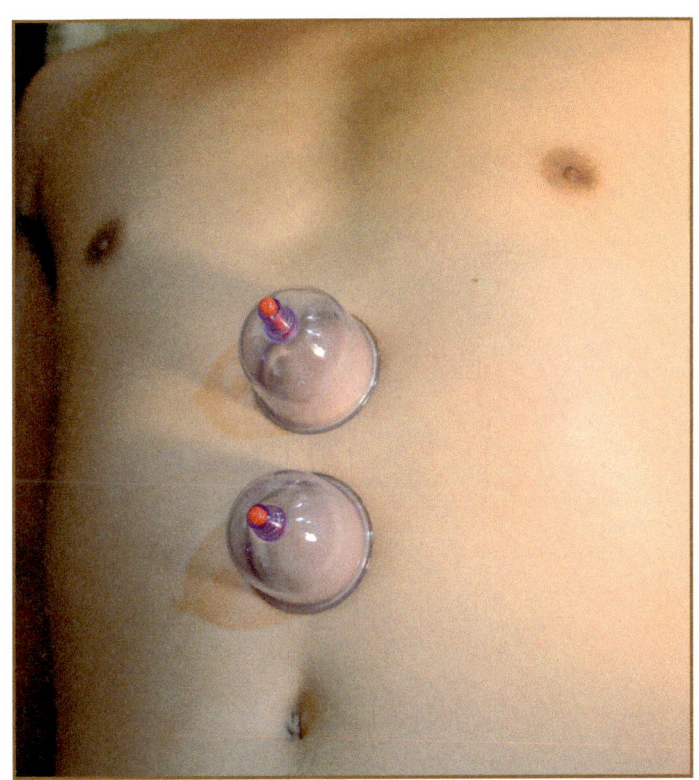

사진 4-8 구토의 부항치료

(2) 침 치료

동씨침의 通關穴(대퇴전면정중앙 슬개골상 5촌), 通山穴(통관혈상 2촌)과 구토에 효과적이다.★★

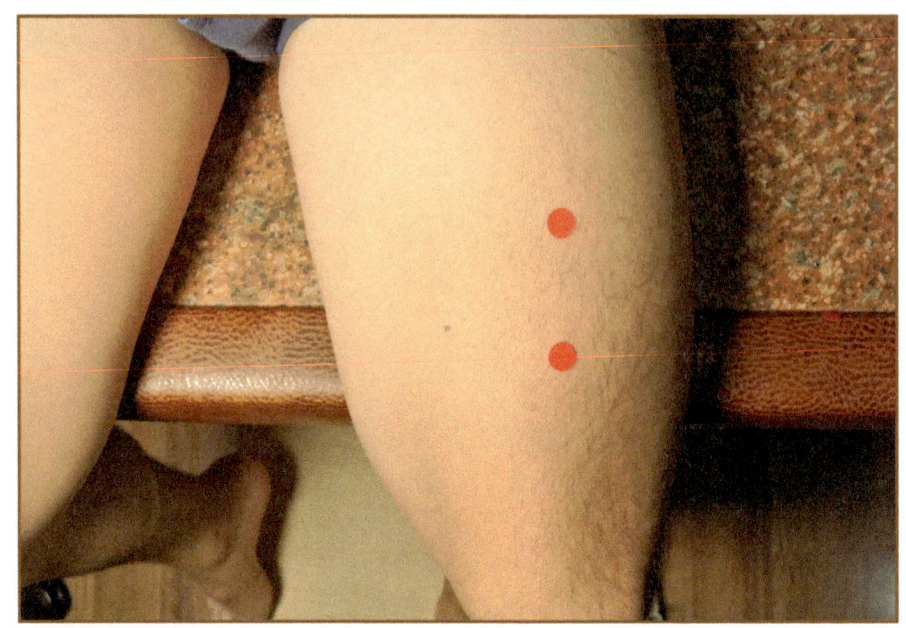

사진 4-9 구토의 침치료

(3) 한약 치료

① 한약 치료

▶ 귤여화담탕**__전반 구토, 구역, 임신오저에 효과적이다.

진피 12g, 죽여 8g, 반하, 백복령 각6g, 인삼, 사인, 백두구, 감초 각2g, 오매 1개

위허 ≫ + 백출 6g, 인삼 4g

기울 ≫ + 향부자 8g

食不消 ≫ + 신곡(초), 지실 각4g

음주후 구역 ≫ + 갈근 12g

임신오저 ≫ – 반하 + 백출 8g

② 보험약

▶ 반하사심탕*__구토, 오심, 구역 치료

③ 차요법

생강차, 진피차

설 사

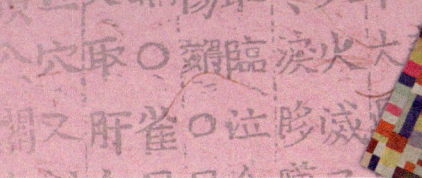

1) 정 의

　　배변 횟수가 하루 4회 이상, 또는 하루 250g 이상의 묽은 변이 나올 때 설사라고 한다. 성인에서 2~3주 이상 지속되는 설사를 만성 설사라고 하고, 그 이하를 급성 설사라고 정의한다. 설사는 가성설사나 대변실금과는 구별해야 한다. 가성설사는 하루 3~4회 이상 배변하지만 전체 배변량이 정상 범위 내에 속하는 것이며, 과민성장증후군, 직장염, 갑상선기능항진증 등에서 나타날 수 있다. 배변실금은 항문직장 또는 골반근육의 이상으로 인한 수의적 배변 조절이 불가능하여 본인의 의사와 관계없이 자주 배변하는 증상이며, 대변의 양 자체가 250g을 넘지 않아 설사와 구분된다.

2) 원 인

- ▸ 장관 내 흡수가 안 되는 물질에 의한 삼투성 설사
- ▸ 장점막의 구조적 손상 없이 세균성 독소, 담즙산, 지방산, 설사제 등의 분비 촉진제에 의한 분비성 설사
- ▸ 염증성 장질환, 허혈성 장질환 등 장점막의 구조적 손상에 의한 점막 손상성 설사

3) 치 료

(1) 한약 치료

① 한약치료

- ▸ **가미사군자탕**★★★ ― 과민성대장증후군, 설사・복비・소화불량 효과적이다.
  　백출, 백복령 각8g, 인삼, 감초 각4g
- ▸ **가미사군자탕** ― 설사, 식욕부진, 소화불량
  　인삼, 백출, 백복령 각8g, 감초, 백두구, 사인, 산사, 목향 각4g

② 보험약

- ▸ **위령탕**★★★

변 비

1) 정 의

　변비는 배변시 무리한 힘이 필요하거나 대변이 과도하게 딱딱하게 굳은 경우, 불완전 배변감(후중감) 또는 항문직장의 폐쇄감이 있는 경우, 일주일에 배변 횟수가 3번 미만인 경우 등을 말하며, 기질적(이차성) 원인이 없는 원인 미상(특발성)의 혹은 기능성 변비가 대부분을 차지한다.

2) 원 인

　소아 만성변비는 주로 이유식 이후 또는 배변 습관을 익히는 시기부터 시작되어 심리적 또는 신체적으로 배변에 장애를 느끼는 기능성 배변 장애가 주로 많다. 즉, 기질적으로 선천성 거대 결장, 선천성 갑상선 기능 저하증 등의 원인으로 인한 변비 발생은 5~10% 정도에 불과하며, 대부분 불규칙한 배변 습관이 원인이다. 변이 직장 안에 머물러 있게 되면 직장벽이 변을 감지하고 변의를 느끼도록 배변 반사가 이루어진다. 그러나 변의를 무시하고 넘겨 버리게 되면 직장벽의 지각이 둔화되어 변의를 느끼지 못하게 된다. 정상인에서 대변의 무게는 하루 35~225g으로 식사를 충분하게 못하거나, 물을 충분히 마시지 않거나, 배변습관이 불규칙하거나, 나이, 운동 부족, 환경의 변화 등에 의해 변비가 생길 수 있다. 특히 여성의 경우 다이어트, 임신, 월경, 스트레스 등이 주원인으로 알려져 있다.

　그러나 많은 수의 환자에서는 변비를 유발할 만한 원인이 없는 경우가 많은데 이를 특발성 변비라고 한다. 이런 경우 대장의 전반적인 운동성이 떨어져서 생기는 대장 무력증이나 자극성 하제를 많이 복용하는 경우에 생긴다.

3) 증 상

　배변시 과도한 힘이 들어가거나 변이 과도하게 단단한 경우, 배변 후에도 변이 남아 있는 것 같은 느낌, 복부팽만감, 복통 등이 변비의 주증상이다. 하복부의 불쾌감과 항문 출혈이 반복되면 이차적으로 치질, 치열 등이 발생하여 배변시 항문의 통증이나 출혈이 나타나기도 한다. 만성변비는 식욕부진과 소화불량이 생기고, 이는 또한 변비를 악화시키는 악순환으로 이어지며, 우울증의 원인이 되기도 한다.

4) 치료

(1) 한약 치료

▶ 통쾌이기환*__1일 1회 저녁 9시 이후 20~40환 복용

대황 600g, 흑축, 백축 각240g, 황백 120g, 양강 60g, 후박, 빈랑, 진피, 지실, 봉출, 목향 각40g, 육두구 35g, 황연, 청피 각20g, 향부자 480g 밀환 오자대

▶ 潤腸湯**__제반 변비 치료

당귀, 숙지황, 생지황, 마자인, 도인, 행인, 지각, 황금, 후박, 대황 각4~8g

복통 ≫ + 목향 4g

便閉 ≫ + 빈랑, 목향 각4g

5) 환자관리

청국장, 요구르트 등 발효음식과 식이섬유가 풍부한 우엉, 고구마 등 야채와 사과, 바나나, 현미 등을 먹은 것이 중요하다.**

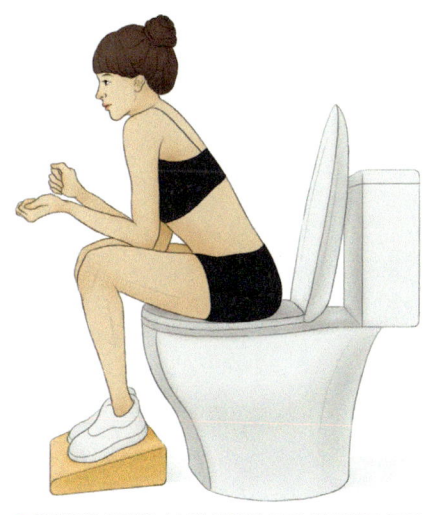

좌변기에 대변을 볼 때 발밑에 작은 받침대를 두고 발을 올리고 변을 보면 항문이 벌어져 변보기가 쉬워진다.

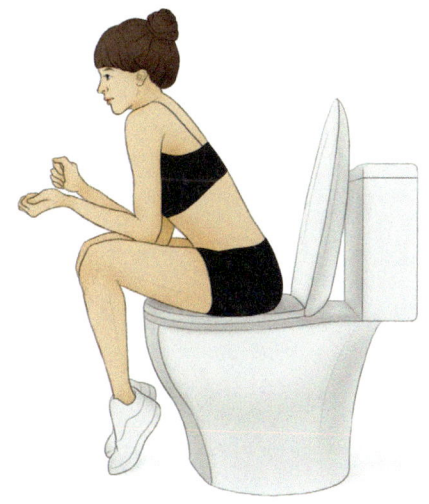

발 받침대가 없을 경우 뒤꿈치를 들면 항문이 좀 더 벌어지게 되어 배변활동이 쉬워 진다.

그림 4-1 변비 치료에 도움이 되는 좌변기 자세(항문을 열어주는 자세)**

방광염

1) 정 의

▶ **급성 방광염**은 요로계의 해부학적, 기능적 이상 없이 세균이 침입하여 발생한 감염으로 인해 염증이 방광 내에 국한되어 나타나고 다른 장기에는 염증이 없는 질환이다.

▶ **만성 방광염**은 통상적으로 1년에 3회 이상 방광염이 발생하는 경우를 말하며, 지속적인 또는 완치되지 않은 방광염을 의미한다.

2) 원 인

▶ **급성 방광염**_일차적인 경로는 요도로부터의 상행 감염이며 여성에서 흔하다. 여성은 해부학적으로 요도가 짧고 장내세균이 회음부와 질 입구에 쉽게 증식하여 성생활이나 임신시 세균이 용이하게 방광으로 상행성 감염(하부 기관에서 상부 기관으로의 감염)을 일으킬 수 있다. 급성 방광염은 세균 자체의 독성, 개개인의 세균에 대한 저항력, 요로계의 해부학적 및 기능적 상태에 따라 발생한다. 원인균은 80% 이상이 대장균이며, 그 외 포도상구균, 장구균, 협막간균, 변형균 등도 급성 방광염의 원인이 된다.

▶ **만성 방광염**_급성 방광염의 원인균과 동일한 경우가 많다

3) 증 상

▶ **급성 방광염**_빈뇨(하루 8회 이상 소변을 보는 증상), 요절박(강하고 갑작스런 요의를 느끼면서 소변이 마려우면 참을 수 없는 증상), 배뇨시 통증, 배뇨 후에도 덜 본 것 같은 느낌 등과 같은 방광 자극 증상이 특징적으로 나타난다.
하부 허리 통증 및 치골 상부(성기 위쪽의 돌출된 부분) 통증이 발생할 수 있고 혈뇨와 악취가 나는 혼탁뇨가 동반되기도 한다. 방광염은 발열이나 오한 등의 전신 증상이 나타나지 않는 것이 특징이다.

▶ **만성 방광염**_증상이 없는 무증상의 경우를 포함하여 다양한 증상이 나타나는데, 대개 급성 방광염의 증상이 약하게 나타나거나 간헐적으로 발생한다.

4) 치 료

(1) 침치료

동씨침의 海豹穴과 木婦穴이 방광염 등으로 인한 소변빈삭에 효과적이다.★

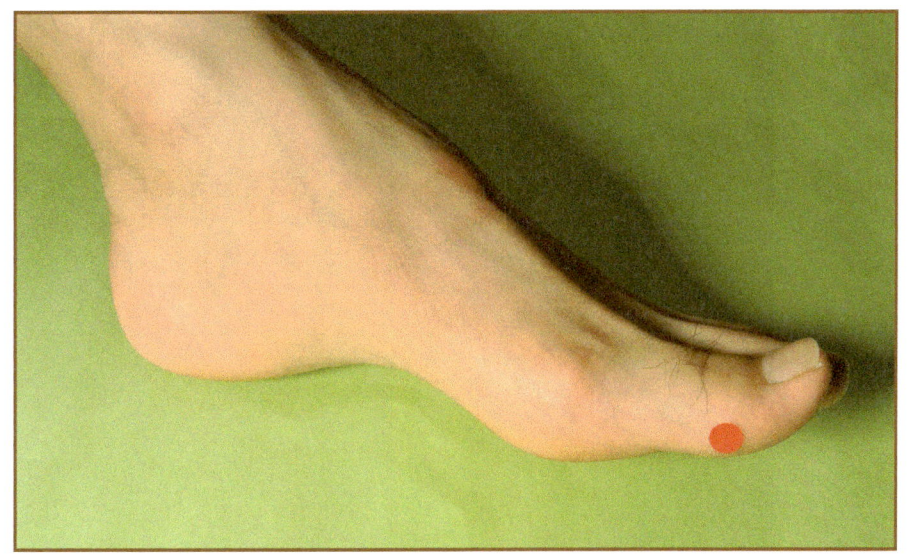

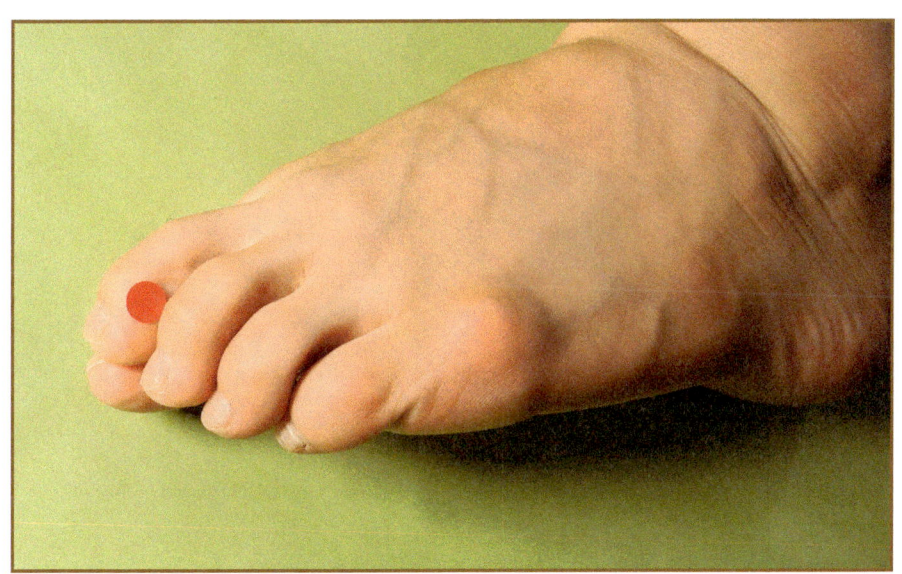

사진 4-10 방광염의 침치료

(2) 한약 치료

▶ **삼기지황탕가미***＿ 방광염, 신우신염, 소변빈삭

생지황 12g, 산약, 산수유, 목단피, 택사, 백복령 각6g, 황기 8g, 인삼, 백출, 곽향 각 6g, 진피, 시호 각4g

야뇨증

1) 정 의

야뇨증이란 5세 이상에서 비뇨기계에 뚜렷한 이상이 없고 낮 동안에는 소변을 잘 가리다가 밤에만 오줌을 지리는 것을 말한다. 야뇨증은 태어날 때부터 지속되는 원발성과 최소 6개월 이상 야뇨증이 없는 기간이 있다가 발생한 속발성으로 분류한다. 또한 빈뇨, 요절박, 절박성 요실금 등 다른 증상을 동반한 경우 다증상성 야뇨증으로 분류하고, 다른 배뇨 증상 없이 야뇨증만 있는 경우 단일증상성 야뇨증으로 분류한다.

2) 원 인

야뇨증의 원인으로는 기능적 방광용적의 감소, 무억제성 방광수축, 유전적 소인, 수면 시 각성장애, 정신장애나 행동장애, 신경계통의 성숙 지연, 알레르기 반응, 요로감염, 항이뇨호르몬 분비 변화 등이 제시되었으나 아직까지 확실한 원인은 밝혀진 바 없다.

3) 증 상

5세 이후로도 잠자는 동안에 오줌을 가리지 못하고 싸는 증상 이외에 다른 증상은 없다. 일차성 야뇨증은 태어나서부터 오줌을 가린 적이 없는 경우이고, 이차성 야뇨증은 최소 6개월 이상 오줌을 가렸다가 다시 야뇨증상이 나타난 경우이다.

4) 치 료

(1) 한약 치료

▶ 야뇨방*__유뇨, 야뇨, 소변빈삭 10첩~2제 복용
  황기, 산약, 산수유, 오미자, 익지인, 오약 각8g, 당귀, 백작약, 용안육, 사인 각4g, 감초, 원지, 산조인 각3g, 승마 2g, 강 3 조 2
  하복냉 ≫ + 소회향 8g

요로결석

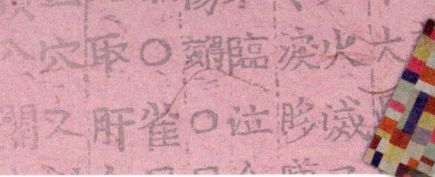

1) 정 의

요로계에 요석이 생성되어 소변의 흐름에 장애가 초래되고, 그 결과 격심한 통증이 발생하거나 요로 감염, 수신증, 신부전 등이 나타나는 질환이다.

2) 원 인

수분 섭취 감소는 요로결석의 가장 중요한 발병 원인이다. 수분의 섭취가 감소하면 요석결정이 소변에 머무르는 시간이 길어져 요석 형성이 증가하게 된다. 요로결석의 발생은 유전적인 소인이 있다는 것이 정설이다. 남성이 여성에 비해 3배 이상 발생 위험성이 높고, 20~40대의 젊은 연령층에서 잘 발생한다. 요로결석은 지리적으로 산이 많은 지역, 사막, 열대 지방에서 많이 나타나는데, 이는 음식, 온도, 습도 등이 복합적으로 작용하기 때문이라고 생각된다. 온도와 계절은 요로결석 발생에 중요한 요인으로 작용하는데, 여름에는 땀을 많이 흘리면서 소변이 농축되어 요로결석의 생성이 용이해진다. 햇볕에 많이 노출되면 비타민 D의 형성이 증가되어 요로결석의 위험이 증가한다는 보고도 있다. 동물성 단백질 섭취 증가도 요중 칼슘, 수산, 요산의 배설을 증가시켜 요로결석의 위험을 증가시킨다.

3) 증 상

요로결석은 갑작스럽게 옆구리 통증과 같은 측복부 통증을 유발하며, 대개 통증이 매우 심하여 응급실을 방문하게 된다. 통증은 갑자기 나타나 수십 분~수시간 정도 지속되다가 사라진 후 또다시 나타나는 간헐적인 형태를 보이는 경우가 흔하다. 남성의 경우 통증이 하복부, 고환, 음낭으로, 여성의 경우 음부까지 뻗어가기도 한다. 결석이 방광 근처까지 내려와 위치하게 되는 경우에는 빈뇨 등의 방광 자극 증상도 발생한다. 통증이 심한 경우 구역, 구토, 복부팽만 등이 동반되며, 요로결석에 의한 혈뇨도 동반될 수 있다.

4) 치 료

(1) 한약 치료

▶ 二神散(해금사, 활석 각8g)을 탕약(목통, 맥문동, 차전자 각12g)에 넣고 다시 끓여 식은 다음 가라 앉는 것은 빼고 복용한다.★

심장병

협심증

1) 정 의

심장은 크게 3개의 심장혈관(관상동맥)에 의해 산소와 영양분을 받고 활동한다. 동맥경화증, 혈전증, 혈관의 수축 및 연축 등의 원인에 의해 3개의 관상동맥 중 어느 한 곳에서라도 급성이나 만성으로 협착(수축 등의 원인에 의해 혈관 등의 통로의 지름이 감소하는 것)이 일어나는 경우, 심장의 전체 또는 일부분에 혈류 공급이 감소하면서 산소 및 영양 공급이 급격하게 줄어들어 심장근육이 이차적으로 허혈 상태에 빠지게 된다. 이러한 상황을 협심증이라고 한다.

2) 원 인

고령, 흡연, 고혈압, 당뇨병, 가족력(부모형제 중 남자 55세 이하, 여자 65세 이하의 연령에서 허혈성 심장질환을 앓은 경우), 비만, 운동부족 등

3) 증 상

환자는 대부분 급성 통증 또는 운동이나 활동 시에 발생하는 통증을 호소한다.

대개 '가슴이 쥐어짠다', '가슴이 싸한 느낌이 든다'고 호소하며, 주로 가슴의 정중앙 또는 약간 좌측 부위에 통증을 호소하는 경우가 많다. 그러나 이러한 증상 없이도 '명치가 아프다' 또는 '턱끝이 아프다'라고 호소하는 경우도 있고, 전형적이지는 않지만 '속이 아프다', '가슴이 쓰리다'고 호소하는 환자도 있다.

흉통은 호흡곤란을 동반하는 경우가 많으며, 좌측 어깨 또는 좌측 팔의 안쪽으로 퍼지는(방사) 경우도 있다. 대개는 운동이나 활동을 할 때, 감정적인 스트레스를 받을 때 유발되는 경우가 많지만 관상동맥의 협착 정도가 아주 심하거나 급성으로 혈전이 생기는 경우에는 휴식 시에도 유발될 수 있으므로 이와 같은 경우는 특별한 주의가 요구된다.

흉통의 지속 시간은 대개 5분 이내이고, 30분 이상 지속되는 경우는 거의 없다.

4) 치 료

(1) 침치료

전중혈, 내관혈, 합곡혈 후계혈 투자치료가 심장질환, 흉통에 효과적이다.★

전중혈 횡자로 자침하면 흉비, 흉통에 효과적이다.★

내관혈에 일반침(0.25×30)으로 자침하며 부정맥, 신경불안, 심장질환 치료에 효과적이다.

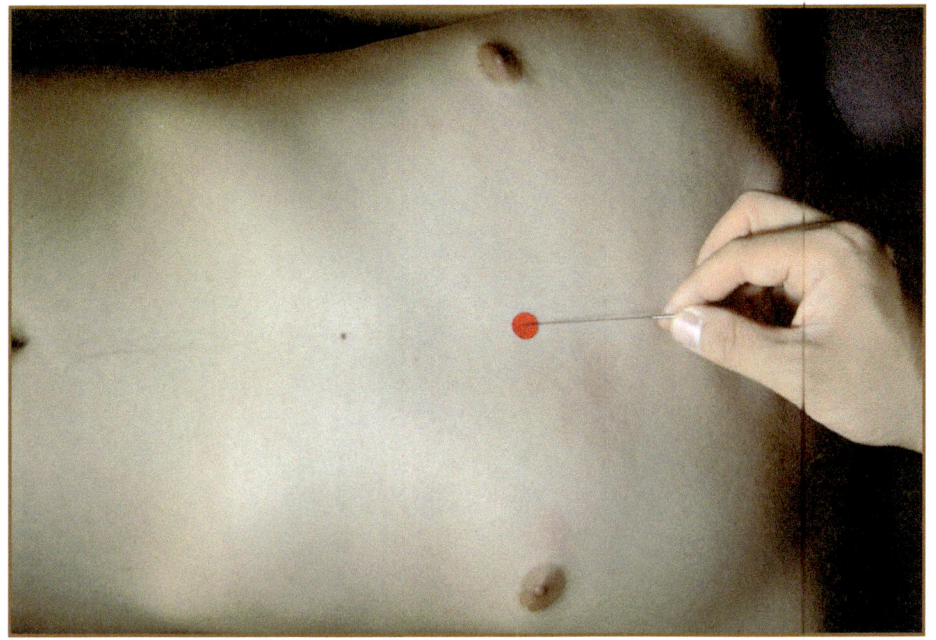

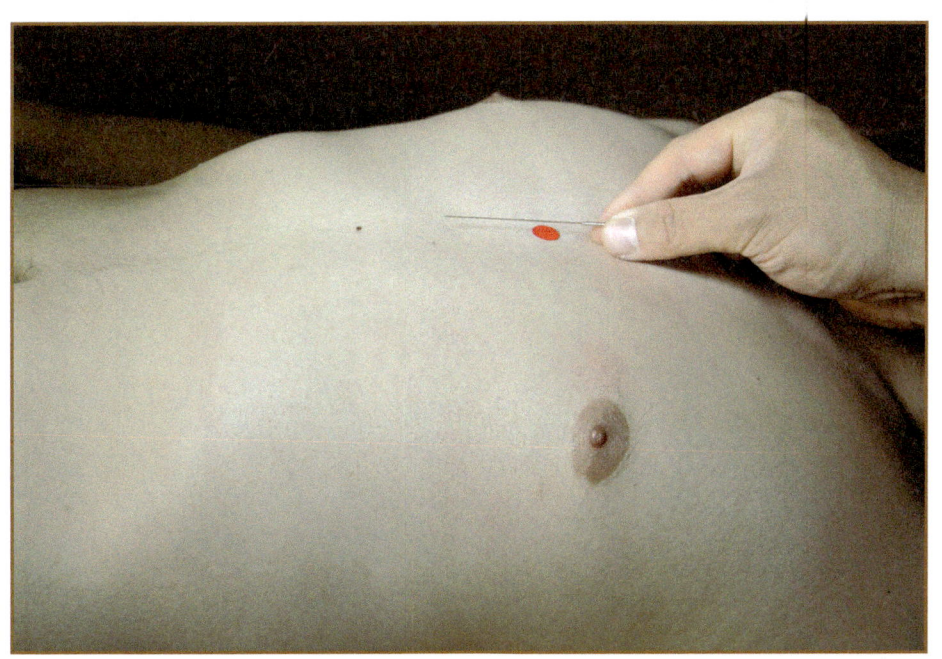

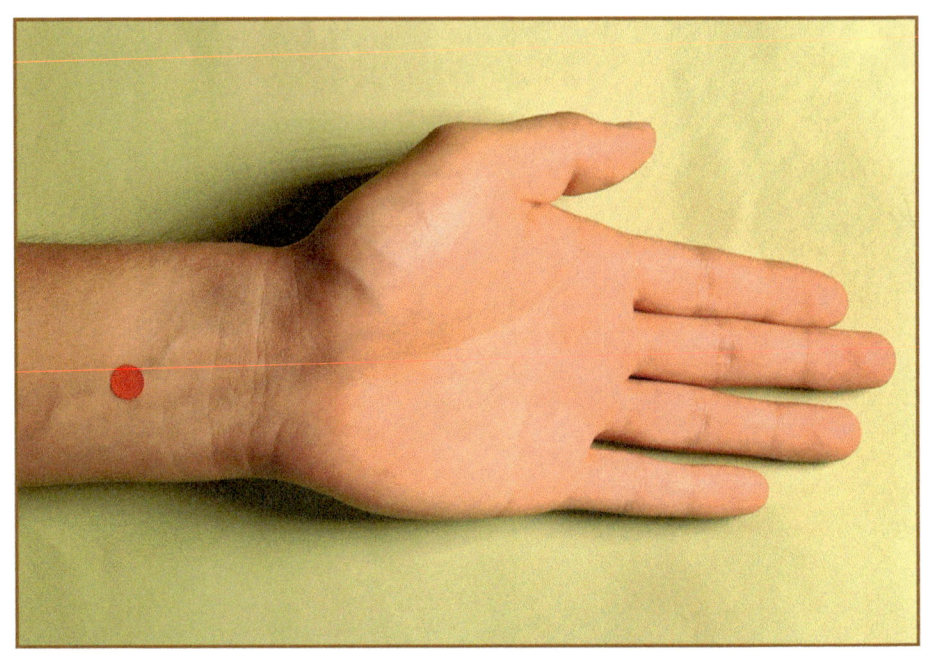

사진 4-11 심장병(협심증)의 침치료

(2) 한약 치료

▶ 분심기음 + 수점산**__심장병, 흉통, 부정맥, 부종을 치료한다.
소엽 8g, 감초(초), 반하, 지각 각4g, 청피, 진피, 목통, 대복피, 상백피, 목향, 적복령, 빈랑, 봉출, 맥문동, 길경, 육계, 향부자, 곽향 각3g, 등심 1g, 강 3 조 2
+ 수점산(초과, 현호색, 오령지, 몰약 각4g)

5장. 비 만

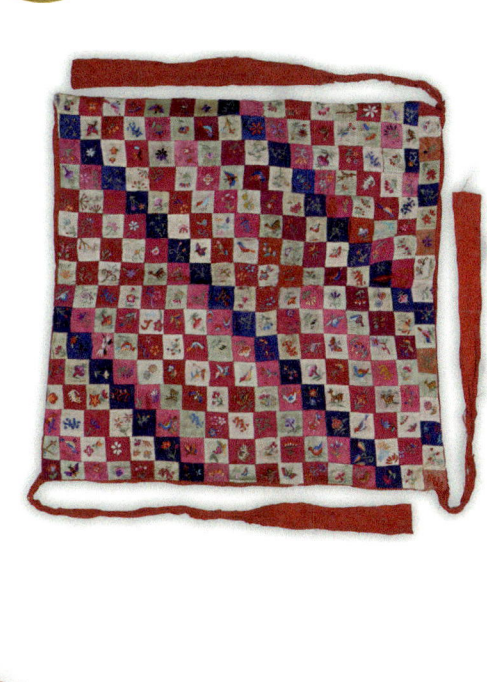

치료방법

1) 비만도 측정

체지방 및 기타 상황에 대한 비만도를 자주 측정하여 비만 개선효과가 어느 정도 인지 알게 하고 자신의 상태에 맞는 올바른 다이어트와 운동법을 지도해준다.

2) 식이요법 교육★★★

비만관련 올바른 식이요법과 운동요법을 교육해서 비만치료기간 및 비만 치료후에도 지속적으로 실시하게 해야 요요 현상이 없이 살이 빠질 수 있다. 그리고 칼로리표를 참조하게 해서 고열량음식을 삼갈 수 있도록 지도해 준다.

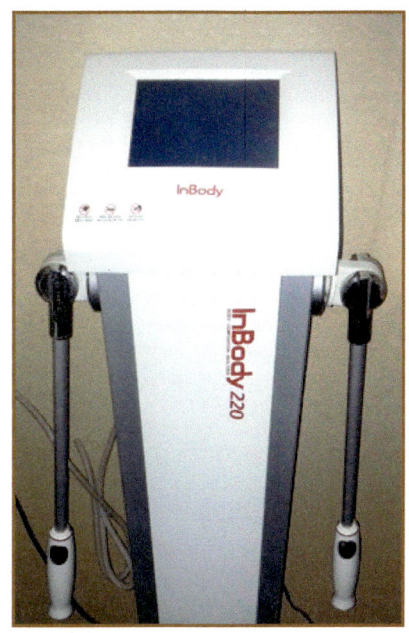

사진 5-1 비만도 측정기

3) 물리치료 Ⅰ(중주파치료기)

중주파치료기로 복부의 모세혈관을 확장시켜 지방분해를 촉진시키는 효과가 있다.

4) 물리치료 Ⅱ(카복시 치료기)

카복시 물리치료 장비로 CO_2 가스를 지방층에 주입하여 지방을 분해하는 작용을 한다.★★

5) 비만약침★★

복부의 지방층에 주사해서 지방을 분해하는 데 도와주는 효과 있다.

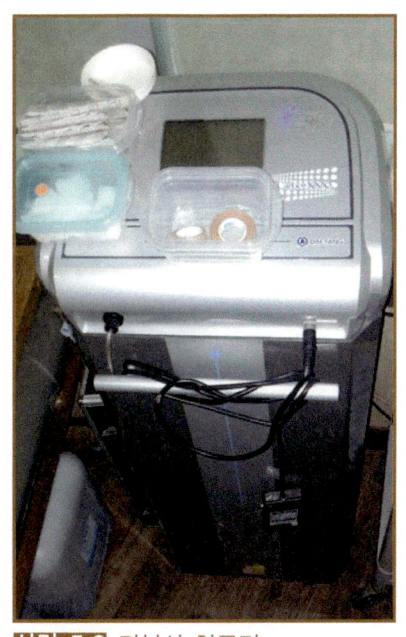

사진 5-2 카복시 치료기

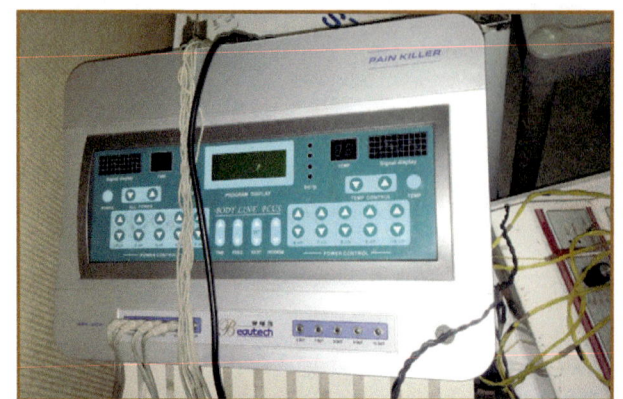
사진 5-3 중주파치료기

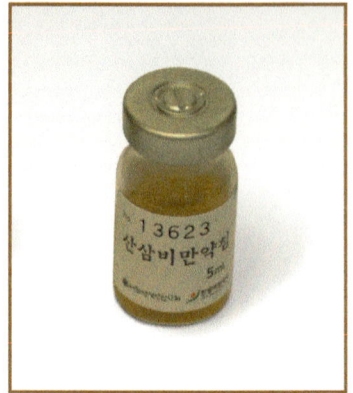
사진 5-4 비만약침

6) 비만침 + 전침**

장침(0.30×90)을 이용 복부의 근육 라인을 따라서 자침한 후 전침 60Hz로 맞춰서 자극을 하면 지방분해 효과가 있다.

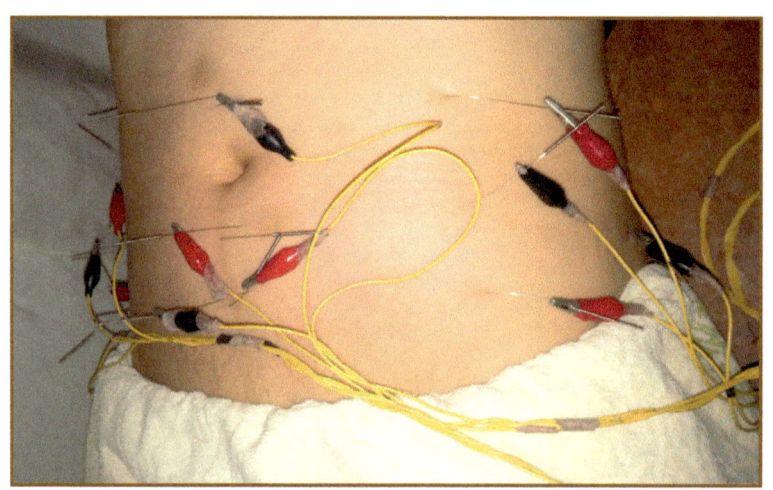
사진 5-5 비만침 + 전침

7) 비만관련 한약치료

▶ 비만탕****_특별한 부작용이 없이 체지방 분해와 식욕억제 효과가 뛰어나다

숙지황, 의이인 각16g, 라복자 8g, 택사, 적복령, 대복피, 창출 각6g, 육계, 진피, 후박, 청피, 목향, 천궁, 길경 각4g, 맥문동, 석창포 각3g, 마황 8g, 감초 4g

식욕억제가 안될 경우 ≫ 마황증량

식이요법

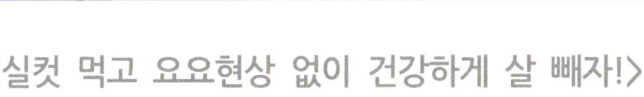

<실컷 먹고 요요현상 없이 건강하게 살 빼자!>

1) 운동 요법

운동을 열심히 하는데 살이 안 빠지고 오히려 더 살이 더 찐 경우

걷기 운동을 1시간 정도 하면 150kcal 소모 된다. 그러나 운동 후 갈증과 배고픔으로 콜라 1캔(97kcal), 우유 1잔(156kcal), 피자 1쪽(250kcal) 먹으면 운동 후 칼로리 소모량보다 많은 양의 칼로리를 섭취하게 되어 남은 열량은 지방으로 저장되어 살이 더 찌게 된다. 운동보다는 식이요법이 살 빼는데 중요한 이유이다.

효과적인 운동 시간대

식후 바로 운동하면 섭취한 칼로리가 소모된다. 그러나 식전, 식후 배고픔이 느껴지는 공복시에 운동을 하면 이미 음식으로 섭취한 칼로리는 없으므로 체내 남아 있는 지방을 사용하게 된다. 아침 식사전, 식후 3시간 후 공복시 운동이 살 빼는데 효과적이다.

2) 식이 요법

이제 실컷 먹고 요요현상 없이 건강하게 살 빼자

▌탄수화물 섭취는 줄이고 비타민 미네랄 단백질 섭취를 늘리자.

= 밥은 줄이고 대신에 야채 과일, 두부, 닭가슴살, 계란흰자를 먹자.

탄수화물(밥, 빵, 국수, 과자 등)은 우리 몸의 에너지원이지만 에너지원으로 소모가 안 될 경우 우리 몸은 나중에 사용하기 위해 지방으로 저장된다.

반대로 비타민과 미네랄은 과일과 야채에 많이 있는데 이것은 우리 몸에 있는 지방을 없애는 역할을 한다. 즉, 탄수화물 섭취를 줄이고 지방을 없애는 야채와 과일을 많이 먹여야 효과적으로 살을 뺄 수 있다. 특히 야채는 많은 양을 섭취해도 열량이 극히 적으면서 포만감을 느끼게 한다.

단백질(고기, 생선, 두부)은 우리 몸의 근육을 구성하는 원료로서 중요하다. 인체에서 가장 칼로리 소모가 많은 부분은 근육이다. 근육이 많은 사람들은 조금만 움직여도 칼로리 소모가 많아 쉽게 살이 빠진다. 나이가 들수록 살이 잘 안 빠지는 이유는 근육양은 줄고 지방량은 늘게 되는 것이 원인이다. 지방 섭취를 줄이고 단백질(두부, 닭가슴살, 계란흰자) 섭취를 늘리면 근육양은 늘어나 칼로리 소모가 쉬워진다. 또한, 단백질은 포만감을 유지하게 하므로 쉽게 배고프지 않게 하므로 식이요법에 도움이 된다.

효과적인 다이어트 식단

▶ **아 침**
  ❶ 많은 양의 야채(양배추, 샐러리, 브로콜리, 파프리카, 오이, 토마토 등) 드레싱 없이 먹기
  ❷ 양질의 순수 단백질인 두부, 닭가슴살, 계란 흰자
  ❸ 무지방, 저지방칼슘 우유 1잔
  ❹ 밥 1/2양으로 줄이기

  아침에 탄수화물을 섭취하지 않으면 체내에 있는 지방을 야채 과일에서 만들어진 비타민과 미네랄이 지방을 없애준다. 아침에 굶지 말고 꼭 야채와 과일을 섭취해야 살이 빠지게 된다.

▶ **점심과 저녁**_보통시보다 밥 양을 조금씩 줄이고 채소류 섭취를 늘리면 좋다. 쌈을 많이 싸서 먹는 쌈밥도 효과적이다.

▶ 밤에 늦게 배고프면 야식을 먹게 된다. 억지로 배고픔을 참게 되면 스트레스가 쌓여 폭식을 하게 된. 배가 고프면 먹어라. 이 때 야식으로 칼로리 적고 살 빼는데 도움이 되는 양배추, 샐러리, 오이, 토마토, 물 등 칼로리가 적고 지방을 연소시키는 데 도움이 되는 것을 양껏 먹어라.

〈프랑스 여자처럼 생활해야 많이 먹어도 살이 안 찐다.〉

▶ **물을 수시로 많이 먹는다.** 하루 1.5리터 이상 먹어라.
　물은 신진대사를 원활하게 해 몸의 칼로리 소모를 높게 해준다. 몸속의 노폐물을 제거해주며, 포만감을 유발해서 식사를 적게 한다.
▶ **걷기 생활화.** 일상생활을 청소, 각종 일들을 운동화 해서 부지런히 움직인다.
　하루 6km 이상 걷는다.
▶ **떫은 적포도주 하루 1~2잔 먹기**
　떫은 맛은 탄닌이 많이 들어 있어 음식의 지방을 제거해주는데 유효하다. 그러나 많이 먹으면 살이 찐다.

〈다이어트 금기 사항〉

▶ **액상과당을 금지해라.**
　콜라 등 음료 먹지 말 것. 액상과당은 우리 몸의 포만중추를 교란한다. 우리 몸은 어느 정도 칼로리가 섭취되면 포만감을 유발 더 이상 먹지 않게 하는데 액상과당은 포만감을 못 느끼게 해서 더 많이 섭취하도록 한다.
▶ **지방질 섭취를 줄인다.**
　칼로리 높은 지방질 식품 섭취를 줄인다. 그러나 몸에 유익한 식물성 지방(견과류, 올리브유, 들기름)을 하루 적당량 섭취하는 것이 몸에 있는 나쁜 지방을 없애는 데 도움이 된다.
▶ **3끼 식사를 규칙적으로 한다.**
　3끼 식사를 규칙적으로 하면 인체 신진대사를 원활하게 한다. 아침을 안 먹게 되면 포식하게 되고 우리 몸은 에너지를 한꺼번에 많이 흡수해서 요요현상을 유발한다.
▶ **인스턴트 식품을 먹지 않는다.**
　인스턴트 식품도 뇌의 포만중추를 교란한다.

〈양배추다이어트〉

❶ 저녁식사 전에 먹는 양배추의 양은 1/6통(18kcal, 양배추1통은 110kcal)
   (밥1공기 300kcal, 팝콘 큰 것 1,100kcal, 맥주 1잔 100kcal)
❷ 양배추는 사방 5cm로 큼직하게 썰어서 저녁식사 10분전 꼭꼭 씹어 먹는다.
❸ 저녁밥은 반으로 줄이고, 반드시 8시전에 먹는다.
❹ 하루에 단백질 70g을 꼭 먹는다. (고기 5점+생선 반토막+달걀 1개+두부반모)
❺ 간식은 과일 두 개 정도만 먹는다.(사과 1개+바나나 1개)
❻ 식후 30분 안에 몸을 가볍게 움직인다.

비만약, 원푸드, 디톡스 다이어트, 단식 등을 통해 살을 10kg 이상 뺐지만 얼마 지나 몸무게가 더 늘어나 있는 자신의 모습을 보고 적잖이 실망하게 된다. 심한 절식, 금식 다이어트를 실시하면 우리 몸은 에너지를 소모하는 대사기능이 현저하게 떨어져 적게 먹어도 살이 안 빠지는 체질로 변화할 수 있다. 운동을 죽어라 열심히 하는데 살이 안 빠지고 오히려 더 살이 더 찐 경우도 있다.

걷기 운동을 1시간 정도 하면 150kcal 소모 된다. 그러나 운동 후 갈증과 배고픔으로 콜라 1캔(97kcal), 우유 1잔(156kcal), 맥주 1잔(100kcal), 피자 1쪽(250kcal), 팝콘 2인용(1100kcal) 먹으면 운동 후 칼로리 소모량보다 많은 양의 칼로리를 섭취하게 되어 남은 열량은 지방으로 저장되어 살이 더 찌게 된다.

'양배추다이어트'는 양배추를 저녁식사 전에 양배추를 생으로 먹음으로써 포만감을 유발 저녁식사의 양을 줄이는 방법이다. 아침과 점심때에는 활동양이 많이 에너지가 축적되지 않고 소비된다. 반면에 저녁때에는 활동량이 부족해서 먹은 음식이 에너지로 소비할 시간이 적기 때문에 고스란히 지방으로 축적된다. 따라서 아침과 점심때는 평소와 같이 식사를 하고 가급적 저녁식사를 8시전에 하도록 하고 저녁식사 전에 양배추를 생으로 크게 썰어서 꼭꼭 씹어 먹게 되면 뇌에 포만감을 유발 자연스럽게 저녁식사 양을 절반정도 줄일 수 있게 된다. 양배추 1통의 칼로리는 110kcal이다. 밥 1공기가 300kcal이므로 양배추 1통은 밥 1/3공기의 칼로리 밖에 되지 않는다. 저녁식사 전에 양배추 1/6통(18kcal)을 미리 먹어 저녁식사(500kcal)를 절반정도 줄이는 것을 반복하게 되면 성인의 경우 1개월에 평균 5kg의 감량효과를 얻을 수 있다.

양배추만 지속적으로 먹게 되면 알칼리 식품인 양배추의 특성상 비릿한 냄새가 나서 꾸준히 먹기 힘들게 된다. 이때는 양배추에 음용가능한 과일식초류(흑초)를 양배추 샐러드에 드레싱으로 뿌려주면 식초의 산성을 통해 알칼리성 비릿한 냄새를 없게 해주고 새콤달콤하면서 누구나 쉽게 맛있게 지속적으로 먹을 수 있다.

양배추다이어트는 여러 가지 장점을 가지고 있는데 우선 건강에 도움이 된다는 것이다. 양배추를 생으로 먹을 경우 비타민U 성분을 효율적으로 섭취할 수 있게 된다. 비타민U는 위점막을 건강하게 유지하고 위·십이지장궤양을 치료하는 기능을 갖고 있다. 생양배추에는 비타민C가 풍부해 여성들의 피부를 매끈하게 하고 기미나 주름을 개선하는 효과가 있다. 또한 섬유질이 풍부해 변비를 개선하게 하고 동맥경화를 예방한다. 그 밖에 양배추는 발암물질을 몸 밖으로 배출하고 암세포가 스스로 죽게 하는 과정을 촉진시키는 작용을 한다. 특히 여성에게 발생하는 유방암과 자궁경부암을 억제하는 작용이 뛰어나다.

또 다른 장점으로 경제적 비용이 들지 않는다는 것이다. 양배추 1통에 2000~3000원 정도 이므로 1개월에 양배추 다이어트비용으로 1만원 정도만 투자하면 된다.

양배추 다이어트를 하면서 좀 더 효과적으로 살을 빼고 싶으면 우리 몸의 에너지 70%를 소모하는 근육의 양을 늘리기 위해 근육의 원료가 되는 단백질(고기, 두부, 생선)을 충분히 섭취해야 한다. 지방이 거의 없고 순수 단백질 식품으로 닭가슴살, 계란흰자, 돼지등심, 두부를 들 수 있다. 충분한 단백질 식사는 포만감을 유발하고 우리 몸이 피곤하지 않도록 하며 근육양을 늘려 우리 몸의 에너지 소모를 촉진시킨다. 그 밖에 꾸준한 운동을 하면 더욱 효과적인데, 특히 식사 후 30분 가벼운 걷기나 집안 청소 등을 하면 음식이 소화되어 혈당으로 전환되는 것을 막는 효과가 있어 살이 찌지 않게 한다. 평소 억지로 하는 무리한 운동보다 가까운 거리일 경우 출·퇴근시 자가용이나 버스 등을 이용하지 않고 걷기를 생활화하면 지속적인 운동효과를 얻을 수 있다. 걸을 때 허리를 약간 숙이고 팔을 크게 앞뒤로 흔들면서 빠르게 걷다보면 어느 순간 뱃살은 사라지고 건강해진 자신을 만나게 될 것이다.

〈간헐적 단식 체험기〉

▶ **체험자**__플러스배한의원 배 진 석 원장

Q 간헐적 단식이란 무엇을 말하는 것인가요?

▌간헐적 단식은 단식을 지속적으로 하지 않고 간헐적으로 하는 단식으로 일주일에 5일 동안은 자신이 평소 식사습관대로 먹고 일주일중 2일만 1일당 16시간에서 24시간 단식을 하는 것을 말합니다.

Q 원장님께서는 직접 간헐적 단식을 하셨다는데,
간헐적 단식을 어떤 방법으로 했으며 어느 정도 체중 감량을 하셨습니까?

▌저는 개인적으로 일주일 중 화요일과 금요일을 택해서 아침과 점심을 금식을 했는데 단기간 내에 체중감량이 많이 돼서 무척 놀랍고 신기했습니다. 그래서 꾸준히 간헐적 단식을 하게 됐는데 2개월 정도 간헐적 단식 후에 몸무게가 8kg 감량을 하였습니다. 원래 제가 음식에 대한 욕심이 많고 워낙 잘 먹는 편이라서 간헐적 단식을 하면서 음식에 대한 제한을 두지 않고 평소대로 잘 먹고 심지어 밤늦게 야식을 먹고 했는데도 체중감량이 됐습니다. 예전에도 매일 운동을 꾸준히 하는 편인데 워낙 잘 먹어서 체중감량이 잘 안되었는데 간헐적 단식을 한 이후로는 평소처럼 잘 먹어도 체중감량이 잘 된다는 점이 중요하겠습니다.

Q 간헐적 단식 후 몸의 변화가 어떻게 나타납니까?

▌간헐적 단식 1일간 실시할 때 오전 아침 금식 후 오후 1시경 정도 되면 공복감이 들면서 기운이 없고 무기력해지며 머리가 멍한 증상이 나타납니다. 그러나 그 후 수시간 지나면 머리가 맑아지고 공복감도 사라지고 피로도 없어지는 것을 느낄 수 있습니다. 늦은 오후가 되면 속이 편안하면서 몸이 가볍고 머리가 더욱 더 맑아지는 것을 느낍니다. 간헐적 단식을 처음 시작한 당일은 다소 점심시간 정도 힘든 경우를 느끼지만 지속적으로 단식을 하다 보면 몸과 마음이 가벼워지는 것을 느끼고 오히려 공복감을 즐기게 되어 간헐적 단식을 지속적으로 하고 싶어집니다.

Q 간헐적 단식이 왜 효과적인지, 과학적인 근거가 있습니까?

▌음식물을 먹게 되면 소화과정을 거쳐 포도당으로 변화되어 우리 몸에 에너지원으로 사용되게 됩니다. 단식을 하게 되어 음식물이 체내에 들어오지 않게 되면 1차적으로

혈중 포도당을 소모하게 됩니다. 혈중 포도당이 다 소모되면 2차적으로 근육사이와 간에 저장되어 있던 글리코겐이 포도당으로 전환되어 2차 에너지원으로 소모되고 이 마저 소모하게 되면 지방을 태워서 에너지원으로 사용하게 되는데 그 지방이 소모되는 최대 효과시점이 식후 16시간에서 24시간이 사이가 되겠습니다. 그리고 24시간 넘어 금식하게 되면 근육을 소모하여 에너지원으로 활용하게 되어 근육 감소가 발생합니다. 간헐적 단식은 지방만 소모되는 식후 16시간에서 24시간 금식해서 근육은 소모되지 않고 지방만 제거되게 하는 효과적인 다이어트 방식입니다. 간헐적 단식을 하면서 근육강화 운동을 병행하면 쉽게 근육질의 멋진 몸매가 되기 쉽습니다.

Q 단식을 하면 공복감으로 많이 힘들고 폭식을 하게 된다고 알고 있는데 실제 해본 결과는 어떻습니까?

간헐적 단식을 하는 동안 피곤하고 무기력해질 수 있으므로 일상적인 생활을 하기 위해서는 원두커피, 녹차 등의 카페인 함유 음료를 복용하여 피로를 감소시키고 마테차를 복용하여 식욕을 억제하면 자연스럽게 공복감을 극복할 수 있습니다.
짧은 시간 단식을 한다고 해서 반드시 폭식을 하지는 않습니다. 단식한 날 평소 저녁 한끼 25%(600kcal) 섭취한 사람이 다음날 한꺼번에 전날 안 먹은 1755kcal를 먹을 수는 없고 좀 더 먹는다고 해도 평균 110~115% 만 더 먹었다는 연구 결과를 봐도 이틀 동안의 평균 섭취 칼로리가 단식을 통해 크게 줄어드는 효과가 있었습니다.
또한 꾸준한 단식을 시행하면 평균 세끼를 먹는 경우보다 하루 동안 분비되는 식욕촉진 호르몬의 양이 줄어들기 때문에 실제로는 입맛이 줄어들고 실제 먹으려고 해도 예전보다는 많이 먹지 못하게 되는 효과가 있어 자연스럽게 식사량이 줄어드는 음식 습관을 형성할 수 있습니다.

Q 단식을 하면 근육양이 줄어든다는 말이 있던데, 간헐적 단식은 어떻습니까?

일반적으로 단식을 지속적으로 할 경우 지방도 빠지지만 근육도 감소하게 됩니다. 간헐적 단식은 식후 24시간 내에만 부분 단식을 해서 근육이 감소되기 전에 단식을 그만 두기 때문에 지방만 제거되고 근육감소는 발생하지 않습니다.

Q 간헐적 단식을 하면서 운동을 병행하면 더 효과적이겠죠?

비만치료를 위해 소식과 운동이 가장 기본이 됩니다. 운동을 해서 근육양을 늘리면 에너지 소모하는 대사능력이 증진되어 쉽게 살이 찌지 않게 됩니다. 특히, 간헐적 단식을 하면서 운동을 하게 되면 지방을 효과적으로 제거하면서 근육을 빨리 늘릴 수 있어 빠른 시간에 몸짱이 되고 싶으신 분은 간헐적 단식을 병행하는 것이 효과적입니다.

Q 간헐적 단식을 하면서 음식은 어떤 것을 섭취하는 것이 좋습니까?

어떤 비만치료든 간에 식이요법이 중요하고 음식 먹는 생활습관을 개선해야만 지속적인 효과를 볼 수 있다. 탄수화물과 과일, 기름진 식품, 인스턴트식품, 음료수 등을 최대한 줄여야 합니다. 반면 칼로리가 낮은 야채(양배추, 나물 등), 과채류(토마토) 등을 식사 전에 충분히 먹어 포만감을 유발해서 탄수화물(밥, 빵, 국수, 과자 등) 섭취를 줄이는 것이 좋습니다. 그리고 단백질 식품(닭가슴살, 두부, 계란흰자 등)을 충분히 먹으면 포만감이 들어 쉽게 배고프지 않게 되며 신체 내 근육을 증가 시킬 수 있게 됩니다.

Q 간헐적 단식의 최대 장점은 무엇입니까?

간헐적 단식의 최대 장점은 무엇보다도 1주일에 간헐적으로 2일간 2끼식 금식을 하는 대신에 금식을 하지 5일간은 음식에 제한 받지 않고 먹을 수 있다는 장점이 있어 음식에 대한 스트레스가 없다는 점이다. 음식에 대한 스트레스가 적으므로 일반적인 다이어트 요법, 단식요법들이 장시간 지속하기 힘들어 다이어트 기간에는 살을 뺐다가 다시 원래 식사패턴으로 돌아가면 요요현상으로 살이 다시 찌는 현상이 나타나게 되는 단점이 있습니다. 간헐적 단식은 평소 잘 먹고 일정 시간만 금식하면 되므로 꾸준히 지속할 수 있는 장점이 있습니다.

Q 간헐적 단식을 피해야 할 사람이 있습니까?

성장이 어린이, 당뇨환자, 임산부들은 단식을 피하는 것이 좋고 평소 위장장애가 있는 경우도 주의해서 할 필요가 있습니다.

Q 간헐적 단식을 하면 비만을 개선하는 효과 외에 몸에 다른 좋은 반응은 없습니까?

음식을 충분히 섭취하게 되면 우리 몸은 주로 성장이나 성행위, 번식에 관심을 기울이게 됩니다. 단식을 하게 되면 우리 몸을 보수하고 치유하는 유전자들이 작용해 노화되고 지친 세포들을 분해해 재활용하는 과정을 갖게 되어 손상되거나 노화된 부분을 제거해 우리 몸이 고장 없이 잘 돌아가게 만들어 줍니다. 쥐를 이용한 단식 실험에서 지속적인 단식, 간헐적 단식을 실시한 모든 군에서 모두 수명이 1/3 정도 연장되는 결과를 가져왔습니다. 한마디로 단식을 하게 되면 질병을 막아 주며 질병을 치료하며 젊어지게 하여 노화를 지연시켜주며 수명을 연장해 주는 역할을 할 수 있는 것입니다. 비만을 개선하게 되면 결과적으로 고혈압, 당뇨병 등의 성인병을 예방할 수 있습니다.

◆ 간헐적 단식을 하면서 주의할 점은?

간헐적 단식을 하게 되면 식욕촉진 호르몬들이 감소해 과식하는 습관들이 개선되고 몸에 해로운 음식(기름진 음식, 인스턴트)을 기피하게 되는 식습관이 자연스럽게 길러지게 됩니다. 그러나 단식을 하게 되면 단식전후 보상심리로 더 먹어야 된다는 심리적인 불안감이 생길 수 있습니다. 이때는 강제로 먹거리를 제한하지 말고 살이 안 찌는 음식인 야채류(양배추 등), 과채류(토마토), 단백질 식품(닭가슴살, 계란흰자, 두부), 묵 종류(도토리묵, 청포묵 등), 곤약류, 물 등을 충분히 섭취해서 미리 충분한 포만감을 주어 살이 많이 찌는 음식인 탄수화물(쌀밥, 국수, 과자, 떡, 빵 등), 과일류, 음료, 지방질 식품 등의 섭취를 최소화해야 합니다.

◆ 간헐적 단식을 손쉽게 할 수 있는 방법은 없나요?

하루 중 2끼를 금식하는 것은 정신적인 스트레스가 될 수 있습니다. 그러므로 하루 중 1끼만 금식하는 방법을 제안해 드립니다.

금식 전 전날 저녁식사를 저녁 7시전에 끝내고 다음날 아침만 금식하고 오후 1시 이후 정상적으로 식사를 하는 방법이 있습니다.

그렇게 되면 전날 저녁식사 이후 다음날 점심 전까지 최소 18시간 금식을 하게 되어 간헐적인 단식의 효과를 얻을 수 있겠습니다. 그리고 평소 단식을 싫어하시는 분들도 전날 과식을 했거나 밤에 늦게까지 먹었다면 다음날 배가 고프진 않으면 아침을 금식하는 것도 추천할 만합니다.

종 류	음식류	단 위	Kcal	종 류	음식류	단 위	Kcal
밥 & 죽류	쌀밥	1그릇	325	탕류 (밥포함)	대구매운탕	1인분	400
	완두콩밥	1그릇	325		복매운탕	1인분	425
	보리밥	1그릇	350		꽃게탕	1인분	425
	강남콩밥	1그릇	350		알탕	1인분	450
	오곡밥	1그릇	373		설렁탕	1인분	475
	검정콩밥	1그릇	375		갈비탕	1인분	475
	팥죽	1그릇	200		육개장	1인분	475
	흰죽	1그릇	225		삼계탕	1인분	825
	호박죽	1그릇	225	찌개류 (밥포함)	두부된장찌개	1인분	400
	전복죽	1그릇	250		김치찌개	1인분	425
	잣죽	1그릇	275		청국장찌개	1인분	425
분 식	메밀국수	1인분	400		동태찌개	1인분	450
	우동	1인분	400		순두부찌개	1인분	500
	칼국수	1인분	475	전골류	쇠고기전골	1인분	425
	돌냄비우동	1인분	475		불낙전골	1인분	550
	비빔국수	1인분	500	볶음류	미역줄기볶음	1접시	75
	유부국수	1인분	525		멸치볶음	1접시	100
	생생우동	1개	375		마른새우볶음	1접시	125
	생생면쇠고기	1개	375		소시지야채볶음	1접시	175
	짜파게티	1개	375		떡볶이	1접시	225
	육개장사발면	1개	450		제육볶음	1접시	255
	김치사발면	1개	450	김치류	배추김치	1접시	20
	새우탕사발면	1개	525		동치미	1대접	20
	신라면	1개	525		나박김치	1대접	20
	너구리우동	1개	525		깍두기	1접시	25
	안성탕면	1개	550		총각김치	1접시	25
	물만두	1접시	375		오이소박이	1접시	25
	고기만두	1접시	425		보쌈김치	1접시	50
	왕만두	3개	425	생채류	무생채	1접시	25
국 류	근대된장국	1대접	50		미역오이초무침	1접시	25
	콩나물국	1대접	50		오이생채	1접시	50
	미역냉국	1대접	50		더덕생채	1접시	75
	두부새우젓국	1대접	50		도라지생채	1접시	100
	조갯국	1대접	50	나물류	미나리	1접시	25
	쇠고기뭇국	1대접	75		숙주나물	1접시	25
	쇠고기우거지국	1대접	75		콩나물	1접시	50
	선짓국	1대접	75		취나물	1접시	50
	쇠고기미역국	1대접	100		시금치나물	1접시	50

종류	음식류	단위	Kcal	종류	음식류	단위	Kcal
나물류	고사리나물	1접시	50	조림류	우엉조림	1접시	100
	호박나물	1접시	50		콩조림	1접시	100
	도라지나물	1접시	100		어묵조림	1접시	100
샐러드류	양상추샐러드	1접시	100		도미조림	1토막	100
	코우슬로	1인분	100		갈치무조림	1토막	125
	야채샐러드	1접시	125		고등어무조림	1토막	225
	김치샐러드	1접시	150	튀김류	맛탕	1접시	75
	옥수수샐러드	1인분	175		프렌치프라이즈	1봉지	125
	카레라이스	1인분	626		새우튀김	3개	150
잼류	딸기쨈	1큰술	50		오징어튀김	4개	175
	포도쨈	1큰술	50		닭다리튀김	1개	175
스프류	쇠고기스프	1접시	25		야채튀김	4개	200
	크림스프	1접시	50		냉동돈까스	1개	225
	쇠고기야채스프	1접시	50	적류	십산적	1접시	150
	양송이스프	1접시	75		쇠고기산적	1접시	225
중국음식	해파리냉채	1인분	250	무침	도토리묵무침	1접시	75
	팔보채	1인분	350		마늘쫑짱아찌무침	1접시	75
	짜장면	1인분	425		홍어회무침	1접시	75
	짬뽕	1인분	425		탕평채	1접시	100
	울면	1인분	425		오징어무침	1접시	100
	양장피잡채	1인분	450	구이류	김구이	10장	25
	난자완스	1인분	450		더덕구이	1접시	75
	볶음밥	1인분	475		꽁치구이	1토막	90
	군만두	1인분	475		갈치구이	1토막	100
	잡채밥	1인분	500		굴비구이	1마리	25
	깐풍기	1인분	550		북어양념구이	2토막	125
	탕수육	1인분	600		이면수구이	1토막	125
찜류	찐감자	1개	100		삼치구이	1토막	125
	찐옥수수	1개	25		불고기	1접시	150
	찐고구마	1개	175		쇠고기로스구이	1접시	175
	계란찜	1대접	100		제육구이	1접시	175
	조기찜	1대접	150		삼겹살구이	1접시	200
	갈비찜	1대접	175		쇠갈비구이	1접시	200
	닭찜	1대접	200		장어구이	1접시	225
조림류	풋고추조림	1접시	25	전류	호박전	5개	100
	감자조림	1접시	75		달걀말이	4조각	125
	연근조림	1접시	75		김치부침개	1장	150

종류	음식류	단위	Kcal	종류	음식류	단위	Kcal
전류	풋고추전	6개	175	과자류	빼빼로	1봉	175
	동태전	3개	175		후레쉬베리	1봉	175
	쇠고기완자전	3개	175		밀크캐러멜	1봉	220
	녹두빈대전	1장	200		칸쵸	1봉	225
떡류	꿀떡	1개	40		초코아몬드빼빼로	1봉	240
	찹쌀떡	1개	235		고래밥	1봉	250
	송편	1개	50		홈런볼	1봉	250
	경단	1개	65	스낵	포테토칩	1봉	310
	절편	1개	70		꿀꽈배기	1봉	350
	인절미	1개	75		죠리퐁	1봉	370
	계피떡	1개	107		제크샌드	1봉	375
	약식	1접시	250		다이제스티브	1봉	425
	시루떡	1접시	214		쌀로별	1봉	425
	백설기	1접시	253		새우깡	1봉	450
빵류	식빵	1쪽	100		제크크래커	1봉	450
	곰보빵	1개	300		양파링	1봉	470
	마늘바게트	1쪽	50		초코다이제스티브	1봉	575
	생크림케이크	1쪽	306		쌀로랑	1봉	600
	크림빵	1개	219		깨강정	1봉	650
	애플파이	1개	254		에이스	1봉	810
	핫케이크	1장	296	우유 및 유제품	우유(저지방)	1팩	102
	단팥빵	1개	213		우유(보통)	1팩	118
	머핀	1개	214		우유(초코)	1팩	170
	핫도그	1개	249		우유(커피)	1팩	170
	파운드케이크	1쪽	178		요구르트(액상)	1개	50
	크로와상	1개	345		요구르트(비피더스)	1개	113
	햄버거	1개	462		요구르트(파스퇴르)	1개	114
	햄치즈샌드위치	1인분	351		요플레	1개	100
	피자	1쪽	352		바이오거트	1개	125
	감자고로케	1개	190		불가리스	1개	150
	햄치즈버거	1개	476		아이스크림(딸기)	1컵	200
시리얼	콘프로스트	1그릇	354		밀크쉐이크	1컵	325
과자류	유과	1개	65		치즈	1장	127
	마가레트	1봉	100	난류	삶은 메추리알	1개	13
	애플잼쿠키	1봉	125		삶은 계란	1개	76
	가나초코렛	1봉	125	음료수	콜라(라이트)	1캔	25
	약과	1개	140		토마토쥬스	1캔	58
	초코파이	1봉	175		미에르화이바	1병	50

종류	음식류	단위	Kcal	종류	음식류	단위	Kcal
음료수	포카리스웨트	1캔	50	젓갈류	꽃게장	2조각	75
	게토레이	1캔	75	짱아찌류	마늘짱아찌	8쪽	20
	오렌지쥬스	1잔	82		깻잎짱아찌	10장	25
	데미소다	1캔	100	회	굴회	1접시	75
	사이다	1캔	100		생선모듬회	10조각	130
	코코아	1잔	100	일품요리	떡국	1인분	425
	콜라	1캔	95		만두국	1인분	425
	두유	1팩	118		김치볶음밥	1인분	450
	수정과	1캔	125		김밥	1인분	500
차	녹차	1잔	17		김초밥	1인분	500
	커피(블랙)	1잔	20		회덮밥	1인분	550
	홍차	1잔	20		비빔밥	1인분	525
	인삼차	1잔	38		생선초밥	1인분	525
	커피(설탕)	1잔	22		우뷰초밥	1인분	525
	쌍화차	1잔	57		오므라이스	1인분	525
	커피(설탕,프림)	1잔	43	육가공품	게맛살	3개	75
	유자차	1잔	87		참치통조림	1통	450
주류	샴페인	1잔	16		런천미트통조림	1통	900
	위스키	1잔	69	과일류	방울토마토	7개	25
	진	1잔	140		금귤	6개	50
	포도주(백포도주)	1잔	38		귤	1개	50
	포도주(적포도주)	1잔	35		딸기	6개	50
	소주	1잔	67		키위	1개	50
	막걸리	1사발	110		수박	1쪽	50
	드라이진	1잔	132		복숭아	1개	50
	마티니	1잔	156		오렌지	1개	75
	맥주(하이트)	1잔	161		감(단감)	1개	75
	맥주(라거)	1잔	161		감(연시)	1개	75
생야채	양상추	5장	20		감(곶감)	1개	75
	깻잎	10장	4		건포도	1접시	75
	상추	10장	6		바나나	1개	100
	오이	1개	25		자몽	1개	100
	풋고추	5개	20		참외	1개	125
	양파	1개	30		사과	1개	150
	당근	1개	75		배	1개	150
젓갈류	명란젓	약간	25		포도	1송이	175
	오징어젓	약간	25		머스크메론	1개	200

종류	음식류	단위	Kcal
과일 통조림	복숭아통조림(황도)	1통	225
	귤통조림	1통	250
	복중아통조림(백도)	1통	275
	파인애플통조림	1통	525
	후르츠칵테일	1통	650
견과류	땅콩	20개	117

종류	음식류	단위	Kcal
견과류	잣	2큰술	127
	호두	10g	66
양식	생선까스정식	1인분	300
	돈까스정식	1인분	500
	함박스테이크정식	1인분	575
	안심스테이크정식	1인분	650

회사명	식품명	단위	중량(g)	Kcal	식품명	단위	중량(g)	Kcal
피자헛	크러스트(슈퍼슈프림)	1조각	243	557	팬피자(치즈)	1조각	205	492
	크러스트(슈프림)	1조각	239	540	팬피자(페퍼로니)	1조각	211	540
	크러스트(치즈)	1조각	220	517	씬크러스피(슈퍼슈프림)	1조각	203	463
	크러스트(페퍼로니)	1조각	197	500	씬크러스피(슈프림)	1조각	200	460
	팬피자(슈퍼슈프림)	1조각	243	532	씬크러스피(치즈)	1조각	148	398
	팬피자(슈프림)	1조각	255	589	씬크러스피(페퍼로니)	1조각	148	413
KFC	치킨버거	1개	157	436	콘샐러드	1컵	135	169
	치킨(다리)	1조각	47	117	코오슬로	1컵	91	121
	치킨(가슴살)	1조각	69	199	비스켓	1개	62	222
	치킨(날개)	1조각	42	136	감자튀김	1봉	138	311
	너겟(소스제외)	1개	16	45				
버거킹	햄버거	1개	109	275	햄버거(와퍼샌드위치)	1개	265	641
	햄버거(더블와퍼)	1개	351	797	햄버거(치즈)	1개	120	316
	햄버거(더블치즈와퍼)	1개	375	900	감자튀김	1봉	138	422
맥도날드	햄버거	1개	100	255	초코쉐이크	1컵	291	352
	빅맥	1개	200	520	애플파이	1개	35	260
	치즈버거	1개	114	304	맥너겟(소스제외)	1조각	16	48
롯데리아	불고기버거	1개	107	274	데리버거	1개	120	389
	치즈버거	1개	120	246	러브샌드	1개	200	496
	새우버거	1개	125	436	바닐라쉐이크	1컵	250	233

6장. 피 부

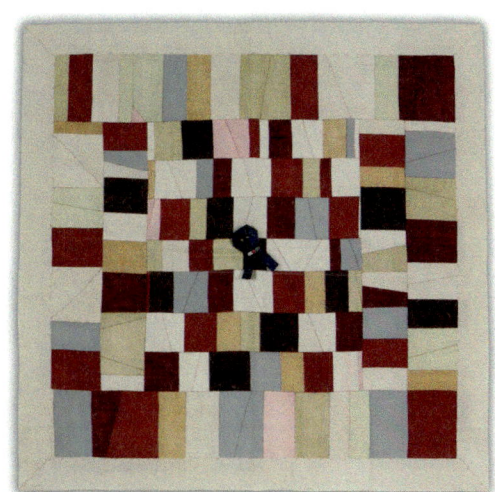

아토피

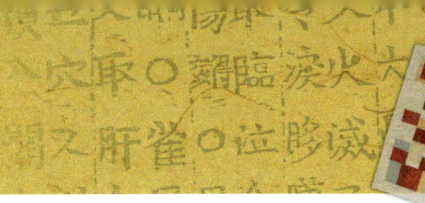

1) 정의

아토피는 만성적으로 재발하는 심한 가려움증이 동반되는 피부 습진 질환이다. 아토피 피부염은 천식, 알레르기 비염, 만성 두드러기와 함께 대표되는 알레르기 질환의 하나라고 볼 수 있다. 보통 태열이라고 부르는 영아기 습진도 아토피 피부염의 시작으로 볼 수 있고, 나이가 들면서 점점 빈도는 줄어들지만 소아, 청소년, 성인에 이르기까지 호전과 악화를 보이며 만성적인 경과를 보이기도 한다.

2) 원인

아토피 피부염의 발병 원인은 아직 확실하게 알려져 있지 않은 상태이다. 임상 증상도 피부건조증, 습진 등으로 다양하게 나타나기 때문에 발병 원인이 어느 한 가지로만 설명될 수는 없지만, 환경적인 요인과 유전적인 소인, 면역학적 반응 및 피부보호막의 이상 등이 주요 원인으로 여겨지고 있다. 환경적인 요인으로는 산업화로 인한 매연 등 환경 공해, 식품첨가물 사용의 증가, 서구식 주거 형태로 인한 카펫, 침대, 소파의 사용 증가, 실내 온도 상승으로 인한 집먼지 진드기 등의 알레르기를 일으키는 원인 물질(알레르겐)의 증가 등이 있다.

또한 실내에서 애완동물을 키우는 일이 많아지면서 원인 물질에 노출되는 것도 원인이 된다. 한편 아토피 피부염이 유전적인 영향을 받는 점은 많은 아토피 피부염 환자들이 가족력이 있다는 사실에서 알 수 있다.

3) 증상

심한 소양증(가려움증)과 피부건조증, 피부 병변이 주요 증상이다.

4) 치료

(1) 사혈 요법★★★

귀뒤 정맥혈관에 사혈을 실시하면 체온이 내려가면서 소양감이 감소한다.

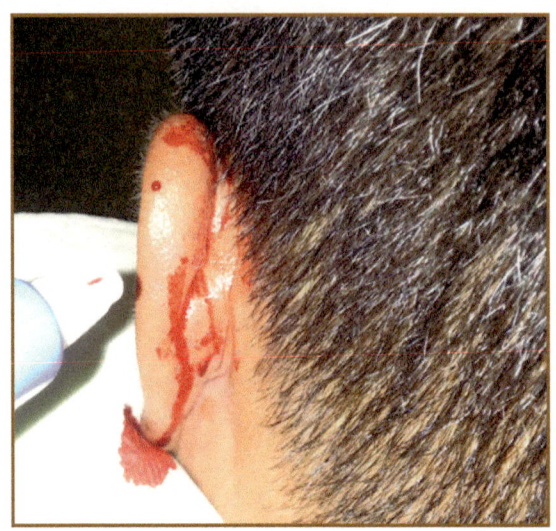

사진 6-1 아토피의 사혈요법

(2) 침 치료

동씨침의 駟馬上, 駟馬中, 駟馬下穴에 일반침(0.30×40) 자침하면 아토피에 효과적이다.★

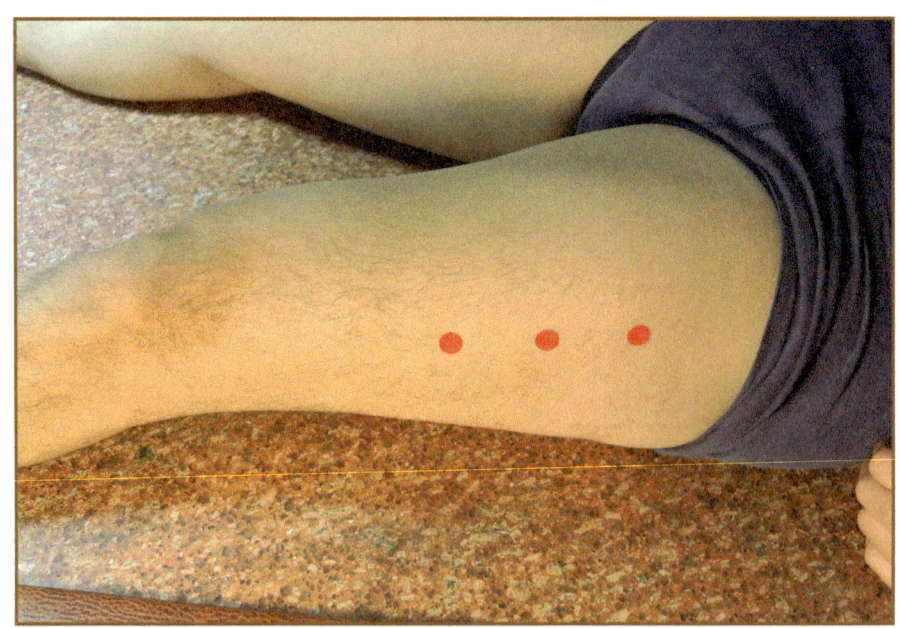

사진 6-2 아토피의 침 치료

(3) 한약 치료

① 한약치료

- **양격산화탕가미*****_심한 아토피 질환에 사용하면 피부가 진정되고 소양감이 감소한다. 생지황, 인동등, 연교 각8g, 치자, 박하 각4g, 지모, 석고, 방풍, 형개 각4g, 감초, 맥문동, 상백피 각8g, 어성초 20g, 유근피, 마치연 각12g, 황금, 지실, 창이자 각4g

- **육미지황탕 + 사백산**(상백피, 지골피 각8g, 감초 4g)**_아토피 환자 피부보습 효과 기대. 소아환자에게 효과적이다.

- **가감보중익기탕****_알러지성 질환 통치방(비염, 아토피, 태열)
  감초 8g, 승마, 갈근, 백선피, 백질려, 당귀, 황기, 백출, 맥문동, 방풍, 선퇴, 백강잠, 하수오, 진피, 금은화, 사인, 시호 각4g, 오미자 2g, 지모(초), 황백(초) 각1.5g

② 입욕제*

부평초(개구리밥)을 달인 물을 욕조물에 넣고 아토피환자가 입욕을 하면 아토피피부가 개선된다.

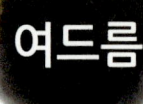

여드름

1) 정의
털을 만드는 모낭에 붙어 있는 피지선에 발생하는 만성 염증성 질환

2) 주로 발생하는 연령대
남성호르몬(안드로겐)이 가장 많이 생성되는 사춘기에 주로 발생한다. 남자 15~19세(고등학교), 여자 14~16세(중학교)에 발생빈도가 높다. 80% 정도 20세 중반까지 없어지나 30~40세 이후까지도 지속되기도 한다. 남녀 성별 관계없이 거의 같은 비율로 발생하나 남성의 경우 여성보다 더 심하고 오래 지속되고 여드름도 많다.

3) 자주 발생하는 부위
피지선이 많이 모여 있는 얼굴, 두피, 목, 가슴, 등, 상지, 어깨 부위에 주로 발생한다.

4) 원인
남성호르몬의 증가로 모낭(땀구멍)에서 피지의 왕성한 분비가 이루어지면 피지와 죽은 세포(각질)들이 생겨 모낭을 막게 된다. 그렇게 되면 피지를 먹고 사는 여드름 균(박테리아균) 활성화되어 피부에 염증을 유발하게 되어 여드름이 발생된다.

5) 여드름의 진행단계
- **1단계 면포**_여드름의 초기 단계로 과도하게 분비된 피지가 모공으로 빠져 나가지 못하고 있는 상태로 아직 세균 감염이나 염증이 없는 상태. 내용물의 일부가 피부표면 밖으로 나와서 공기와 접촉하면 산화가 되어 블랙헤드가 생긴다. 그렇지 않고 모공 표면이 막혀 있어 피지 덩어리가 하얗게 보이면 화이트헤드라 한다.
- **2단계 구진**_면포 상태에서 여드름균이 증식하게 되면 염증 반응이 발생하게 되는데 붉은색으로 염증이 곪아 구진형으로 발전하게 된다. 이렇게 곪게 되면 통증이 유발된다.
- **3단계 농포**_붉은 여드름이 염증에서 발전하면 화농성 여드름이 되어서 고름주머니가 생긴다.
- **4단계 결절 낭종**_가장 심한 단계로 여드름 뿐만아니라 주변 조직이 붕괴로 액체와 반고체 고름을 포함하고 있다. 피부속으로 움푹 들어간 큰 자루 모양의 구조를 갖는다. 큰 통증을 수반하고 더 많은 염증을 유발해 주변에 여드름을 번식하고 흉터로 이어진다.

6) 화장품 사용유무

팩 제품은 땀구멍을 막아 여드름을 악화시키므로 사용하지 말고 스킨이나 로션, 자외선 차단제 정도만 사용하는 것이 좋다.

여드름 환자의 얼굴 세안법

하루 2회~3회 따뜻한 물로만 씻는 것이 좋다. 각질 제거 위해 가끔 우유를 얼굴에 바르고 마사지하면서 문질러 주면 도움이 된다.

여드름 치료에 도움이 되는 팩하는 방법

- 각질제거를 하면 땀구멍이 열리게 된다. 우유로 얼굴 마사지를 하고 차갑게 식힌 녹차물로 얼굴 세안을 한다. 녹차물은 자외선으로 손상된 피부를 회복시키고 모공을 줄여주며 피부 진정효과와 수렴작용이 있다.
- 따뜻한 수건을 얼굴에 10분 정도 두어서 모공을 열어주고 유기농녹차가루 : 유기농밀가루 : 우유(1 : 1 : 1)를 섞어서 얼굴에 거즈를 대고 20분 정도 팩을 한 후 얼굴을 씻는다.
- 심한 여드름의 경우 밀타승이라는 광물질을 프라이팬에 구워 가루로 만들어 우유에 개어서 얼굴에 거즈를 대고 밀타와 우유 섞은 것을 얼굴에 바르고 굳어지는 느낌이 있으면 제거하고 얼굴을 씻는다.
- 블랙헤드(개방성 면포, 멜라닌 침착 검은색을 띰) 제거
  흑설탕 20g + 포도씨오일 10g을 잘 녹여서 하루 정도 숙성시킨 후 얼굴에 바르고 1분 정도 마사지하고 씻으면 블랙헤드가 제거된다.

---

7) 여드름 치료를 위한 생활수칙

- 늦은 잠자리, 흡연, 음주 등은 피지 분비를 활성화 시키므로 삼가야 한다.
- 맵고 짠 음식, 피자 치킨 햄버거 인스턴트 음식 및, 동물성 지방질 식품(돼지고기, 소시지 등)을 피하는 것이 좋다.
- 스트레스를 안 받도록 하는 것이 좋다.
- 신선한 야채, 과일, 현미밥을 먹는 것이 좋다.

8) 치 료

(1) 사혈 요법★★

귀 뒤 정맥혈에 사혈을 실시하면 체온이 내려가면서 여드름이 감소한다.

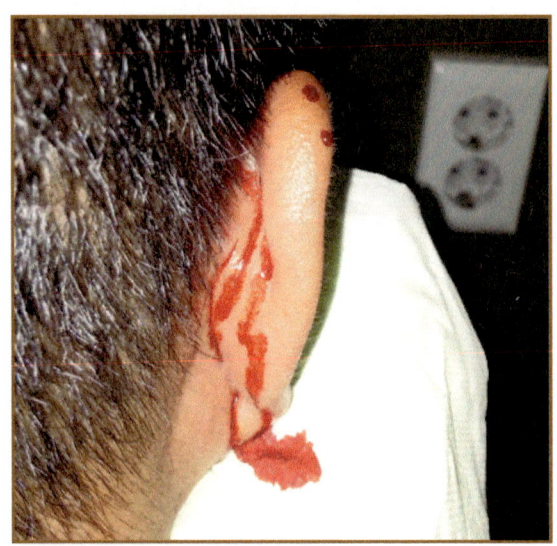

사진 6-3 여드름의 사혈요법

(2) 침 치료

동씨침의 駟馬上, 駟馬中, 駟馬下穴에 일반침(0.30×40) 자침하면 여드름 치료에 효과적이다.★

위경의 火혈인 內庭穴이 위열을 내려줌으로 얼굴부위 열을 내려주어 여드름이 개선되게 한다.★

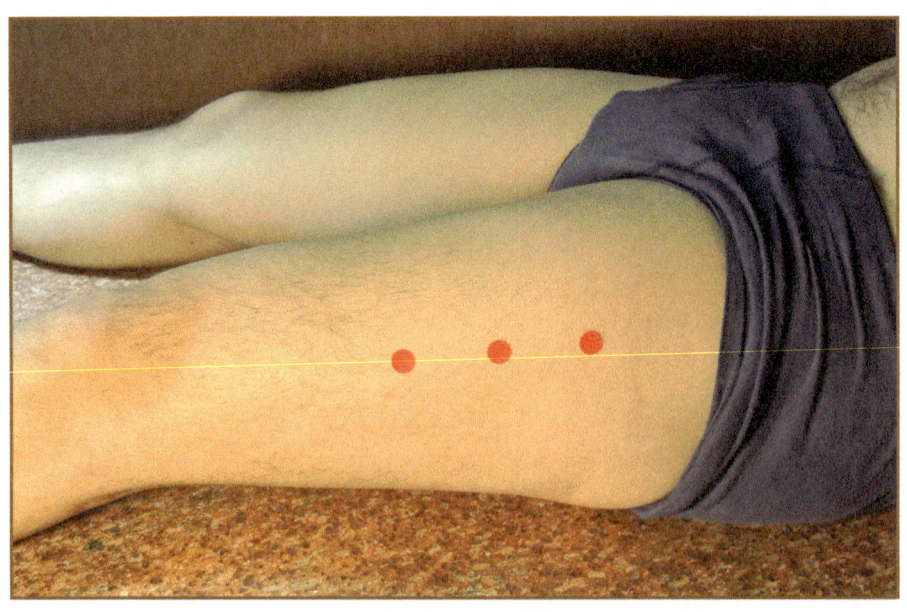

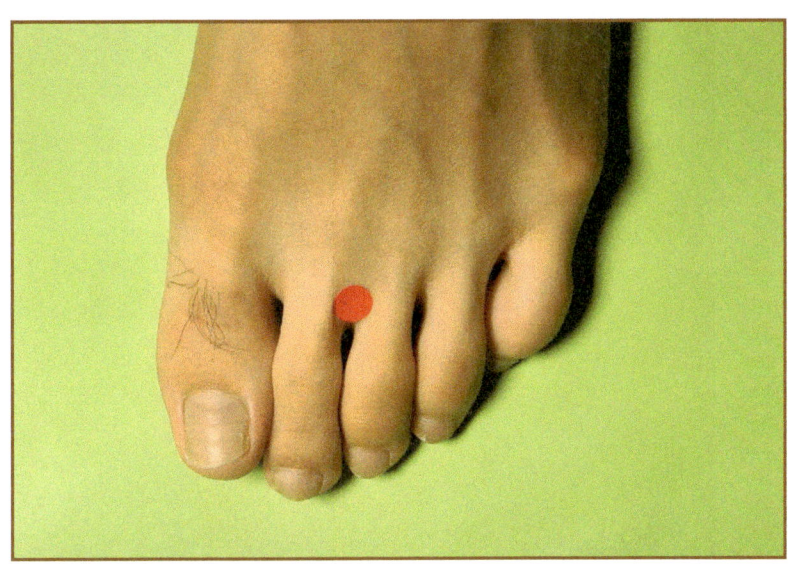

사진 6-4 여드름의 침 치료

(3) 한약 치료

① 한약치료

▶ 면포방★★

인삼, 시호, 전호, 강활, 독활, 지각, 길경, 천궁, 적복령, 감초, 형개 각4g, 방풍 6g, 박하 2g, 강 3

+ 부평초 12g, 화피, 연교 각8g, 백작약, 당귀, 생지황, 백선피 각4g, 황금, 황연, 선퇴, 지실 각3g, 치자 1.5g, 도인 4g

두드러기

1) 정 의

두드러기는 벌레에 물렸을 때 부풀어 오르는 것과 같은 팽진과 그 주위를 둘러싸는 발적이 특징적으로 나타나며, 개개의 병변은 24시간 이상 지속되지 않는다. 피부가 몹시 가려우며 경계가 명확하게 홍색 또는 흰색으로 부어오른다. 이러한 팽진은 혈관반응으로 인하여 피부의 진피에 나타나는 일시적인 부종에 의해 생긴다.

2) 원 인

곤충자상, 음식물 알레르기, 약물, 감염, 기계적, 물리적 자극 등의 여러 가지 원인과 기전에 의해 비만세포 및 호염기구에서 여러 가지 화학 매개체들이 유리되고, 이 매개체들이 피부의 미세혈관에 작용하여 미세혈관을 확장하고 투과성을 증가시켜 혈관으로부터 단백질이 풍부한 삼출액이 진피조직으로 새어 나와 발생하는 것이다. 이들 화학매개체들 중에 대표적인 것이 히스타민으로 히스타민이 피부 미세혈관의 수용체에 결합되면 홍반과 팽진이 유도된다.

3) 증상별 구분

- **급성 두드러기**_1주일 정도 지나면 없어지는 경우가 많다. 음식이 원인이라고 하더라도 시간이 지나면 체내에서 분해되거나 체외로 배설되므로 원인을 찾기가 어렵다.
- **만성 두드러기**_6주 이상 오랜 기간 유지되는 것으로 경우에 따라서는 수년 간 지속적으로 두드러기가 발생하게 된다. 만성 두드러기 환자의 70%에서 원인을 알 수 없으며, 감염, 대사 및 내분비계 이상, 악성 종양, 정신적 요인들의 관련성이 알려져 있고, 30%에서 자가면역기전에 의한 보고들이 있다.
- **일광 두드러기**_햇볕을 쪼이고 수 분 내에 두드러기가 나타나서 한두 시간 만에 들어간다.
- **한랭 두드러기**_차가운 공기, 찬물 등 추위에 의해 생긴다. 주로 추위에 노출되었다가 다시 따뜻해질 때 증세가 발생한다.
- **콜린성 두드러기**_땀이 나거나, 햇볕을 받거나, 목욕을 하거나, 화가 나거나 하는 것 등의 피부 온도를 높일 수 있는 경우, 정서적인 흥분 후에, 주변색깔이 하얗거나 빨갛고 자잘한 두드러기가 온몸에 깔리며 몹시 심하게 가렵다.
- **피부묘기증**_피부를 강하게 긁거나 때리면 그 자리를 따라서 부풀어 오른다. 이들 환자는 대부분 전신 건강에는 아무런 지장이 없다. 이 증상은 다른 유형의 두드러기와

같이 생기기도 하며 몹시 가려울 수 있다.
▸ 맥관부종_입술이나 눈 주위가 붓는 것으로 그다지 가렵지는 않다.
▸ 열두드러기_열이 가해진 부위에만 두드러기가 발생하는 경우로, 손이나 발을 40도 정도의 물에 수분 간 담그고 있으면 두드러기를 발생시킬 수 있다.
▸ 수성두드러기_드문 두드러기로 물의 온도와 상관없이 물이 닿은 부위에 아주 작은 팽진이 모공을 중심으로 발생하며, 목, 팔, 상체에 호발한다.

4) 치 료

(1) 사혈 요법★★★

귀뒤 정맥혈관에 사혈을 실시하면 체온이 내려가면서 두드러기가 감소한다.

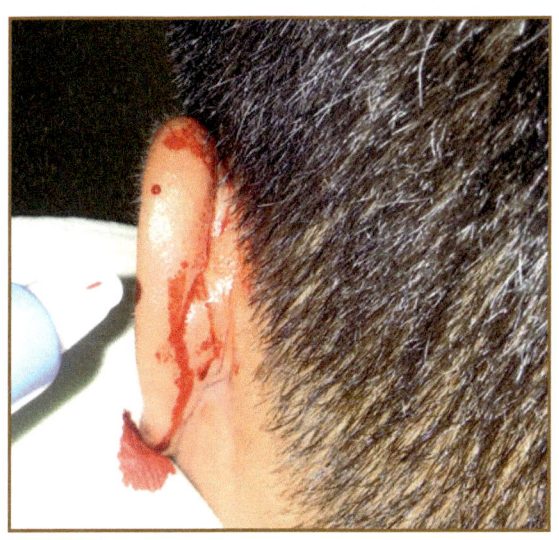

사진 6-5 두드러기의 사혈요법

(2) 침 치료

동씨침의 馴馬上, 馴馬中, 馴馬下穴에 일반침(0.30×40) 자침하면 두드러기 치료에 효과적이다.★

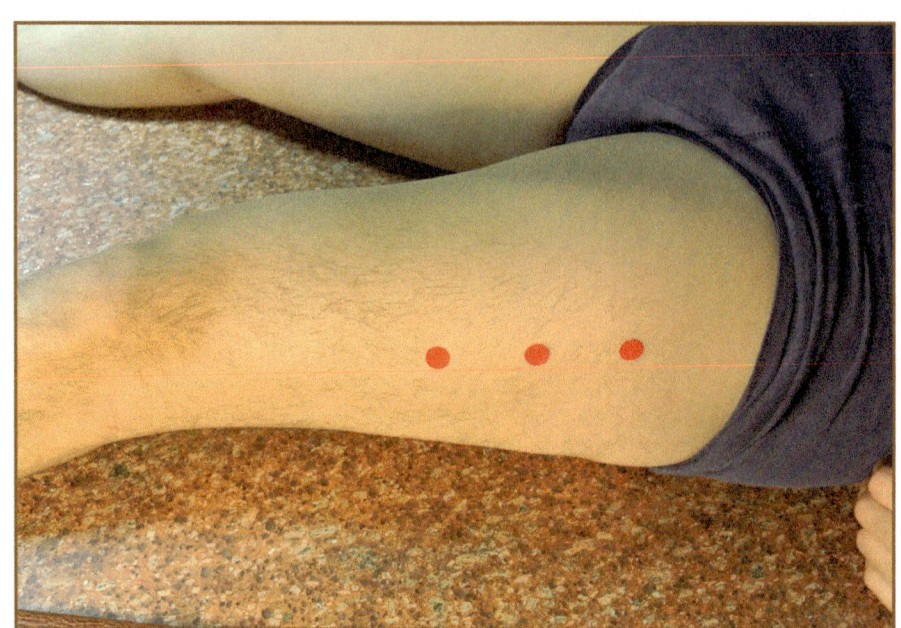

사진 6-6 두드러기의 침 치료

(3) 한약 치료

① 한약치료

▶ **가미방풍통성산**★★ ─ 제반 두드러기에 효과가 있다.

금은화 13g, 활석 8g, 석고, 감초, 황금, 길경, 방풍, 천궁, 당귀, 백작약, 연교, 형개, 백출, 치자, 현삼, 선퇴, 산사, 화피, 우방자, 백질려 각4g, 대황, 마황, 박하, 망초 각3g, 부평초 12g

옻알러지

▶ **생혈청양탕가미**★★__6첩 정도 복용하면 옻알러지로 인함 증상(소양감, 발적)들이 개선된다.

고삼 20g, 갈근 12g, 백작약, 승마, 감초 각6g, 강 3

+ 산사, 화피, 현삼, 우방자 각5g, 선퇴, 백질려, 연교, 황금, 백선피 각4g, 시호, 치자 각5g

▶ 고삼만 달여서 복용해도 옻알러지에 효과적이다.★

물사마귀

▶ **의창향소산가미**★__바이러스성 물사마귀가 퍼지는 것을 막고 점차 감소하게 도와준다.

의이인 20g, 창출 12g, 소엽, 진피, 향부자, 오약, 천궁, 강활, 지각, 감초 각4g, 신곡, 빈랑 각2g, 강 3

식욕부진 ≫ + 사인, 산사, 백두구 각4g, 당귀신 8g

7장. 보 약

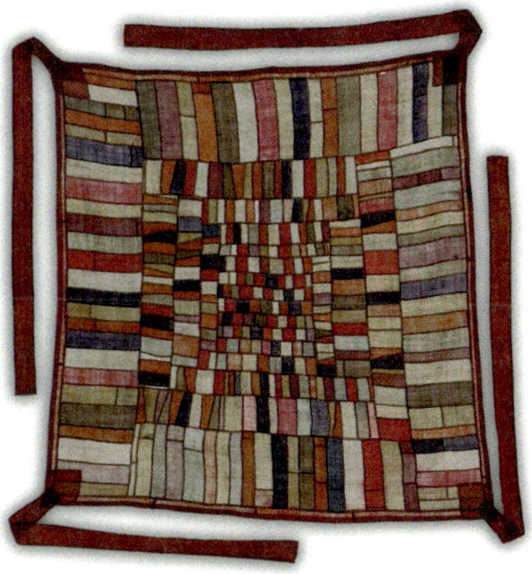

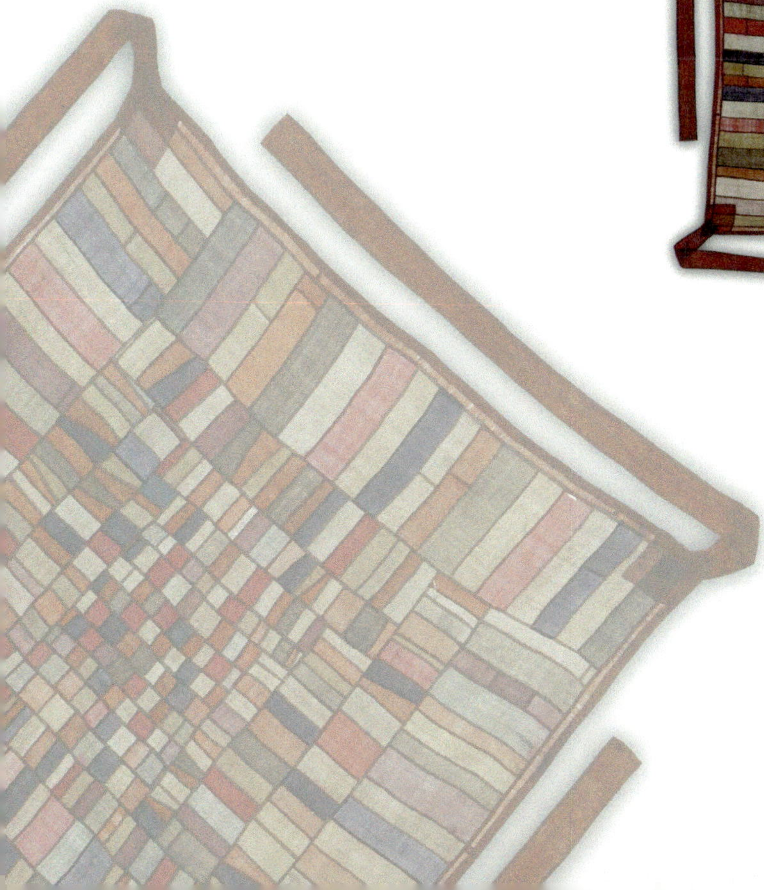

남성보약

▶ **십전대보탕가미**★★★ _ 남성 피로회복, 정력증진
  인삼, 백출, 백복령, 감초, 숙지황, 백작약, 천궁, 당귀, 황기, 육계 각4g, 강 3 조 2
  + 오자(차전자, 복분자, 구기자, 토사자, 오미자) 각4g
  + 파극 5g, 산수유 4~8g, 강황 4g, 오가피 8g
  食無味 ≫ + 산사, 사인, 백두구 각4g, 정향2g
  소화불량 ≫ − 숙지황 + 용안육
  음주자 ≫ + 갈근 8g, 지구자 4g

여성보약

▶ **십전대보탕가미**★★★ _ 여성 피로회복
  인삼, 백출, 백복령, 감초, 숙지황, 백작약, 천궁, 당귀, 황기, 육계 각4g, 강 3 조 2
  + 오자(차전자, 복분자, 구기자, 토사자, 오미자) 각4g +향부자 4~8g, 당귀 4g, 오가피 8g
  食無味 ≫ + 산사, 사인, 백두구 각4g, 정향 2g
  소화불량 ≫ − 숙지황 + 용안육

소아보약

▶ **귀룡탕가미**★★★★ _ 식욕증진, 피로회복, 면역력증진
  당귀신 12g, 인삼 4g, 백출, 백복령 각6g, 백편두, 백두구, 사인, 산수유, 산사, 목향 각4g, 오미자 3~4g, 녹용 2~4g
  다한증, 면역력 증진 ≫ + 황기 8g
  비염 ≫ 유근피 8g
  축농증 ≫ 유근피, 노근 각8g

> **피로회복 침법**
> ▸ 피로를 회복하고 기운이 나게 한다.
> ▸ 태백, 공최, 경거, 지구

여름철 보약

▸ **청서익기탕가미****__창출 8g, 황기, 승마 각6g, 인삼, 백출, 진피, 신곡, 택사 각3g, 황백(주초), 당귀, 갈근, 청피 각2g, 맥문동 6g, 감초 2g, 오미자 4g

▸ **여름음료**__맥문동 10g, 인삼 5g, 오미자 4g, 황기 6g, 감초 2g, 황백 1g

> **오미자음료**
> 오미자 한 주먹 분량을 흐르는 물에 씻은 다음, 1리터 유리용기에 넣고 생수를 부어 냉장고에 1일 정도 보관 후 오미자는 빼고 우려낸 물을 마신다. 우려낸 오미자물은 떫은 맛이 없이 깔끔하게 즐길 수 있고 어린아이의 경우 꿀을 조금 첨가해서 마시면 먹기가 용이하다.
> ▸ **오미자 효능**__항산화 작용 뛰어나다. 갈증해소, 피로회복, 혈액순환개선, 감기예방, 정력증진

정력증진

▸ **정력환***__숙지황, 산수유 각120g, 파극 80g, 음양곽 200g 토사자, 속단(酒浸), 원지, 사상자(초) 각60g, 백복신, 산약(주침), 우슬(주침), 두충(두충), 당귀신(주침), 육종용(주침), 오미자 각40g, 익지인(鹽水炒), 녹용 각40g, 구기자 120g, 인삼 80g, 오공 4개, 야관문 120g

▸ 평소 건강 보조식품으로 L아르기닌을 복용하는 것도 효과적이다.

성장보약

▶ **식욕부진형 성장부진**★★★ ― 식욕부진으로 식사를 잘 안 해 성장이 적은 경우
  백출, 백복령, 당귀신 각8g, 인삼 6g, 감초, 사인, 백두구, 산사, 산수유 각4g, 정향 2g, 오가피, 두충, 속단 각8g, 방풍, 골쇄보, 파고지 각4g

▶ **골성장부진형**★ ― 식사를 잘하면서 성장이 적은 경우
  숙지황(생지황) 8g, 산수유, 산약, 목단피, 백복령, 택사, 당귀, 천궁, 백작약 각4g, 계지 5g, 방풍, 두충 각8g, 건강, 산사 각4g, 오가피, 골쇄보 각8g, 속단 6g, 우슬, 홍화자, 파고지 각4g

수험생 보약

▶ **수험생보약**★★ ― 머리를 맑게 하고 피로를 회복하게 해준다.
  용안육 12g, 반하, 진피, 백복령 각6g, 신곡, 맥아, 백출, 인삼, 창출, 황기, 당귀신, 천궁, 계지, 감초(초) 각4g, 천마, 택사, 건강 각2g, 죽엽 4g, 황백(초) 1.5g, 백두구, 사인, 향부자 각4g

식욕증진 보약

▶ **향사육군자탕가미**★★★★ ― 식욕을 증진시켜 준다.
  백출, 백복령, 당귀신 각8g, 향부자, 반하, 진피, 백두구, 초두구, 인삼, 사인, 산사, 후박 각4g, 감초 2g, 건강, 육계 각4g, 지실, 목향 각3g, 정향 2g, 강 3 조 2

8장. 불임·부인과 질환

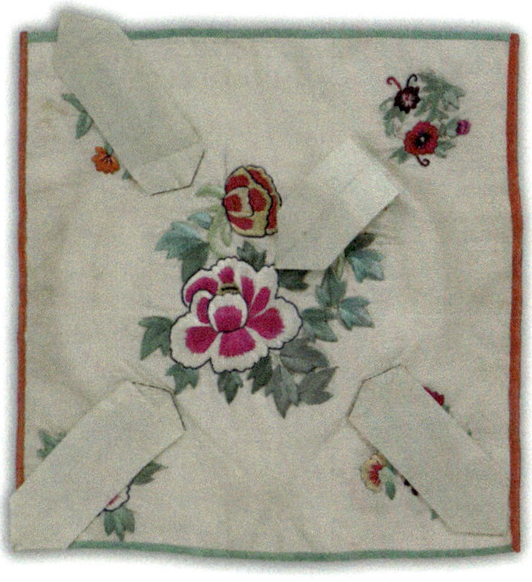

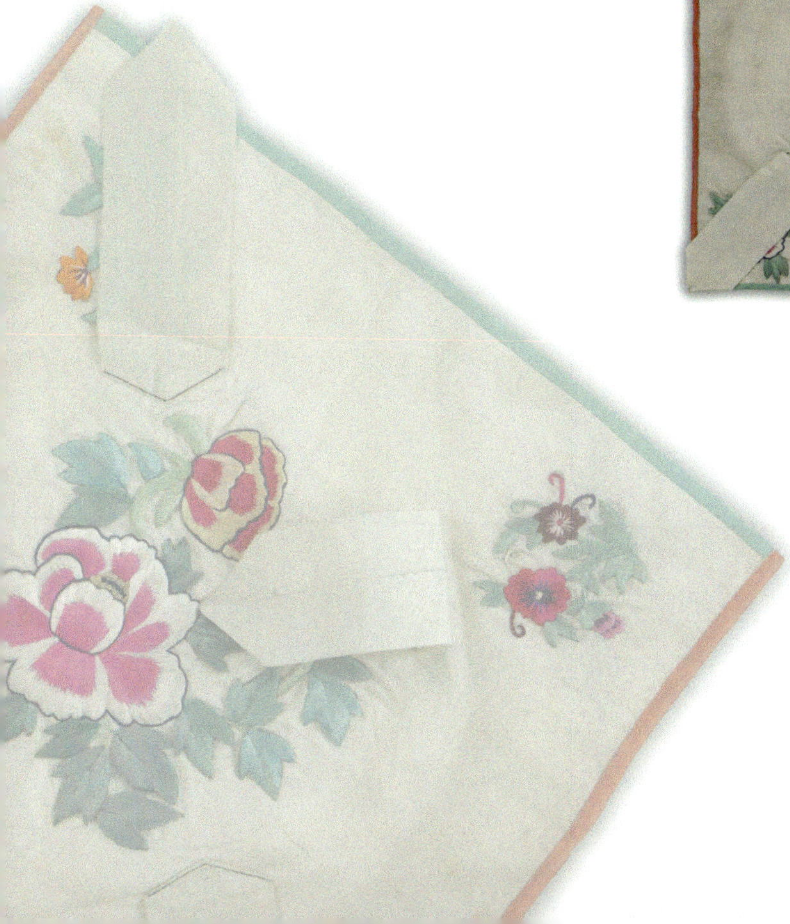

여성불임

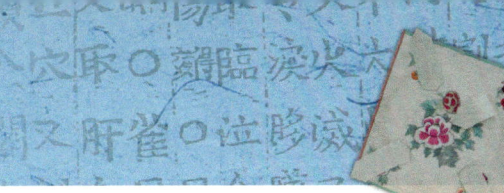

1) 정 의

부부가 피임하지 않고 1년 이상 정상적인 성관계를 하여도 임신이 안 되는 경우를 말한다. 발생 빈도는 전체 가임여성의 10~15% 정도이며 일반적으로 여성의 연령이 증가할수록 불임 가능성이 높다.

2) 불임원인

- 남성 요인
- 배란 장애
- 난소 기능 저하, 난관 손상, 난관주위 유착
- 자궁 경관의 문제(염증, 자궁경관의 점액 부족)
- 자궁내막증
- 기타

3) 치 료

(1) 한약치료

- **가미오적산**＊ _ 불임환자가 생리불순이 있는 경우 먼저 복용하고 나서 자궁보약이나 배란촉진제를 복용하면 효과적이다.
  창출, 변향부자, 오수유 각8g, 당귀, 천궁, 백작약, 숙지황, 지각, 육계, 건강, 계지, 봉출, 목향, 우슬, 현호색, 소목, 홍화, 도인, 후박, 황금 각4g
- **십전대보탕가미**＊＊＊ _ 자궁 보약
  숙지황, 당귀, 천궁, 백작약, 백출, 육계 각8g, 황기, 감초, 인삼, 백복령, 사인 각4g, 차전자, 복분자, 구기자, 토사자, 오미자 각4g, 변향부자 8g, 백자인, 우슬 각4g, 녹용 4g, 강 3 조 2
- **조경종옥탕가미**＊＊＊ _ 배란촉진제로 생리시작일로부터 7일~15일 복용한다.
  변향부자, 하수오 각8g, 당귀, 천궁, 백작약, 숙지황 각6g, 오수유, 현호색, 백복령, 건강, 육계, 애엽, 진피 각4g
- **득남방** _ 여자를 강알칼리성 체질로 만들어 자궁내에서 XY염색체가 생존하기 더 쉽게 만들어 준다. 여자는 생리가 끝난 날부터 복용하고 남자는 생리 2주차 여성 배란기 전에 1주일 정도 사정을 참아 충분한 정자수를 확보하면 정자수가 많을수록 XY염색체가 생존할 확률이 높아진다.
  황기(5년근 이상) 40g, 음양곽, 산수유 각8g, 승마 2g, 목단피, 토사자, 산약 각4g

4) 환자 관리

(1) 기초체온법을 이용한 배란일 판단

건강한 여성의 경우 월경 주기 동안 기초 체온을 측정하면 저온기가 어느 정도 계속 되다가 약 0.3℃ 정도 상승하는 고온기가 되고, 다시 또 저온기가 되면서 월경이 시작 된다. 임신이 되면 계속 고온이 유지된다.

(2) 간편한 기초체온법 측정방법

우선 기초 체온용 수은 온도계를 준비한다. 생리가 끝난 날 이후 10일 정도 매일 아침에 일어나자마자 최소한의 움직임만 하고 구강 내 체온을 측정한 후 그래프에 기록한다. 그리고 그래프상의 체온이 0.3도 정도 떨어지면 배란일이다. 배란일 전후 2일간 임신이 가능하고 배란전 2일이 임신이 잘 된다.

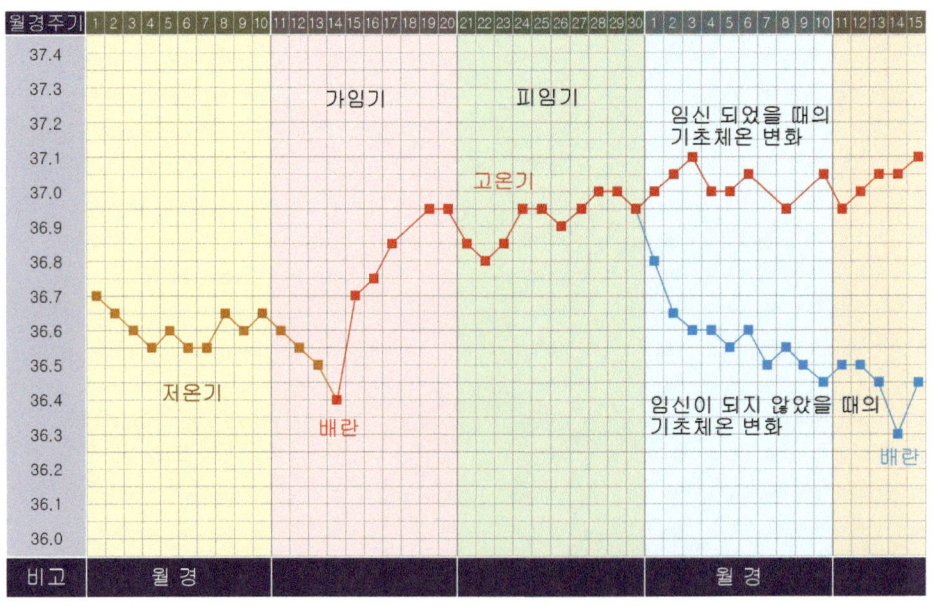

기초체온표

(3) 배란일 측정법

▸ 기초체온법_월경후 0.3도 정도 체온이 떨어진 날★★
▸ 배란 점액 관찰법_평소 닫혀 있는 자궁경부의 문이 열리면서 점액분비물이 경부에서 흘러나오는데 평소에는 산성을 띠어 정자가 죽지만 배란일이 되면 알칼리성 점액

을 분비해 정자가 자궁경부로 진입할 수 있게 한다. 점액이 계란 흰자처럼 묽어 지고 양이 많아 진다.
▶ 여성 신체 변화__배란일이 되면 여성의 가슴이 부풀어진다.

(3) 임신 확률을 높이는 방법

▶ 난자 생존일 12시간~24시간이지만 임신이 잘 되는 시간은 6시간 정도이다. 정자는 3일 정도 생존하지만 임신이 잘 되는 시간은 1일 정도 이다. 따라서 배란일을 맞추는 것이 중요하다.

▶ 남자는 평소 1주에 2회 정도 사정을 하여 건강하고 신선한 정자들을 만들어야 하고 여성이 월경이 끝난 이후 1주일 정도 사정을 참아서 정자수를 확보한 후 부부 관계를 하면 3억 이상의 정자를 확보함으로써 임신확률을 높일 수 있다. 그리고 정자수가 많은 수록 XY염색체(남성)가 자궁내에서 생존확률이 높아져 남아를 임신하기 쉬어 진다.★★

임신오저

입 덧

1) 정 의

입덧이란 임신 중에 느끼는 구역 및 구토 증상으로, 주로 임신 초기에 발생하는 소화기 계통의 증세를 말한다.

2) 원 인

임신 초기에 쓴맛을 내는 타액 분비의 증가가 산모의 수면중에 증가한다. 이것이 위를 놀라게 하여 아침에 구토를 유발한다.

3) 증 상

이른 아침 공복 때의 구역질이나 가벼운 구토 외에 식욕부진과 음식물에 대한 기호의 변화 등이 나타난다. 전체 임신부의 70~85%에서 나타나며, 병이라기보다는 일종의 생리적인 현상이다. 보통 임신 9주 내에 시작되고 임신 11~13주에 가장 심하며 대부분 14~16주면 사라지지만 20~22주 이후까지 지속되는 경우도 있다.

4) 치 료

(1) 침 치료

① 일반침 치료

동씨침의 通關穴(대퇴전면정중앙 슬개골상 5촌), 通山穴(통관혈상 2촌)이 임신성구토에 효과적이다(사진 8-1).★★

② 피내침 치료

동씨침의 通關穴(대퇴전면정중앙 슬개골상 5촌), 通山穴(통관혈상 2촌)이 피내침으로 붙이고 있어도 효과적이다.

(2) 한약치료

▶ 오저방★★★__6첩정도로 효과를 볼 수 있다. 탕약을 입덧이 심해 한 번에 다 복용하기 힘들면 조금씩 나누어 복용해도 좋다.

백출, 향부자, 진피, 오약, 비파엽 각8g, 사인, 백두구, 신곡, 맥아, 목향, 죽여, 소엽, 대복피 각4g, 정향, 감초 각2g

기허 ≫ + 인삼 4g

맛이 없어 복용하기 힘들 경우 ≫ + 용안육 12g

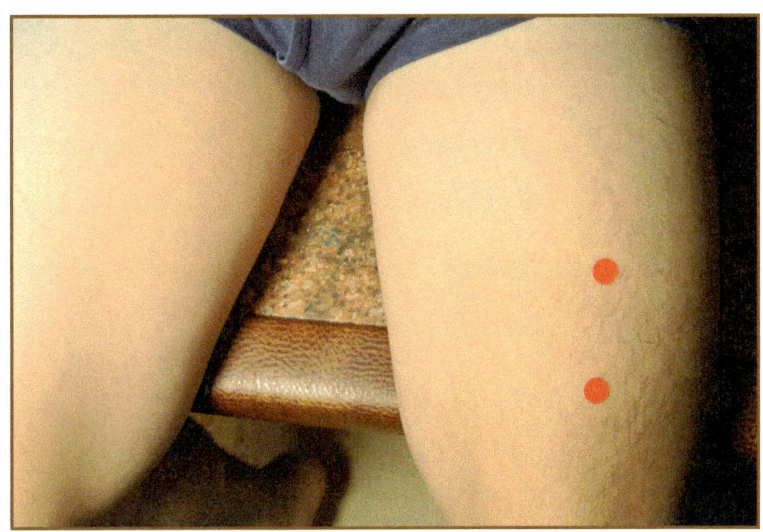

사진 8-1 임신오저의 침치료

5) 환자관리

- 입덧을 유발시키는 특정 냄새나 음식 섭취를 피한다.
- 적은 양의 식사를 자주 먹되 포만감이 너무 느껴지는 수준까지 먹는 것은 피해야 한다.
- 자극적인 맛이나 지방이 많은 음식을 줄이고 철분 제제가 포함된 약의 복용을 줄이는 것이 바람직하다.
- 적당한 수분 공급이 중요하므로 소량의 물을 자주 마시고 때때로 물 외에 스포츠 음료, 야채주스, 차, 레몬에이드 등의 음료수를 가끔 섭취하도록 한다.
- 만약 아침에 입덧이 심하다면 아침에 잠에서 깬 후 일어나기 전에 말린 식품, 고단백 스낵, 크래커 등을 섭취하면 도움이 된다.
- 일부에게는 짠 음식이 도움이 될 수 있으므로 감자칩이나 짠 비스킷 종류를 먹을 수도 있다.

만약 구역 및 구토가 너무 심하여 물도 먹을 수 없거나 탈수가 된 것 같으면 입원 치료가 필요할 수 있으므로 담당의사와 상의해야 한다. 입원을 하면 심각한 구토를 유발할 수 있는 다른 원인들을 감별한 후 수액요법, 영양요법, 항구토제 투여 등을 시행하게 된다.

6) 입덧에 좋은 체조

엎드려서 숫자 8자 모양을 그리면서 동물들처럼 4발로 걸으면 입덧이 가라앉는다.

입덧 치료 운동 방법(네발 8자 걷기)

엎드려서 무릎을 펴고 네발 자세로 기는 운동방법이다.
1. 손에는 장갑을 끼고 손바닥을 바닥에 댄다.
2. 무릎을 펴고 뒤꿈치를 바닥에 붙인다.
3. 머리는 되도록 위로 젖힌다.
4. 방안을 8자 모양으로 20분간 기어다닌다.(혹은 5~10분 운동하고 쉬기를 반복한다.)
5. 기어갈 때에는 배를 축 늘어뜨린다.

---

7) 입덧에 좋은 음식

소양(소의 위장)을 이용해서 곰국을 끓여 먹으면 위장을 회복시키고 입덧을 가라앉게 한다.

입덧 치료 음식요법(소위 요리)

- 좁쌀 1줌, 찹쌀 1줌, 시금치 1포기, 당근 1개, 콩나물 1줌, 소위(=소양) 100g, 생강 5쪽, 대추 5개
- 약 달이듯이 잘 끓여 찌꺼기를 거르고 소금으로 간을 맞추어 1숟가락씩 10분 간격으로 3~5숟가락을 먹이고 나면 미음 정도를 먹을 수 있게 된다.
- 미음 ⇨ 죽 ⇨ 물에 말은 밥 ⇨ 밥의 순으로 먹을 수 있게 된다.

---

8) 주 의

산모가 입덧이 심해 심각한 구토와 구역으로 음식물 뿐만 아니라 물도 먹지 못하게 되면 심각한 영양장애와 함께 탈수 현상이 생겨 혈액이 끈적해지게 되서 뇌혈관 장애가 발생하여 사망에 이를 수도 있어 주의를 요한다.***

조산·유산 증후예방

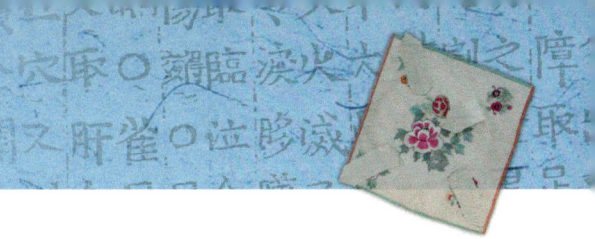

1) 원인

- 태아의 이상으로 태아기형이 심하면 대개 초기에 유산되지만, 계속 자라다가 후기에 조산이 되는 경우도 있습니다.
- 임산부의 질환 고혈압이나 심장병, 당뇨병, 폐병 등 지병이 있는 임산부라면 조산이나 유산이 일어날 확률이 높다. 임신 중독증에 걸려도 태반이 제 역할을 다하지 못하기 때문에 조산을 할 수 있다. 전치태반이나 조기박리가 나타나면 출혈이 심해 태아나 산모 모두가 위험하게 된다.
- 양수이상, 피로나 스트레스, 자궁이상 조기 파수가 되거나 자궁이 쉽게 벌어지는 자궁무력증이 있다면 조산할 가능성이 높다. 또 임신후기에 장거리 여행을 하거나 피로가 쌓이면 조산 위험이 있다. 스트레스 역시 자궁을 수축하게 만들어 조산의 원인이 된다.

2) 증상

(1) 자연유산

대부분의 증상은 출혈로 시작되는데, 몇 시간 또는 며칠 후 복통이 뒤따른다. 출혈은 점성 출혈이나 더 심한 출혈이 수일 또는 수 주 동안 지속될 수 있다. 임신 초기에 약 20~25%의 임산부가 출혈을 경험하는데, 이때 약 절반에서 자연유산으로 임신을 종결하게 된다. 복통은 복부의 앞면에서 주기적으로 있는 경우, 하부 요통이 골반 압박감과 함께 있는 경우 등 다양한 증상으로 나타나며 어떤 통증이든지 출혈과 동반되는 경우는 예후가 좋지 않다. 하지만 임신 초기에 아무 증상 없이 산부인과 초음파를 통해 태아 사망을 발견할 수도 있다.

(2) 조산

배가 땅기고 아프거나 피가 보이면 병원을 찾아야 합니다. 출혈이 심하고 양수가 나오는 것은 조산의 대표적인 증상이다. 그러나 이런 두드러진 증상 없이도 조산이 시작되는 경우도 50%나 된다.

3) 치료

(1) 한약 치료

- 교애사물탕** _ 조산 증후가 있으면 아랫배가 묵직하고 질에 피가 비치는 증상이 발

생하면 빠른 시간에 교애사물탕을 먹고 산모가 안정을 취하면 유산을 막는데 도움이 된다.

백출, 향부자, 오약, 진피, 용안육, 비파엽, 아교, 애엽(초), 지유(초) 각8g, 죽여, 사인, 백복령, 숙지황, 두충, 속단, 목향, 빈랑, 형개(초), 측백엽(초) 각4g, 정향, 감초 각2g

> **주 의**
> 애엽, 형개 등 잎이 있는 약재를 炒할때는 볶는 도중에 불이 날 수 있어 분무기로 물을 조금씩 뿌리면서 炒를 하는 것이 안전하다.*

4) 환자관리

(1) 조산을 예방하는 방법

조산은 임산부의 건강과 아주 직접적인 영향이 있다. 그런 의미에서 자궁과 태아의 상태를 체크하는 정기검진을 받는 것은 매우 중요하다. 특히 임산부의 나이가 35세 이상이거나 쌍둥이 또는 이전에 조산 경험이 있다면 특히 더 조심해야 한다. 임산부는 조산이 되지 않도록 무리한 일을 하거나 오래 서 있거나 배에 충격이 가는 일을 하면 안된다. 또 체중이 갑자기 늘어서 비만이 되면 임신 중독증에 걸리기 쉽기 때문에 체중관리를 하는 것은 조산을 예방하는데 매우 중요하다.

유산후 3개월간은 자궁이 안정화가 되지 않은 상태로 임신이 되면 유산이 되어 나아가 습관성유산이 될 수 있으므로 유산후 1개월간은 부부관계를 삼가고 유산후 3개월까지는 피임을 하는 것이 좋다.*

하 혈

1) 정 의
하혈이란 건강에 이상이 있어 생리일 외에 부정출혈이 생기는 것이다.

2) 원 인
- **자궁내 물혹**_물혹이 자궁내막에 자리를 잡고 점점 자라남에 따라 초기에는 월경과다 및 빈혈로 인한 어지럼증 나타나며 심해지면 하혈을 일으키기도 한다.
- **자궁내막염**_골반통증, 복통, 요통, 생리전후 배변활동 이상
- **자궁근종**_자궁근종은 복부를 압박하는 증상 또는 요통, 복부통증, 질출혈, 월경과다
- **과도한 스트레스**_과도한 스트레스를 받을 경우에 여성의 몸에 여성호르몬생성을 자극시키는 호르몬이 생성되어 뇌기능을 방해하여 균형적인 호르몬분비를 교란시켜 하혈을 일으킬 수 있다.

3) 치 료

(1) 침치료★

① 동씨침 치료★
하혈이 있는 경우 발등 부분 4족지와 5족지 사이 止血穴에 자침하면 하혈이 그치는데 도움이 된다.

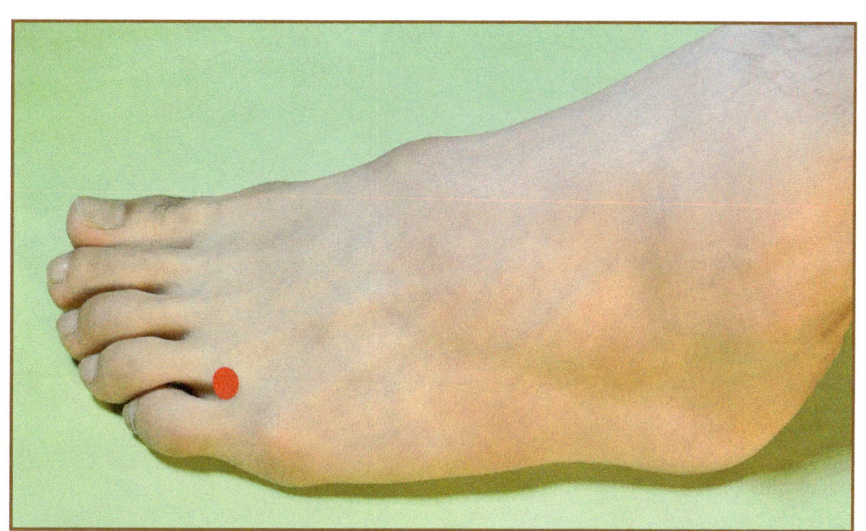

사진 8-2 하혈의 동씨침 치료

② **피내침 치료**★

止血穴에 피내침을 붙여도 하혈 치료에 도움이 된다.

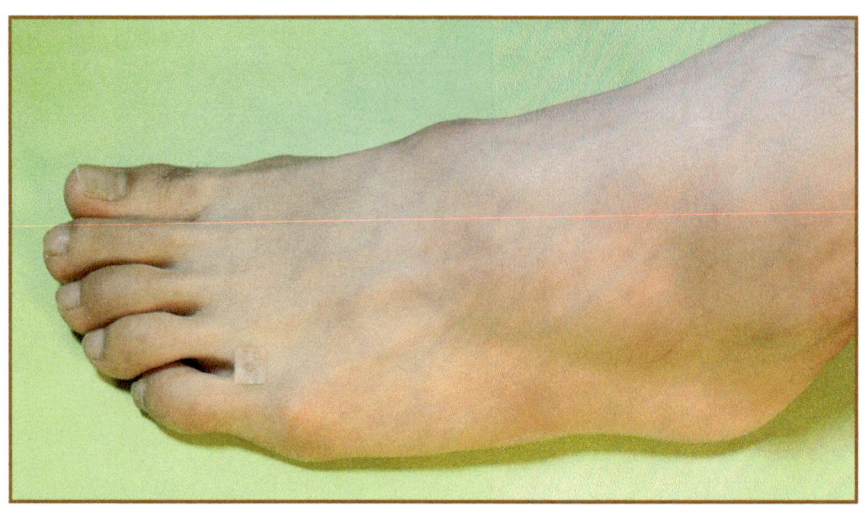

사진 8-3 하혈의 피내침 치료

(2) 한약 치료

▶ **하혈방**★ __ 백출, 황기 각12g, 산약, 지유(초) 각6g, 측백엽(초), 오령지(초), 산사, 신곡 각4g, 진피, 감초 각3g, 승마, 시호, 황금 각2g, 강 3 조 2
+ 애엽, 인삼 각4g, 아교주, 향부자 각6g, 당귀신 12g, 산수유, 천궁, 형개(초), 포황(초) 각4g

생리통

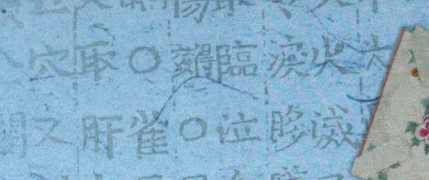

1) 정 의

월경곤란증(생리통)은 생리를 하는 여성의 약 50%에서 발생한다.

- **원발성 월경곤란(일차성 생리통)**_골반에 아무런 이상 소견 없으면서 생리통이 있는 경우. 일차성 생리통은 대개 초경이 있고 난 후 1~2년 이내에 나타나는데 주로 젊은 여성에서 있으나 40대까지 계속될 수도 있다.
- **속발성 월경곤란(이차성 생리통)**_기질적인 원인이 있을 경우 나타나는 생리통이다. 이차성 생리통은 골반에 병변이 원인이 되어 발생하기 때문에 초경 후 수 년이 경과한 후에 생긴다.

2) 원 인

- **원발성 생리통**_자궁내막의 프로스타글란딘이라는 물질의 생성이 증가하기 때문이라 여겨진다. 자궁내막세포에서의 여러 변화에 의해 프로스타글란딘의 생성이 증가하게 되면 이 물질에 의해 자궁수축의 톤이 증가하게 되어 생리통이 발생하게 된다.
- **속발성 생리통**_대개 초경 후 수년 후에 생긴다. 이는 기질적인 원인에 의해 생기며, 통증은 생리 시작 1~2주 전에 시작되어 생리 끝난 후 수일간 지속된다. 자궁근종, 자궁선근증 및 자궁내막증 등이 주원인이다.

3) 증 상

- **원발성 월경통**_치골 부위 위쪽에서 월경이 나타나기 수시간 전 혹은 직전에 시작되어 2~3일간 지속될 수 있다. 일차성 월경통의 원인은 자궁 근육의 과도한 수축이므로 출산시 산통과 유사하다. 꼬리뼈(요추천추) 부위의 통증이 동반되거나 앞쪽 허벅지까지 통증이 뻗어갈 수 있으며, 동시에 구토, 메스꺼움, 설사 등의 증상이 나타날 수 있고, 드물게 실신에 이르는 경우도 있다.
  일차성 월경통에서 나타나는 통증은 복강 내 염증 등에 의한 통증과는 달리 쥐어짜는 것 같은 양상이며, 흔히 골반부위의 마사지, 신체 활동 등에 의해 호전될 수 있다.
  월경 수시간 전 혹은 직전에 통증이 시작되어 2~3일간 지속되고 통증이 사라진다.
- **속발성 월경통**_월경 시작 1~2주 전부터 시작되어 월경 출혈이 끝난 후에도 수일간 지속될 수 있다.
  이차성 무월경의 원인이 다양한 만큼 통증이 발생하는 메커니즘 역시 다양하지만, 대개는 골반강 내의 이상 징후에 의해 자궁경부가 막히거나, 자궁 내에 혹이 생기거나, 이물질로 인한 반응으로 자궁근육이 강하게 수축하면서 프로스타글란딘의 생성이 증가한 것이 원인이 된다.

이차성 월경통을 가진 여성은 골반강 내 이상이 있으므로 일차성 월경통과 달리 일반적인 진통제나 먹는 복합 피임제에 잘 반응하지 않는다.

4) 치 료

(1) 침치료

① **일반침 치료**★★★

동씨침의 婦科穴, 還巢穴에 자침하면 생리통을 효과적으로 진통 시킬 수 있다(사진 8-4).

② **피내침 치료**★★★

동씨침의 婦科穴, 還巢穴에 피내침을 붙여도 생리통을 효과적으로 진통 시킬 수 있다.

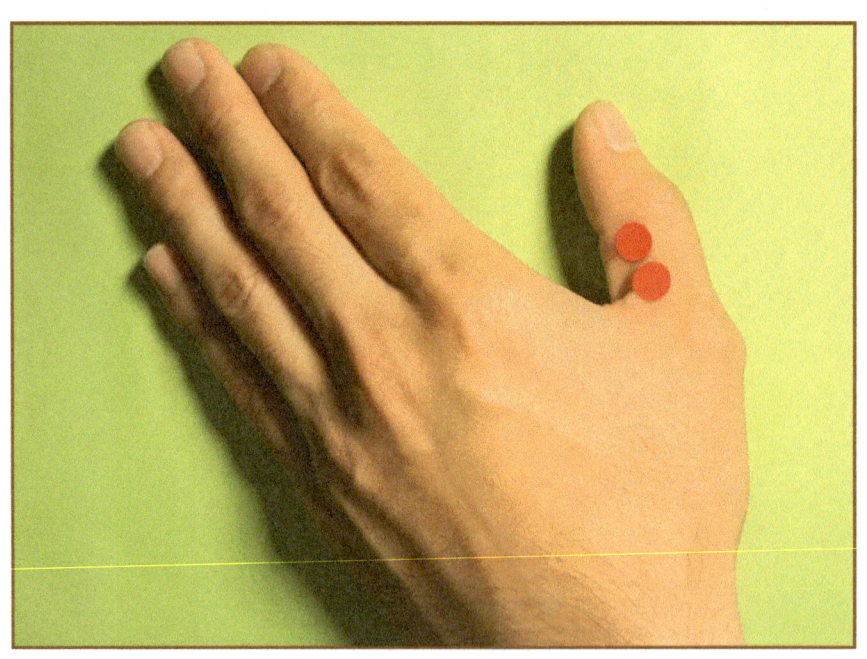

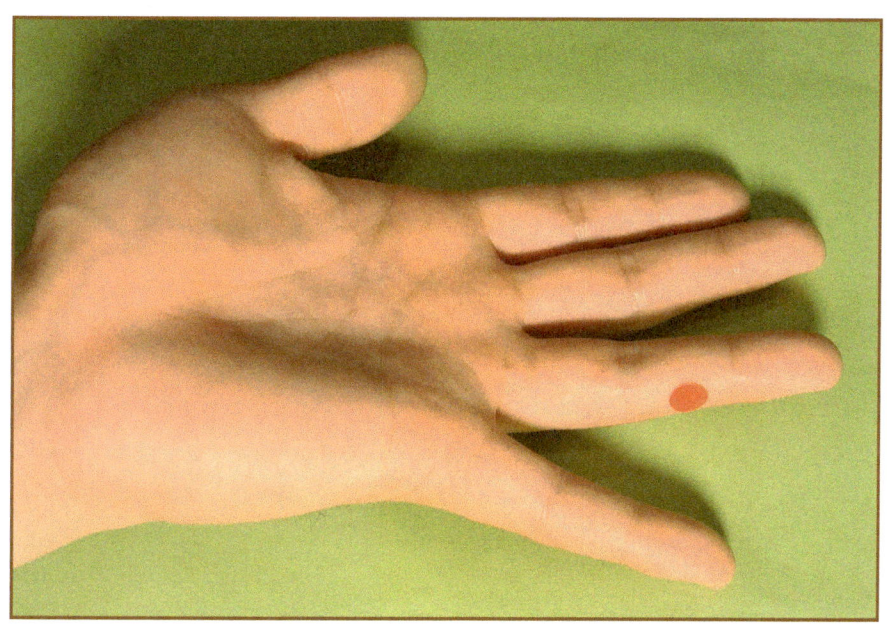

사진 8-4 생리통의 침치료

(2) 한약 치료

▶ 현부이경탕가미★★★__생리통에 효과적이다.

향부자 12g, 창출, 오약 각6g, 현호색, 진피, 당귀, 천궁, 백작약, 지각, 봉출, 도인 각4g, 육계, 목향, 홍화 각3g, 강 3

요통 ≫ + 우슬, 두충 각6g

냉통 ≫ + 소회향, 목단피 각4g, 건강 3

기결심 ≫ + 청피 4g

혈어경폐불행(변비) ≫ + 당귀미 8g, 소목 4g

습관성인경통 ≫ + 익모초 8g

통증이 매우 심한 경우 ≫ + 포황, 오령지, 유향, 몰약 각4g

경 폐

생리불순

1) 정의

생리불순(희발월경)이란 월경의 간격이 35~40일 이상으로 길어지는 증상을 말하며, 40일형, 45일형 등 항상 일정한 간격으로 월경이 나타나는 경우와 부정기적으로 1년에 3~4회밖에 나타나지 않는 경우로 나눌 수 있다.

2) 원인

생리불순은 기능적 원인이라는 것은 환자의 몸 상태를 의미하는데, 시상하부 및 뇌하수체의 이상, 내분비기능장애, 갑상선기능의 이상 등이 원인이 되어 발생하고 난소기능 부전과 무배란이 원인인 경우도 많다. 그 밖에도 인공유산시술을 자주 하거나 자궁결핵 등으로 자궁내막의 많은 부분이 소실되면 희발월경이 올 수 있다.

최근 무리한 다이어트를 통한 영양결핍으로 인해 여성호르몬의 부족 및 불균형이 생겨 많이 발생하고 있다.

3) 증상

생리불순으로 난소의 기능이 나쁠 때는 두통, 어깨결림 등이 나타나기도 하지만 전혀 증상이 없는 경우도 많다.

4) 치료

(1) 침치료

① **일반침 치료**

삼음교혈과 동씨침의 婦科穴, 還巢穴에 자침하면 생리불순을 개선하는데 효과적이다. (사진 8-5).

② **피내침 치료**

삼음교혈과 동씨침의 婦科穴, 還巢穴에 피내침으로 오랜 기간 지속적으로 붙이면 생리불순을 개선하는데 효과적이다.

(2) 한약 치료

▶ 가미통경탕★★ _ 생리불순이 심한 경우로 생리를 하지 않을 때 사용하는 처방이다.

향부자(초), 당귀미 각8g, 생지황, 삼릉(초), 봉출(초), 현호색, 목단피 각6g, 천궁, 백작약, 지각, 지실, 황금, 홍화, 육계, 도인, 소목, 구맥 각4g, 후박, 대황 각3g, 오매 1개

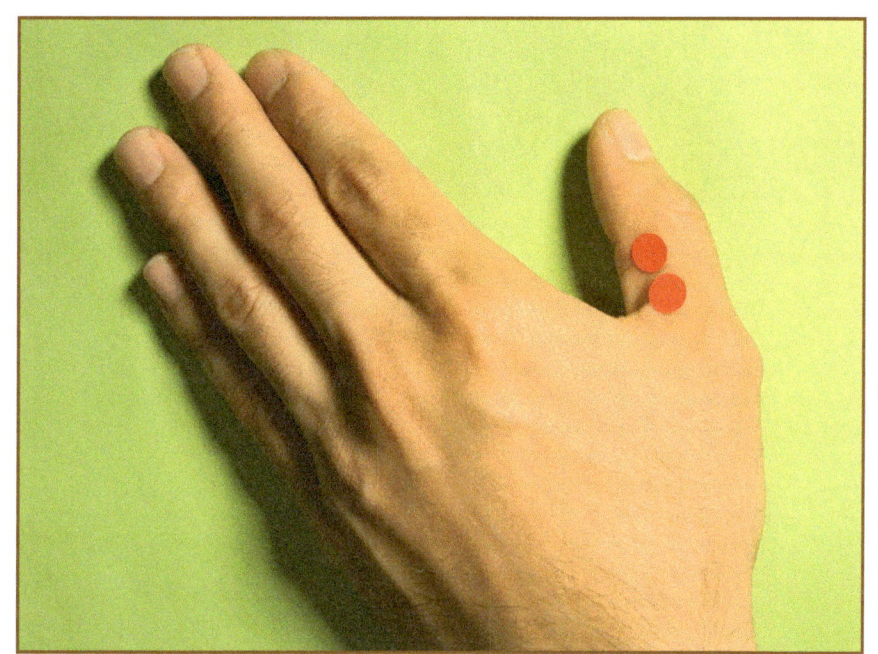

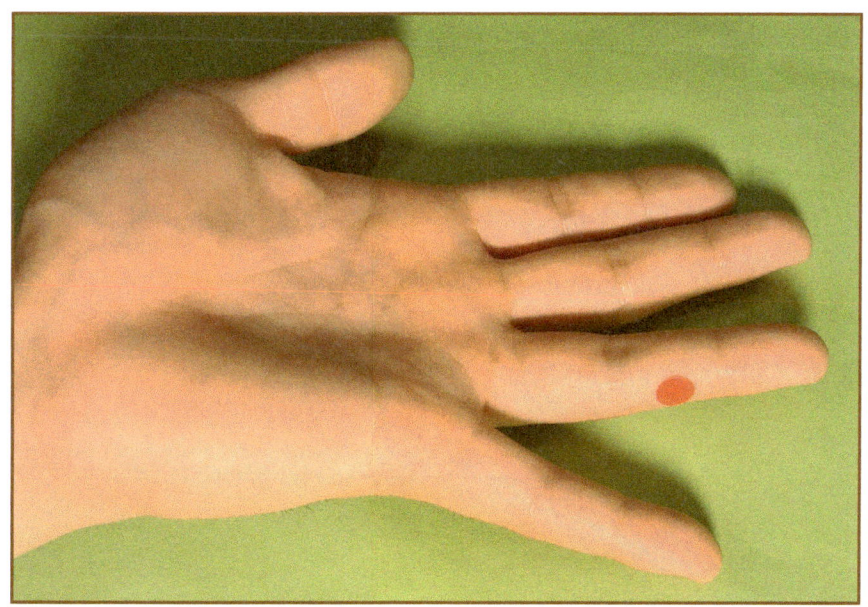

사진 8-5 경패(생리불순)의 침치료

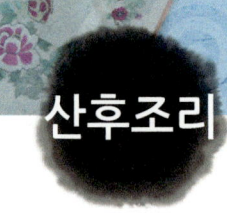

산후조리

1) 정 의

출산으로 인한 몸의 상처를 완전히 회복하고 신체의 모든 기관이 임신 전의 상태로 돌아가는 기간을 산욕기라고 부르며, 대개 출산 후 6~8주 동안을 이른다.

자궁이 원상태로 회복되는데 평균 4주가 소요된다.

2) 치 료

(1) 한약 치료

▶ **불수산 + 녹용*** _ 진통시 복용하면 자궁 수축을 도와주고 산모의 기운을 보강해서 출산을 용이하게 해준다.

당귀 24g, 천궁 16g + 녹용 12~15g

① **오로제거약**

▶ **궁귀탕**** _ 출산 후 1개월 정도 오로가 생성된다. 이 약은 자궁을 수축시켜 오로 제거를 용이하게 하고 자궁이 정상적인 크기로 축소되도록 도와준다.

당귀 24g, 천궁 16g   4첩 사용

▶ **당기조혈탕가미*****_ 이 약은 산모와 아이에게 부작용이 없는 약이다. 자궁을 정상화 하는데 도움을 주고 기혈을 보하며 산후풍을 예방하는 효과가 있다.

당귀 12g, 천궁, 백출, 백복령 각8g, 숙지황, 진피, 변향부자 각6g, 오약, 건강 각4g, 익모초 6g, 목단피, 감초 각4g, 용안육, 구기자, 두충 각8g, 우슬 6g, 육계, 애엽, 사인 각4g, 강 5 조 2

요 통 ≫ + 속단 4g

슬 통 ≫ + 위령선 4g

下 乳 ≫ + 목통, 통초 각4g, 생지황 8g

乳 腫 ≫ + 택사, 목통, 방기, 백출 각4g

浮 腫 ≫ + 五皮(생강피, 복령피, 대복피, 진피, 상백피) 각4g

▶ **산후 젖 잘나오게 하는 처방 I** _ 유선이 막혀 안 나오는 경우. 유선을 뚫어주는 역할을 한다.

당귀, 맥문동, 창출, 목통, 천산갑, 왕불유행 각8g, 후박, 진피, 갈근, 천화분 각4g, 천궁, 백지, 승마 각3g

▶ **산후 젖 잘나오게 하는 처방 II** _ 유방발육이 안된 경우 사용한다.

당귀, 백출, 맥문동 각20g, 건지황(혹. 숙지황), 왕불유행 각8g, 목통, 시호, 원지 각 4g, 감초 2g, 자하거 8g

▶ 산후 斷乳防 _ 출산후 젖을 끊을 때 사용

맥아 40g, 청피 20g, 숙지황, 백작약, 천궁, 당귀 각8g, 사인, 진피 각4g, 목향 2g

▶ 乳腫, 乳房化膿 _ 젖을 빠는 것 보다 젖이 늘어나는 속도가 빨라서 乳腫이 발생한 경우. 오한 발열이 있고 유방이 화농이 된 경우 사용

금은화, 연교, 백지, 천화분 각8g, 황금, 형개, 방풍, 사삼, 시호, 전호, 강활, 독활, 지각, 길경, 천궁, 백복령, 감초 각4g

3) 산후풍과 올바른 산후 조리방법

1. 산후풍의 정의

출산 후 느끼는 통증이나 냉감 뿐만아니라, 출산 후 면역력 저하로 감각적 감정적 외형적부분에 나타나는 모든 증상.

출산 후 춥고 관절이 시리고 온 몸이 여기저기 쑤시고 아프고 하는 등 출산 후 생기는 모든 후유증을 말한다.

2. 산후풍의 증상

전신관절의 통증, 신체 각 부분 찬 바람 들어오는 것 같음, 전신 및 신체 일부 시림, 팔다리 저림, 오한, 다한증, 식욕부진, 불안, 우울증, 피로, 두통, 메스꺼움

3. 산후풍을 발생시키는 원인

출산에 힘을 써서 전체 관절이 열리게 된 상태(관절내 활액분비가 원활하지 못한 상태)로서 기혈이 약한 상태에 외부의 찬 기운을 접하게 돼서 발생한다.

출산후 혈부족, 영양부족, 혈액순환부전 상태에 무리하게 관절을 사용하고 찬바람을 쐬서 발생한다.

임신을 한 산모는 출산전 여러 호르몬의 변화로 인대가 유연하게 되어 골반이 잘 벌어져 출산에 용이하게 된다. 그러나 이 호르몬이 출산과 관련되지 않는 부분의 전신 관절과 인대, 근육을 약화시킨다. 이러한 상태에 산후 과도한 움직임으로 상태를 악화시킨다.

4. '오로'란?
출산후 태반의 부산물이나 어혈로서 자궁에 남으면 자궁 질환을 유발 할 수 있다.

5. 한방에서는 산후풍 치료 방법
▶ 오로 및 어혈 제거
▶ 늘어진 자궁과 인대 관절 근육 회복
▶ 기혈 보충

6. 산후보약 복용으로 인한 신생아의 영향
극미량의 한약이 검출되지만, 신생아에 전혀 지장이 없다.

7. 산후 산후풍 관련해서 침치료
산후풍으로 인한 여러 증상을 침치료로 개선할 수 있다. 침치료해서 몸이 약해지지는 않는다.

8. 산후 부기 때문에 호박을 달여 먹는 경우
호박은 이뇨성분이 있어 장시간 복용하면 신장에 부담을 줄 수 있다.

9. 산후 목욕방법
자연 분만 1, 2일은 마른 수건으로 산모의 신체를 닦아 주고 3, 4, 5일 째는 따뜻한 물을 수건에 적셔 닦아주고 6일째 따듯한 물로 가벼운 샤워 가능하다. 제왕절개시는 7일째 실밥제거 후 수일 경과 후 샤워 가능하다.

10. 산후 산모는 찬바람을 쐬면 안 된다고 해서 옷을 껴입고 방을 덥게 해서 과도하게 땀을 내면 어떻게 될까?
과도한 발한은 탈수, 탈진 유발할 수 있고 너무 덥게 하면 습진이나 땀띠가 날 수 있다. 적당한 온도가 좋다.

11. 산후 올바른 미역국 섭취
피를 만드는데 도움이 되고 자궁 회복에 좋고 혈액 순환을 좋게 한다. 젖을 잘 나오게 한다. 미역국은 하루 1번 정도 먹으면 충분하다. 미역 먹는 양이 많으면 드물지만 요오드 복용이 갑상선 기능을 지나치게 항진시킬 수 있고 산모에게 다량의 요오드를

투여할 경우 요오드가 신생아에게 전달되어 신생아의 갑상선이 커질 수 있다.

12. 젖이 부족한 산모에게 돼지족발이 좋을까?

　돼지족발이 유선조직의 혈관형성을 촉진시키고 유즙 분비 관련 유전자를 발현시키는 데 효과가 있다는 사실이 입증되었다. 그러나 단백질, 탄수화물, 지방, 비타민, 미네랄 등을 음식을 통해 골고루 섭취하면 돼지족발을 특별히 먹을 필요까진 없다.

13. 산모들에게 좋은 음식

▶ 단백질 음식, 따뜻한 음식 좋다.
▶ 맵고 짠 음식, 고지방식 삼가야 한다.
▶ 더덕_젖을 잘 돌게 한다.
▶ 참깨_단백질, 미네랄, 불포화지방산 풍부. 젖을 잘 나오게 한다.
▶ 전복·닭가슴살_양질의 단백질 공급으로 산후 회복을 빠르게 하고 젖도 잘 돌게 한다.

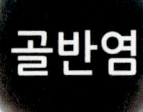

골반염

1) 정의

골반염이란 자궁경관에 번식하고 있던 세균이 자궁내막과 나팔관, 혹은 복강까지 퍼지면서 염증을 일으키는 것을 말한다. 대개 질염이나 자궁경부염이 치료되지 않고 방치된 경우에 세균이 자궁을 통해 위로 올라가면서 골반염이 생긴다.

2) 원인

골반염을 일으키는 원인은 세균이며, 성병의 원인으로 알려져 있는 임질균과 클라미디아 균이 가장 흔한 원인균이다. 그 외에 인플루엔자균, A군 연쇄구균, 폐렴구균 등도 골반염의 원인균이 될 수 있다.

3) 증상

골반염의 전형적인 증상은 골반통, 발열, 진찰시 자궁경부나 자궁부속기(난소와 난관)의 통증 등이다. 그러나 이외에도 골반염의 증상은 매우 다양하므로 하복통, 질 분비물 증가, 월경량 과다, 열감, 오한, 배뇨시 불편감 등 비뇨생식기계의 이상 증상이 있는 모든 여성에서 골반염의 가능성을 염두에 두어야 한다. 골반염이 있더라도 아무 증상이 없는 경우도 있다.

4) 치료

(1) 한약치료

▶ 골반염방*__금은화 12g, 계지, 백복령, 적작약, 목단피, 향부자 각6g, 익모초, 생지황, 황기 각4g, 도인, 소목 각3g, 홍화 2g, 의이인, 패장 각12g, 황금 3g, 황연, 치자 각 2g, 현호색 4g, 오가피 10g, 두충 4g

자궁근종

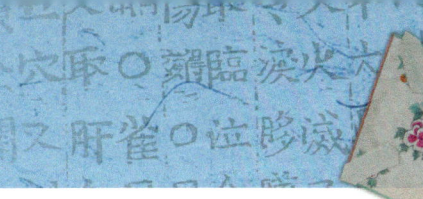

1) 정 의

자궁근종은 자궁을 대부분 이루고 있는 평활근에 생기는 양성종양이다. 자궁근종은 자궁 내에 발생하는 위치에 따라 장막하, 점막하, 근층내 근종으로 구분된다. 자궁근종은 여성에게 매우 흔하게 발생하며, 35세 이상 여성의 40~50% 나타난다.

2) 원 인

자궁근종의 원인은 아직 밝혀지지 않았다. 자궁의 평활근을 이루는 세포중 하나가 비정상적으로 증식한 것으로 추정하고 있다.

3) 증 상

증상이 없는 경우가 절반 정도이고, 자궁근종의 위치나 크기에 따라 다양한 증상이 생길 수도 있다. 월경과다가 가장 흔한 증상이며, 골반통증, 월경통, 성교시 통증, 골반 압박감, 빈뇨 등이 나타날 수도 있다.

4) 치 료

(1) 한약치료

▶ **귀출파징탕**__월경불통, 복부에 덩어리가 만져지는 경우 사용

향부자 6g, 삼릉, 봉출, 적작약, 백작약, 당귀미, 청피 각4g, 오약 3g, 홍화, 소목, 관계 각2g

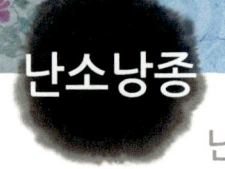
난소낭종
난소물혹

1) 정 의

　　난소낭종이란 난소에 물이 찬 혹이 생기는 것으로 대개의 난소 낭종은 작고 양성이며 암이 아니다. 난소는 매달 난포를 만들어 여성호르몬 생성과 난자를 생성하고 배출을 하게 되는데 이 난포가 제대로 성숙하지 못해 배출 되지 못해 낭종이 생기거나 배란 후에도 난포가 혹처럼 남아 낭종이 되는 경우가 있다.

　　난포가 미성숙하여 난포를 배출 못해 생기는 낭종을 기능성 낭종이라고 하고 보통 대부분의 난소낭종은 기능성 낭종이고 가임기 여성에게 잘 발생한다. 배란된 후에도 난포가 혹처럼 남아 있는 경우를 난포성 낭종이라고 한다. 난소낭종은 대개 1~3개월 내에 스스로 없어지는 경우가 많다.

2) 원 인

　　난소에는 난포라고 하는 정상 물집이 매달 생겨나고 여기에서 여성호르몬과 난자가 생성된다. 그런데 때로는 이 난포가 물혹으로 변하는 수가 있다. 2가지 종류가 있는데 기능성 낭종은 난포가 제대로 성숙하지 못하고 난포를 배출하지 못할 때 생긴다. 난포성 낭종은 배란이 된 후에도 난포가 혹처럼 남아 있는 경우이다. 이런 종류의 혹은 대개 1~3개월 내에 스스로 소멸되는 경우가 많다. 대부분의 난소낭종은 기능성 낭종이며 가임기 여성에게 잘 생긴다.

3) 증 상

　　대부분 난소낭종의 크기가 크지 않을 경우 자각증상을 못 느낀다. 그러나 증상이 있다면 가장 흔한 것은 복부팽만과 복부압박증상, 복통, 소화불량, 대소변시 불편함, 그리고 간혹 출혈이 있을 수 있다.

4) 합병증

　　가임기 여성들에게 나타나는 난소의 낭종은 수주에서 수개월 이내에 저절로 소실되는 것이 보통이나, 물혹이 꼬이거나 복강 내에서 터지면 복강내 출혈과 급성 복통을 일으킬 수도 있다.**

5) 치료

(1) 한약치료

▶ 가미이진탕* 별갑(주초), 반하 각8g, 삼릉(주초), 봉출(주초), 진피, 백복령, 향부자, 감초 각4g, 강 3

> **주 의**
> 배란기때 난소의 물혹이 커지고 아랫배에 뻐근한 감이 생긴다. 물혹이 8cm 이상은 수술하는 것이 좋다. 난소물혹 환자가 메스껍고 복통이 있으면 물혹이 터져서 복막염이 생긴 것으로므로 즉각 병원에서 수술을 받아야 한다.**

여성 불감증

1) 정 의
여성 성욕장애를 말한다.

2) 원 인
▶ **정신적인 원인**_성적 환타지 혹은 활동에 대한 성적인 욕구가 부족할 경우, 성적 파트너와의 관계 및 접촉을 반복적으로 극심하게 피하고 혐오할 경우
▶ **신체적인 원인**_질액분비가 원활하게 안 되어 성교통이 심하게 발생한 경우, 자궁질환 등으로 냄새가 심한 분비물이 발생해 꺼리게 되는 경우

3) 치 료

(1) 한약치료
▶ **청기산**★★_질 건조증이 있는 경우 효과적이다.
형개, 방풍, 인삼, 전호, 시호, 강활, 독활, 지각, 길경, 천궁, 적복령, 감초, 천마, 박하, 선퇴 각4g, 강 3
▶ **대영전**_질 건조증 치료
숙지황 12~28g, 당귀, 구기자, 두충 각8g, 우슬 6g, 육계, 구감초 각4g
　수족냉 ≫ + 부자 4g
　기허 ≫ + 인삼, 백출 각4g
　허열상충 ≫ + 목단피, 치자 각4g
　부종 ≫ + 창출, 백복령, 택사 각4g
　성욕감퇴 불감증 ≫ + 향부자, 인삼, 백출, 애엽, 구판, 진피 각4g

4) 환자관리★★
평소 케걸운동을 통해 자궁주위 근육을 강화시키면 불감증 개선에 도움이 되고 요실금 예방 효과도 있다.

> **케걸운동 방법**
> ▶ 누운 상태에서 다리를 어깨 넓이로 벌리고 무릎을 세운 다음 엉덩이를 들면서 항문을 조여 준다.
> ▶ 다리를 일자로 모으고 선 상태에서 발뒤꿈치를 들어주면 자연스럽게 엉덩이가 조여지게 된다.
> ▶ 소변을 보면서 조금씩 끊어서 나누어서 본다.

갱년기 증후군

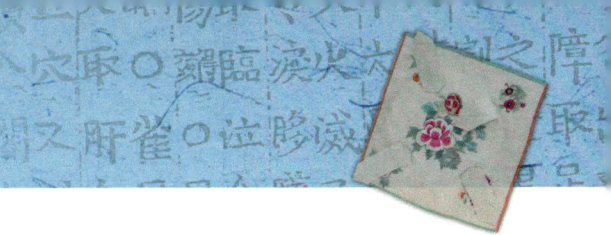

1) 정 의

여성이 나이가 들면서 난소가 노화되어 기능이 떨어지면 배란 및 여성호르몬의 생산이 더 이상 이루어지지 않는데, 이로 인해 나타나는 현상이 바로 폐경이다. 대개 1년간 생리가 없을 때 폐경으로 진단한다. 이러한 변화는 대개 40대 중후반에서 시작되어 점진적으로 진행되는데, 이때부터 생리가 완전히 없어지는 폐경이 나타난 이후의 약 1년까지를 폐경이행기, 더 흔히는 갱년기라고 하며 그 기간은 평균 4~7년 정도이다.

2) 원 인

폐경기가 되기 전부터 인체 내에서는 프로게스테론과 에스트로겐의 분비가 점차로 감소하며, 이에 따른 호르몬의 부족현상으로 나타나는 증상들이 갱년기증후군이다.

3) 증 상

폐경이행기에 가장 흔하게 나타나는 증상은 생리가 불규칙해지는 것이다. 또한 여성호르몬 결핍에 의한 증상이 나타나는데, 우리나라 여성의 50% 정도는 급성 여성호르몬 결핍 증상(안면홍조, 발한 등)을 경험하는 것으로 알려져 있다. 그리고 약 20%에 해당하는 여성들은 갱년기 증상이 좀 더 심하게 나타나는데, 안면홍조와 함께 피로감, 불안감, 우울, 기억력 장애 등이 동반되기도 하고, 주로 밤에 증상이 나타나는 경우에는 수면 장애를 겪기도 한다. 급성 여성호르몬 결핍 증상은 폐경 약 1~2년 전부터 시작되어 폐경 후 3~5년간 지속될 수 있다.

만성적으로 여성호르몬이 결핍되면 비뇨생식기계의 위축에 따른 증상(질 건조감, 성교통, 반복적인 질 감염과 요로계 감염으로 인한 질염, 방광염, 배뇨통, 급뇨), 정신적 불안정(집중장애 및 단기 기억장애, 불안과 신경과민, 기억력 감소, 성욕 감퇴), 피부관절계 변화(피부 건조와 위축, 근육통, 관절통), 골다공증의 진행으로 인한 골절의 증가 등이 발생할 수 있다. 이 중 질 건조증과 이로 인한 성교통은 부부관계를 기피하게 하고 성욕저하를 유발하는 원인이 되고 있으며, 이러한 증상들을 모두 폐경기 증상으로 간주한다.

4) 치 료

(1) 한약치료

▶ **양화탕**★★ ― 얼굴에 열이 오르고, 가슴이 두근거리는 50대 여성 갱년기에 효과적이다.
백복신, 현삼 각10g, 여정실, 백자인, 당귀신, 백작약 각6g, 조구등 8g, 산조인(초) 4g, 죽여, 천마, 감국, 감초 각2g, 강 3 조 2

9장. 정신과

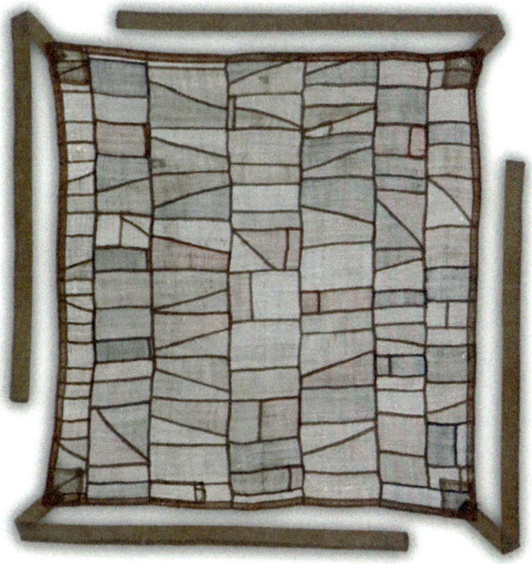

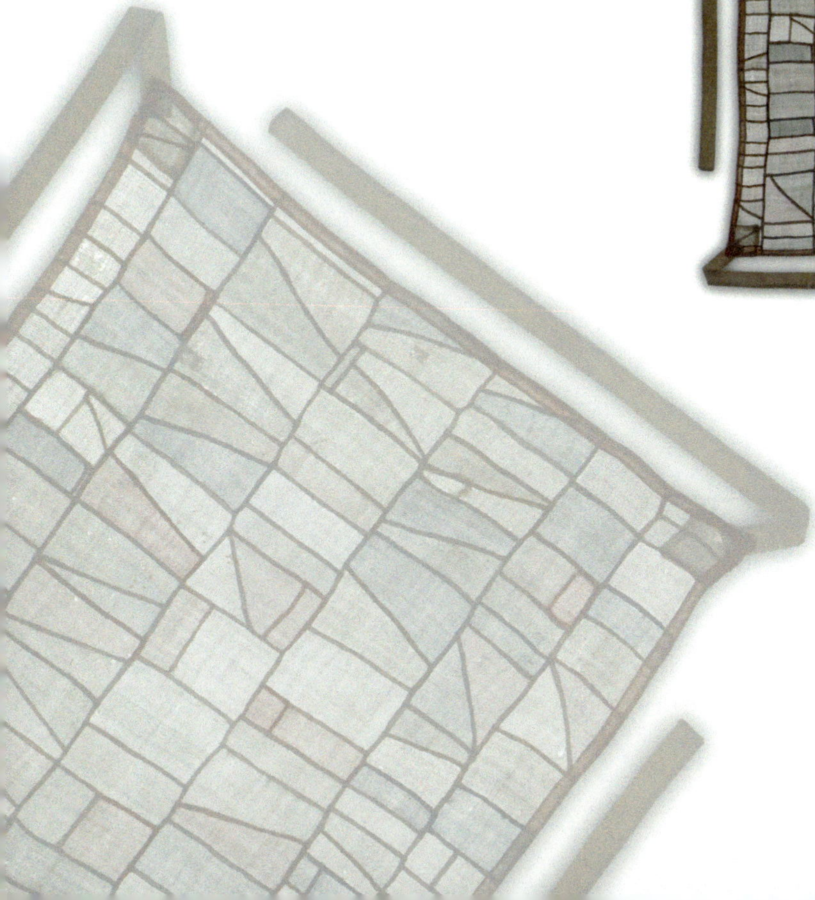

신경불안
우울증 · 화병

1) 정 의

정신의학에서 말하는 우울한 상태란 일시적으로 기분만 저하된 상태를 뜻하는 것이 아니라 생각의 내용, 사고과정, 동기, 의욕, 관심, 행동, 수면, 신체활동 등 전반적인 정신 기능이 저하된 상태를 의미한다.

2) 원 인

- **심리적 원인**__낮은 자존감, 의존적 성격, 완벽주의자
- **생물학적 원인**__호르몬 이상(갑상선 호르몬 등), 신경전달물질 이상(노르에피네프린, 세로토닌 등)
- **신체적 원인**__갑상선질환(갑상선기능저하증 등), 내분비질환(당뇨병 등), 뇌졸중, 종양 등
- **사회적 원인**__충격적인사건(강도, 강간 등), 부정적인 사건(이혼, 사별 등)

3) 증 상

- 우울 증상이 2주 이상 오래 간다.
  일시적인 우울 상태라면 대개 며칠 안에 호전된다. 하지만 이런 상태가 2주 이상 장기화된다면 치료가 필요하다.
- 식욕과 수면 문제가 심각하다.
  입맛이 없어서 전혀 식사를 못하거나 잠을 거의 못 자는 등 식욕과 수면 문제가 심하다는 것은 약물치료가 필요한 상태임을 의미하는 중요한 증거이다.
- 주관적 고통이 심하다.
  우울증 환자들은 스스로 느끼기에 우울증으로 인한 정신적 고통을 견디기 힘들다고 느껴지고 이런 상태가 낫지 않고 계속될 것이라는 비관적인 예상이 될 때 흔히 자살기도를 한다. 이럴 때는 더 이상 혼자 힘으로 회복하려 하지 말고 정신과 의사의 도움을 받아야 한다.
- 사회적, 직업적 역할 수행에 심각한 지장이 있다.
  우울증 상태에서는 여러 가지 일이 잘 안 될까 봐 걱정은 많이 하면서 정작 그 일을 해결하기 위한 실행능력은 매우 떨어지는 것이 특징이다. 예를 들어 가정주부가 살림을 전혀 못하거나 학생이 공부를 할 수 없을 정도이면 치료가 필요한 상태로 보아야 한다.

▶ 환각과 망상이 동반되는 경우

　우울증 중에는 정신병적 증상인 환각이나 망상이 동반되는 경우가 있다. 이런 경우 자살할 위험성이 높아 우울증상의 심각도와 상관없이 치료를 받는 것이 좋다.

▶ 자살 사고가 지속되는 경우

4) 치 료

(1) 침치료

① 일반침 치료

　동씨침의 鎭靜穴 양옆으로 진정1혈(鎭靜穴외측 5分處. 미간과 눈썹 사이)이 신경불안에 효과적이다.★★

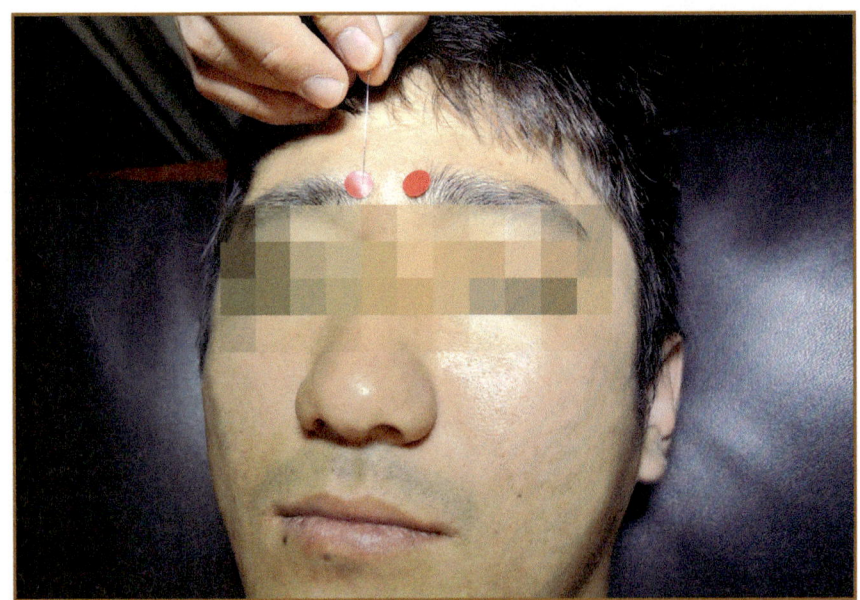

사진 9-1 신경불안·우울증·화병의 침 치료(진정1혈)

② 피내침 치료

　鎭靜穴 양옆으로 鎭靜1穴(鎭靜穴외측 5分處. 미간과 눈썹 사이)에 피내침을 붙여도 신경불안에 효과적이다.★★

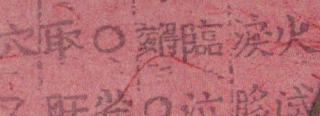

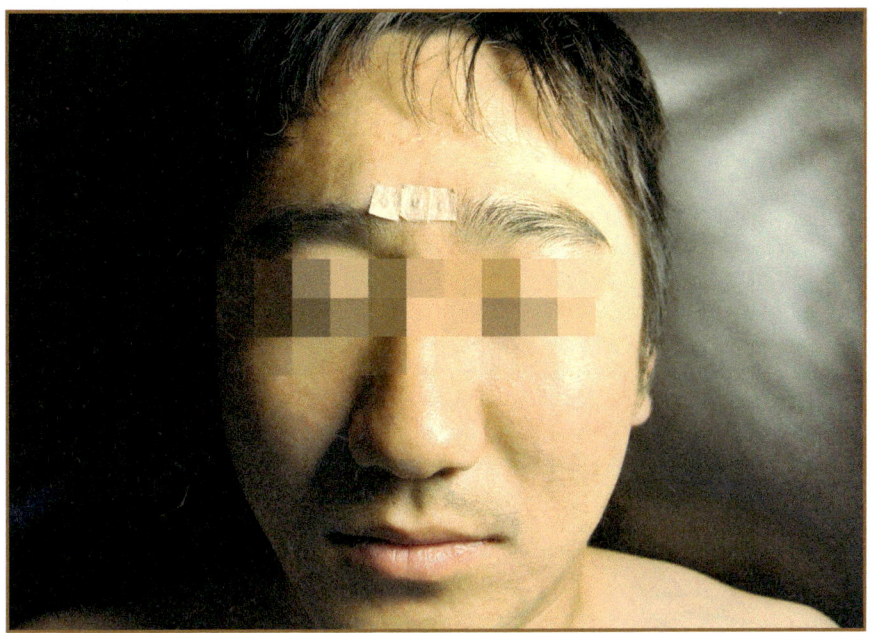

사진 9-2 신경불안·우울증·화병의 피내침 치료(진정1혈)

(2) 한약치료

▶ 가미귀비탕__용안육, 산조인, 인삼, 황기, 백복령 각6g, 당귀 4g, 원지 2g, 강 3 조 2, 목향, 감초 각2g

불면증

1) 정 의
적절한 환경과 잠잘 수 있는 조건이 구비되었으나 잠을 이루지 못하는 것을 불면증이라고 합니다.

2) 원 인

(1) 생활습관 요인
많은 약물과 습관들이 수면 문제를 악화시키거나 불면증을 초래할 수 있다. 흡연과 음주, 카페인 성분이 포함된 음료들이 대표적인 예입니다. 불면증을 초래하는 대표적인 약물들로는 항암제, 갑상선치료제, 항경련제, 항우울제, 경구용 피임제, 심지어는 수면제를 장기간(30일 이상) 복용하여도 수면장애를 호소합니다. 잠자는 시간이 날마다 바뀐다거나 하던 일이 변하는 것도 좋은 수면을 파괴시키는 생활습관 요인들이다.

(2) 환경적 요인
자동차 소리, 비행기 지나가는 소리, 이웃의 텔레비전 소리와 같은 소음도 수면을 방해할 수 있다. 방이 너무 밝다거나 방안의 온도가 너무 낮거나 높아도 수면을 방해할 수 있다.

(3) 신체적 요인
호흡 관련 질환(수면 무호흡증)이나 자는 동안의 주기적 근육 경축과 같은 일차적인 수면 관련 질환들이 모든 만성 불면증 원인의 반 정도를 차지한다. 관절염, 속쓰림, 월경, 두통, 얼굴이 화끈거리는 열감 등이 잠을 못 이루는 원인이 될 수 있다.

(4) 심리적 요인
일반적으로 불면증은 우울증의 대표적인 증상으로 알려져 있고 미미한 심리적 요인들도 또한 불면증과 관련되어 있다고 한다. 예를 들면 어떤 사람이 스트레스나 환경 변화에 의해 불면증을 쉽게 겪는다고 한다. 비슷하게 가정문제나 직업문제와 같은 것을 걱정할 때 잠을 설치게 되고, 마침내 그 사람이 잠자는 것에 대해 걱정을 하게 되면 그 걱정 자체가 수면을 방해하게 된다.

3) 치 료

(1) 침치료

① **일반침 치료**

　동씨침의 鎭靜穴(양미간 정중앙혈에서 위로 3分處)에 자침한다. 특히, 진정혈 양옆으로 진정1혈(鎭靜穴외측 5分處. 미간과 눈썹 사이)이 불면증에 효과적이다. 심한 불면증의 경우에는 鎭靜 1, 2, 3穴에 자침하는 것이 좋다.★★

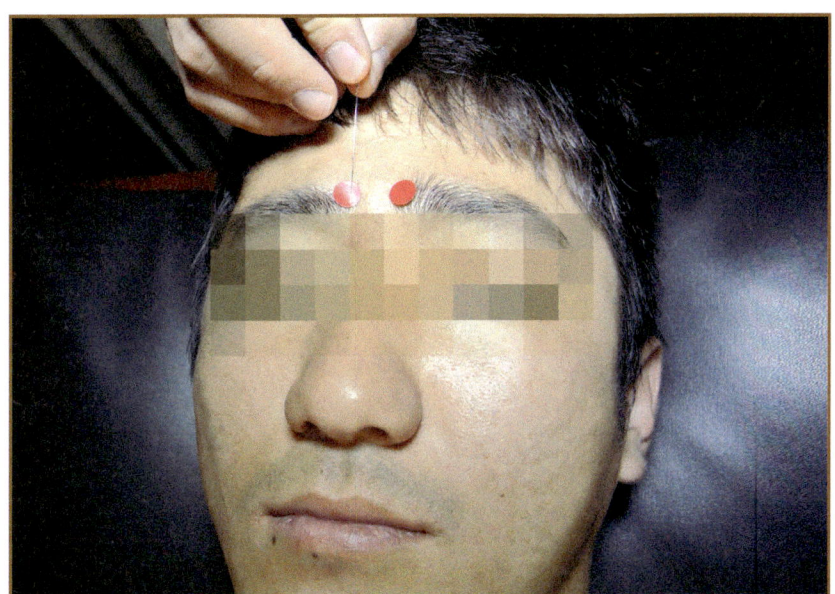

사진 9-3 불면증의 침 치료(진정1혈)

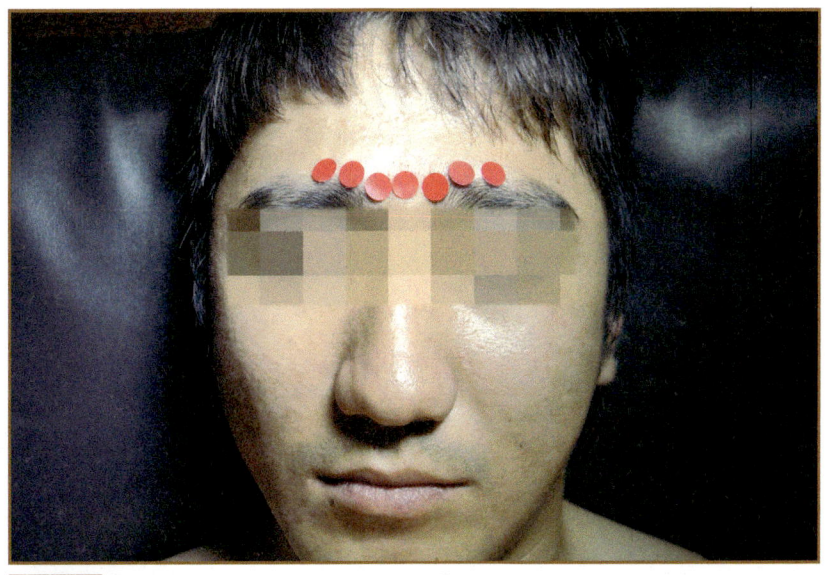

사진 9-4 불면증의 침 치료(진정 1, 2, 3혈)

② 피내침 치료

鎭靜穴 양옆으로 鎭靜1穴(鎭靜穴외측 5分處. 미간과 눈썹 사이)에 피내침을 붙여도 불면증에 효과적이다. 가정에 있을 경우 진정1혈에 피내침을 붙이고 생활하다 잠을 자도 좋다.★★

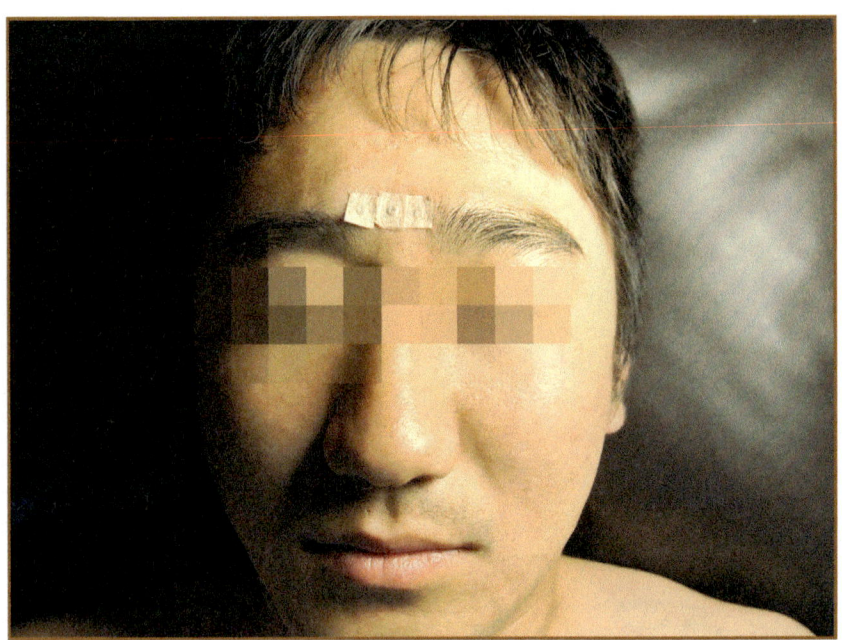

사진 9-5 불면증의 침 치료(진정1혈)

(2) 한약치료

① 한약치료

▶ 귀비온담탕가미★__향부자, 백출, 지실, 생지황 각8g, 청상자, 당귀, 진피, 백작약 각6g, 맥문동, 용안육, 석창포, 백복신, 황기 각4g, 용골, 죽여, 치자, 목향, 감초, 원지, 소엽 각2g, 황연 1g, 산조인 12~24g, 강 3 조 2

10장. 중 풍

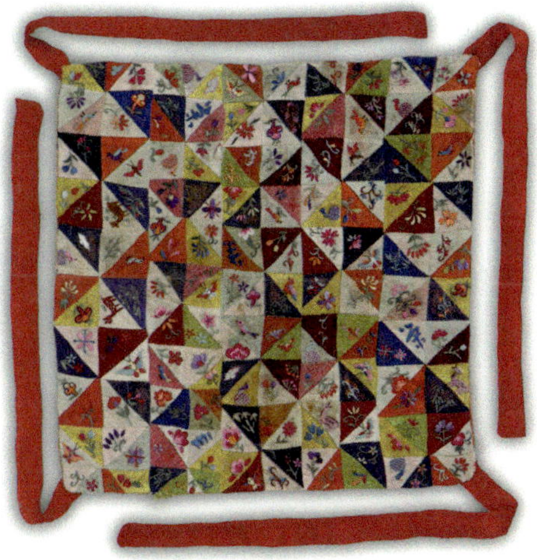

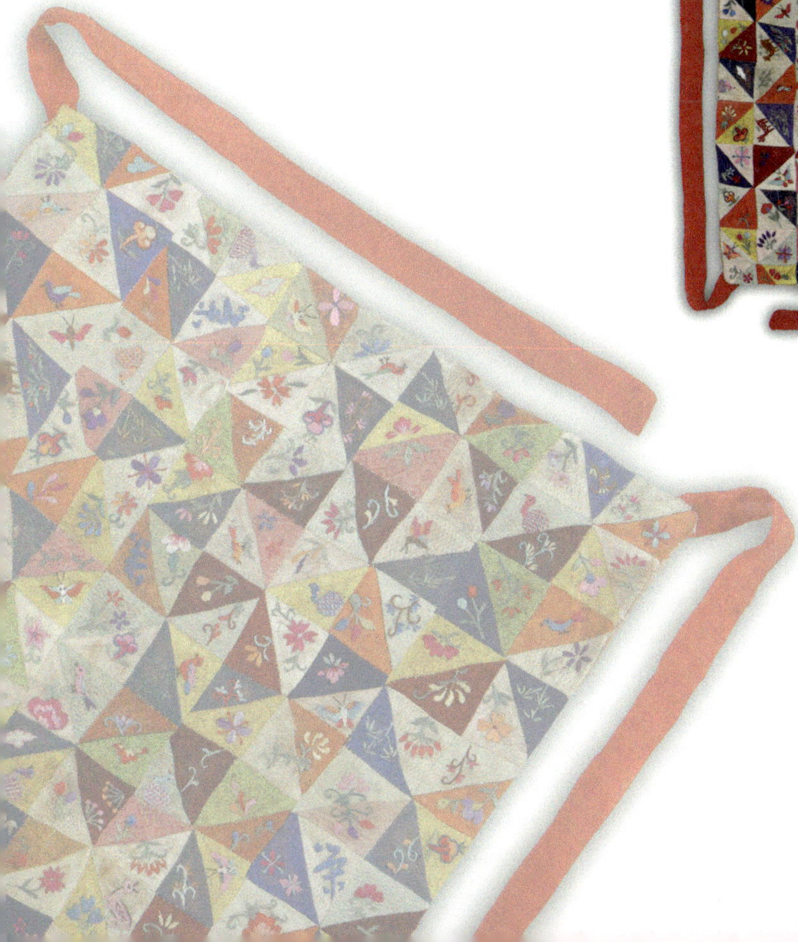

중 풍

뇌졸중

1) 정 의

중풍(뇌졸중)이란 뇌의 일부분에 혈액을 공급하고 있는 혈관이 막히거나(뇌경색) 터짐(뇌출혈)으로써 그 부분의 뇌가 손상되어 나타나는 신경학적 증상을 말한다.

2) 원 인

죽상동맥경화성 혈전증, 색전증, 고혈압성 뇌내 출혈, 동맥류, 혈관기형, 동맥염, 혈액질환, 모아모아병

3) 증 상

반신 마비, 반신 감각 장애, 언어 장애(실어증), 발음 장애(구음 장애), 운동실조, 시야·시력 장애, 복시, 연하장애, 치매, 어지럼증, 의식 장애, 식물인간 상태, 극심한 두통

4) 치 료

(1) 침치료

① 두침 치료

두침요법에서 마비가 있는 쪽의 반대편 두부의 운동구와 감각구, 족운감구에 일반침(0.30×40)을 자침 후 염전법으로 100회 정도 자극을 하면 중풍치료에 도움이 된다. 특히, 3개월 이내의 중풍환자에게 시술시 효과적이다.★★

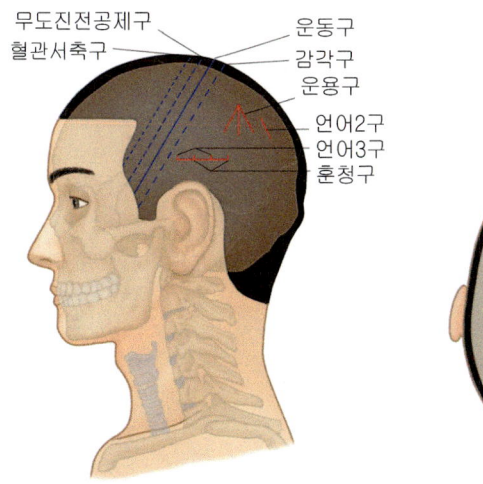
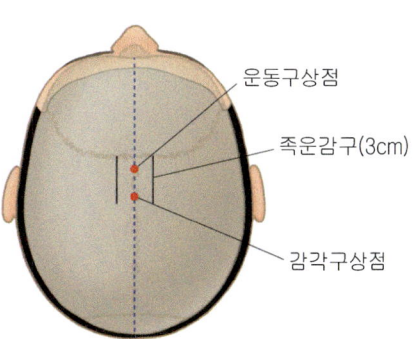

그림 10-1 중풍(뇌졸중)의 두침 치료

② 중풍 응급처치(사혈법)

중풍이 생기기전 보통 1주일 전부터 머리를 답답해하면서 머리를 두드리거나 가슴이 답답해하다 1주일 후 갑자기 쓰러지는 경우 많다. 이럴 때 응급처치로 十宣穴에 출혈을 시켜서 소통시키고 下氣토록 해야 한다.★★

③ 금진옥액 사혈법

혀밑 정맥인 금진옥액 부위를 사혈용 란셋을 이용해 사혈을 시키면 어둔(언어곤란)이 개선된다.★★ 금진옥액 사혈시 너무 두꺼운 삼릉침으로 사혈시 출혈이 많을 수 있고 입술하부 정맥 부종이 심해질 수 있어 주의를 요한다.★

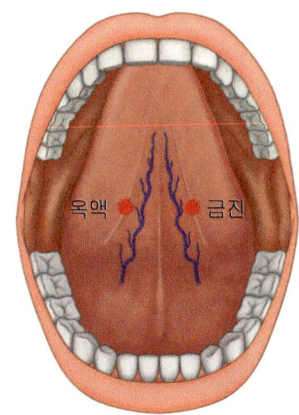

그림 10-2 중풍(뇌졸중)의 금진옥액혈

(2) 한약치료

① 한약치료

▶ **소풍탕가미**★★ _ 중풍 후유증 치료에 좋다. 허실이 같이 있을 경우 사용한다.

강활, 방풍, 반하, 진피 각6g, 백복령, 오약, 향부자, 당귀, 천궁, 백지 각4g, 계지 3g, 감초 2g, 사인 4g, 강 3

침 흘릴 때 ≫ + 세신 2g

기허 ≫ + 사군자탕

혈허 ≫ + 사물탕

비만인 내외상겸 ≫ + 창출 12g

흉중에 그릉거리는 소리 날 때 ≫ + 길경, 지각 4g

어혈(아랫배에 덩어리 만져질 때) ≫ + 소목, 도인 각4g, 홍화 3g

변비 ≫ + 도인 4~6g, 대황 4g

아랫배가 빵빵할 때 ≫ 산사 4g

열이 있을 때 ≫ 황금, 맥문동 4g

下氣를 더 시켜야 할 경우 ≫ 목향 4g

치 매

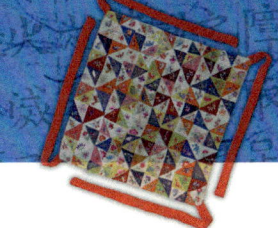

1) 정 의

치매는 정상적으로 생활해오던 사람이 다양한 원인에 인해 뇌기능이 손상되면서 이전에 비해 인지 기능(기억력, 언어 능력, 시공간 파악 능력, 판단력 및 추상적 사고력 등 다양한 지적 능력)이 지속적이고 전반적으로 저하되어 일상생활에 상당한 지장이 나타나고 있는 상태이다.

2) 종 류

(1) 알츠하이머성 치매(40%)

현대의학에서 원인을 할 수 없다. 노인성 치매. 노인반(뇌세포의 검버섯으로 독성이 있는 단백질)과 신경섬유다발이 뇌 신경세포를 죽여 뇌조직이 점점 줄어드는 질환이다. 뇌전선이 얽혀버림, 뇌에 검버섯 같은 단백독성이 쌓여서 생김.

뇌는 도시의 복잡한 전선망 같아서 뇌신경망을 통해 각종 메시지, 기억 전달되고 저장된다. 약물을 복용하면 치매 진행속도를 늦출 수 있으며 기억력이 좋아지기도 한다. 약물 치료는 초기의 알치하이머 환자에게 효과를 보이고 자식의 얼굴을 알아보지 못할 정도로 증상이 심한 경우에는 별 도움이 되지 않는다.

(2) 혈관성 치매(35%)

고혈압, 동맥경화로 인해 혈관이 막히거나 터져, 그 부분의 뇌조직이 기능을 상실하기 때문에 유발된다. 뇌졸중의 후유증으로 치매가 온다. 혈관성치매 환자들은 인지능력 등 정신능력이 조금 나빠졌다가 회복되고, 또 갑자기 다시 상태가 나빠지는 식의 단계적인 악화 양상을 보이곤 한다. 팔 다리 등에 마비가 오거나 언어장애, 구동장애 또는 시야장애 등도 흔히 나타난다.

혈관성 치매는 혈압조절과 콜레스테롤 조절과 같은 뇌혈관 치료를 받으면 예방이 가능하며 증상의 악화를 지연시키는 치료도 충분히 가능하다. 뇌졸중 끝에 기억력 감퇴 등 치매 증상이 따라오거나 마비 및 발음장애와 같은 증상이 동반되면 혈관성치매일 가능성이 높다.

(3) 알콜성 치매

지속적이고 과도한 음주로 뇌손상이 된 경우. 하루 6잔 이상 음주로 필름이 끊어질 정도(블랙아웃) 음주는 뇌손상을 불러 알콜성 치매로 이어질 가능성이 크다. 술로 인해 단기 기억장애가 자주 반복되면 알콜성 치매로 이어질 수 있다. 하루 2잔 이내의 음주는 치매를 절반 가까이 줄일 수 있다.

3) 건망증과 치매의 차이

	건망증	치매
증 상	• 자신이 어떤 기억을 상실했다는 사실을 잘 인식하고 있다. • 기억된 것의 일부를 선택적으로 잊어버린다. • 지남력과 판단력이 대부분 온전하게 보존 되어 있다.	• 자신이 기억력이 상실되었음을 알지 못한다. • 과거에 자신이 경험했거나 일어났던 일에 대한 기억을 전반적으로 광범위하게모두 잊어버리는 특징이 있다. • 시간, 장소, 사람에 대한 기억으로 설명되는 지남력과 판단력에 전반적인 장애를 일으킨다.
회상능력	몇 개의 단어를 말한 뒤 기억하게 하면 한 두 개는 외운다.	한 단어도 외우지 못한다.
기억의 순서	최근 것을 잘 기억하고, 느리긴 하지만 과거의 것도 기억해낸다.	새로운 것을 기억하지 못하고, 병이 진행될수록 과거의 것도 잊는다.
힌트를 주었을 때	곧잘 기억해낸다.	전혀 기억하지 못한다.
사회 기능	별다른 영향이 없다.	사회생활을 하지 못한다.
심리 상태	별다른 영향이 없다.	매사에 의욕이 없고 위축된다.
수리 능력	조금 느려진다.	급격하게 저하된다.
시공간 장애	없다.	있다.

4) 가정에서 치매를 진단하는 방법

(1) 간단한 기억력 저하 테스트

먼저 상대방이 서로 상관이 없는 단어 3개를 불러준다. (라디오, 도화지, 가로등)

3분간 게임이나 다른 이야기를 하면서 검사 받는 사람의 주의를 잠시 다른 곳으로 돌린다.

3분이 지난 후 다시 기억해 보라고 말한다. 기억을 떠오르지 못하면 치매검진을 받아 보는 것이 좋다.

(2) 한 발로 서서 15초 이상 버티기

45세 이상에서 15초 이상 버티면 아주 훌륭하다. 균형 잡기는 뇌의 능력을 보는 지

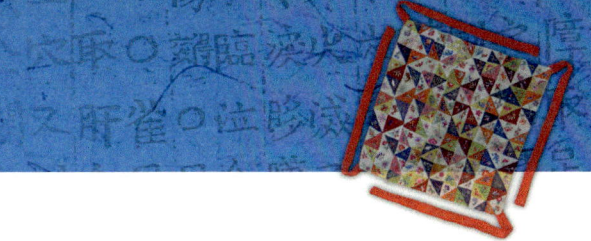

표이다. 역기, 덤벨운동은 균형능력을 향상시킬 수 있다.

(3) 냄새를 잘 못 맡는 경우

냄새 잘 맡지 못한다는 사실을 알게 되면 초기 치매 진단의 지표로 활용할 수 있다. 65세가 되면 젊은이에 비해서 냄새를 맡는 기능이 60% 정도 소실된다. 치매가 후각기능을 담당하는 뇌의 신경세포까지 광범위하게 파괴하는 질환이다. 알츠하이머성 치매로 진행된 사람들은 여러 냄새 중 특히 박하, 가죽, 정향, 딸기, 라일락, 파인애플, 연기, 비누, 천연가스, 레몬 등 10가지 냄새를 잘 못 맡는다.

5) 원 인

▶ 치매의 원인중 가장 많은 비중을 차지하는 것은 고혈압과 비만이다.
▶ 알츠하이머성 치매에 영향을 주는 신경섬유농축체에는 알루미늄이 함유되어 있다. 고운소금(굳는 것을 막기 위해 알루미늄 사용), 커피크리머, 기타 알루미늄 다량 함유 물질(제산제, 캔, 일부 조리기구, 땀을 줄이는 지한제)
▶ 일상생활에서 화학물질를 제거해야 한다. (인공 감미료, 식품첨가물, MSG, 샴푸)
▶ 감기약이나 알레르기약도 기억력 감퇴를 일으킬 수 있다. 항히스타민제인 디펜히드라민의 활성성분은 알츠하이머성 치매와 유사한 기억상실 증세를 나타낸다.

6) 치 료

(1) 침치료

① **頭部 사혈 요법**

백혈을 중심으로 사신총혈에 사혈을 하면 머리가 맑아지는 효과를 얻을 수 있다.

② **일반침 치료**

머리 전체에 혈(풍지, 백회, 태양, 솔곡혈 등)에 침치료를 실시하면 머리에 혈액순환이 잘 돼서 치매를 예방 및 개선시키는 효과가 있다.

(2) 한약치료

▶ **치매 예방 보약**__보중익기탕 + 춘방(천궁, 방풍, 형개, 소엽 각4g), 시호, 박하 각2g

(3) 치매를 예방하거나 치료하는데 도움이 되는 음식

비타민과 보조식품을 활용하라.

　　비타민 B6(닭고기, 바나나, 토마토) 비타민 B1(연어, 참치, 양고기, 현미)와 엽산(시금치, 아스파라거스, 양배추, 콩, 해바라가씨) 결핍증은 노인에게서 가장 흔히 나타나는 비타민 결핍증이다. 코엔자임Q10은 심혈관질환과 뇌의 노화를 막는다. 리포과 카르니틴, 리스버라트롤(적포도껍질)

엽산이 함유된 식품을 많이 섭취하라.

　　치매를 예방하는 엽산은 심장병, 치매 위험을 억제하는 효과가 있다.

　　아주 짙은 색깔의 시금치, 근대, 아스파라거스, 브로콜리 같은 푸른색 채소에 많다. 콩 종류에서 강낭콩과 완두콩에 많다. 또 소와 닭의 간에도 많이 들어 있으며, 과일 중에는 오렌지나 바나나에 많이 함유되어 있다. 엽산은 수용성 비타민으로 되도록 조리하지 말고 섭취하도록 하는 것이 좋다. 살짝 익혀 먹어라. 엽산은 많이 먹어도 소변으로 배출 되어 부작용이 거의 없다. 닭간, 소간, 발아 밀, 익힌 아스파라거스, 익힌 브로콜리, 멜론, 큰 완숙 달걀, 파파야

불포화지방산이 많은 연어 청어 고등어 꽁치 등 등푸른 생선을 먹는다.

　　등푸른 생선에 많이 들어 있는 오메가-3 지방산은 동맥을 깨끗하게 유지하고 뇌의 정보전달 신경물질 기능을 향상시킴으로서 인지기능 감소를 늦춘다. 일주일에 생선 300g이상, 생선기름 해초류 추출한 DHA 2g, 호두 30g 이상 먹는 것이 좋다. 비린내 나서 생선 싫은 사람은 정제 알약형태 오메가-3를 복용한다.

야채를 많이 먹는다.

　　야채는 과일보다 인지능력 감소를 늦추는 효과가 크다. 하루에 두 번 이상 먹어야 한다. 야채 먹을 때 기름기가 많은 드레싱(마가린)은 사용하지 않는 것이 좋다.

인지기능을 돕는 영양소를 섭취하라.

- **색깔이 있는 과일과 야채**_황산화제 기능하는 카로티노이드, 플라보노이드
- **토마토, 분홍색 자몽, 수박, 녹색 야채, 붉은 사과, 양파, 크린베리, 블루베리**_리코펜, 케르세틴
- **적색 포도주**_레스버라트롤
- **70% 이상 다크초콜릿**_플라보노이드

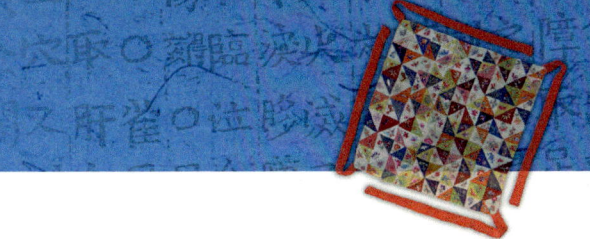

▶ 카레 향신료, 겨자_커큐민, 터메릭

(4) 치매를 예방하거나 치료하는데 도움이 되는 운동법

30번 이상 많이 씹어라.
　치아와 치아가 맞닿아 음식물을 씹는 행위인 저작활동은 인지 기능을 높여주고 뇌혈류량을 증가시키며 두뇌에 자극을 준다. 저작 운동의 80% 차지하는 어금니 관리 주의

운동으로 뇌기능을 회복하라.
　가장 좋은 것은 걷기다. 걸으면 뇌의 집중력을 자극해 뇌가 줄어드는 것을 막아주고 세포의 노화를 방지해 준다. 운동하면 세포가 활성화되면 혈류량도 증가할 뿐만 아니라 뇌 안에 신경세포를 보호하고 기능을 활성화시키는 인자들이 많이 생겨난다.

하품과 기지개를 켜라.
　하품이나 기지개 켜면 몸에 긴장을 느끼게 되고 이때 대뇌 자극해 머리가 맑아지고 정보가 잘 기억된다. 공부하다 가끔씩 하품과 기지개하면 신체와 두뇌를 자극해 준다.

운동을 해라.
　운동은 뇌의 신경세포의 가지를 엉키게 하는 베타아밀로이드 플라크를 깨끗이 청소함으로써 노의 인지기능을 보존시킨다. 1주일에 4회 이상 30분 이상 운동하는 것이 좋다.

기공을 시작하라.
　부드럽고 느린 동작은 뇌의 잡음을 줄여주고 각종 아픔과 통증에도 효과적이다. 신체건강과 마음 건강도 단련시켜준다.

(5) 기억력을 높이는 방법

기억력을 향상시키고 치매를 예방하는 가장 효과적인 방법★★
▶ 1등_숫자에 대한 사칙연산 계산을 매일 20분씩 실시한다.
▶ 2등_외국어 공부

기억력 향상시키는 기타 방법

▶ 단조로운 일상을 탈피하라.

같은 일을 매일 똑같은 방법으로 반복하는 것을 피해라. 매일 하는 일상의 순서를 바꿔주는 것이 좋다.

자동차여행을 떠나라. 새로운 도시, 새로운 길을 여행하면서 뇌를 자극하여 인지기능을 향상시킨다. 여행은 스트레스도 해소해 준다.

휴가를 상상하라. 해변에 앉아서 한 손에 시원한 음료를, 다른 손에는 베스트셀러를 들고 있는 자신의 모습을 상상해 보라. 시원한 바람이 얼굴이 스쳐가고 아름다운 음악이 흐르며 아름다운 여성들과 멋진 남성들이 내 앞을 지나간다. 상상하라 제주도의 바다, 몰디브의 아름다운 모래사장, 에베레스트의 멋진 눈 풍경, 브라질 정렬의 삼바축제.

이러한 상상은 뇌 기능을 향상시키고 몽상은 마음을 유연하게 한다. 상상을 담당하는 뇌의 부분을 자극함으로써 평소의 사고 영역 이상으로 달려갈 수 있고, 그럼으로써 인지 기능을 최고조로 향상시킬 수 있다.

▶ 유머를 즐긴다.

웃는 것은 면역체계를 향상시키고 기억증진에도 상당한 효과가 있다. 유머감각은 지능을 나타내는 상징으로 남을 가르치는 것과 마찬가지로 뇌를 자극한다.

남을 웃기는 것은 쉬운 일이 아닌 고도의 지능 활동이다.

▶ 남을 가르친다.

나이 들어 다른 사람들에게 자신의 노하우(노래, 춤, 각종 운동, 컴퓨터, 언어, 요리, 신앙) 가르치고 개발해라. 남을 가르치기 위해서는 정확해야 하므로 더욱 노력하게 되고 다른 사람을 가르치므로 보람을 느낀다.

▶ 평생 학습한다.

외국에서 3000명의 수녀를 대상 연구. 사망한 수녀중의 37%가 치매를 앓음. 열심히 교육을 받은 수녀들은 치매에 걸리지 않았다. 공부하는 사람들은 치매 예방을 하고 있는 것이다. 새로운 게임, 취미, 언어에 대해 추구하라.

뇌는 훈련시키는 만큼 똑똑해진다. 큰 도시의 택시기사들은 일하는 동안 다양한 곳에서 출발과 도착하면서 신경세포를 많이 사용한다. 더 많은 손님을 태우는 운전사들이 우측 측두엽이 발달했다.

▶ 지속적인 스트레스는 집중력을 떨어뜨리는 것은 물론 뇌의 전두엽의 퇴화를 가져온다. 대개 사람들은 오늘 할 일도 제대로 하지 않으면서 여러 가지 걱정으로 뇌에게 스트레스 준다(직업에 대한 불만, 동료 친구 가족에 대한 생각, 각종 요금 청구서 세금, 각종 행사 명절, 다른 여러 걱정). 현재 하는 일에 집중하고 몰두하는 것이 뇌 잡음을 줄일 수 있다.

(6) 치매 예방을 위한 생활 수칙
▶ 가족 사회활동, 독서, TV 시청 등 활발한 여가활동은 뇌의 기능을 활성화시켜 치매 예방에 도움이 된다.
▶ 치매에는 대화, 독서, 검색 등 적극적인 지적 활동이 중요하다.
▶ 55세 이상은 정기적인 기억력 검진이 필요하다.
▶ 육체적 정신적 운동이 효과적인 치매예방법이다.
▶ 적절한 체중관리가 혈관성치매의 위험을 감소시킬 수 있다.
▶ 혈압, 당뇨관리, 금연, 금주가 치매 예방에 절대적이다.

구안와사

1) 정 의

안면(얼굴) 신경마비의 증상은 수시간 또는 수일 내에 나타나며, 완전마비 또는 부분 마비로 나타난다. 대개 한쪽에만 증상이 나타나는 편측성이고, 얼굴의 이상감각이나 얼굴의 비뚤어짐으로 나타나는 경우가 많다. 이마에 주름을 잡을 수 없고, 눈이 감기지 않으며, 마비된 쪽의 입이 늘어지고, 물을 마시거나 음식을 먹을 때 마비된 쪽으로 새어 나오게 된다. 간혹 마비된 쪽에 신경통과 같은 통증이 있는 경우도 있다

2) 원 인

- ▶ 벨마비_갑자기 얼굴 마비가 생긴 환자의 경우 진찰과 검사를 받아도 특별한 원인이 발견되지 않는 경우가 대부분이다. 이런 경우를 특발성 얼굴 마비 또는 벨 마비라고 한다.
- ▶ 람세이 헌트 증후군_이 병은 대상포진 바이러스에 의해 얼굴의 대상포진과 함께 얼굴 마비가 발생하는 것이다.
- ▶ 교통사고나 추락에 의한 머리의 충격으로 인해 머리뼈의 골절과 더불어 얼굴 마비가 생기기도 한다.
- ▶ 뇌졸중이나 뇌종양 같은 뇌신경 질환으로 인해 얼굴 마비가 나타나기도 한다.
- ▶ 드물게 급성 중이염이나 만성 중이염으로 인한 합병증으로 얼굴 마비가 발생하기도 합니다.
- ▶ 대개 몸이 피로하거나 스트레스 및 신경을 쓴 후 또는 찬바람을 쏘인 후 발생되어 내원하는 환자들이 많다. 그리고 동맥의 부종 등으로 인한 신경의 압박, 안면이 추위로 인한 면역학적 염증, 정신적 충격이나 감정적 불안 등이 원인이 될 수 있고, 흔히 고혈압 환자에게서 약 4~5배 정도 많이 발생한다.

3) 경 과

- ▶ 벨 마비, 즉 특발성 안면 신경마비는 약 60~70%가 저절로 회복된다. 자연적 회복은 두 가지 경과를 취하는데, 첫째는 증상이 빨리 좋아지는 경과를 보이는 것으로, 약 10일 안에 증상이 호전되기 시작하고 평균 1.5개월 만에 완전히 회복된다. 둘째는 회복이 늦어지는 경과이며, 2개월 정도 지나야 회복의 기미를 보이고, 안면 근육 쇠약 등의 후유증이 남을 수 있다.
- ▶ 람세이 헌트(Ramsay-Hunt)증후군은 대상포진 바이러스가 원인일 경우가 많으며, 예

후는 벨 마비보다는 좋지 않다.

4) 치 료

(1) 부항치료

구안와사가 발생한 환측 안면(지창, 협거, 태양혈)에 부항을 실시하면 구안와사 회복이 빨라진다.★★ 얼굴 부위 부항시 멍자국이 남을 수 있으므로 부항시 오래 붙이지 말고 부항을 약하게 한 후 부항 마사지 후 바로 제거하고 다시 붙이고 마사지 후 제거하는 것을 반복하는 것이 얼굴의 멍자국을 생기지 않게 하고 치료에도 도움이 된다.★★

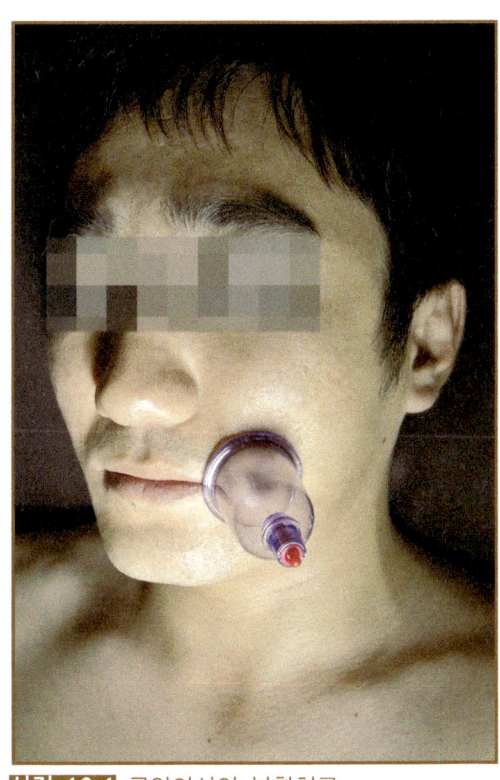 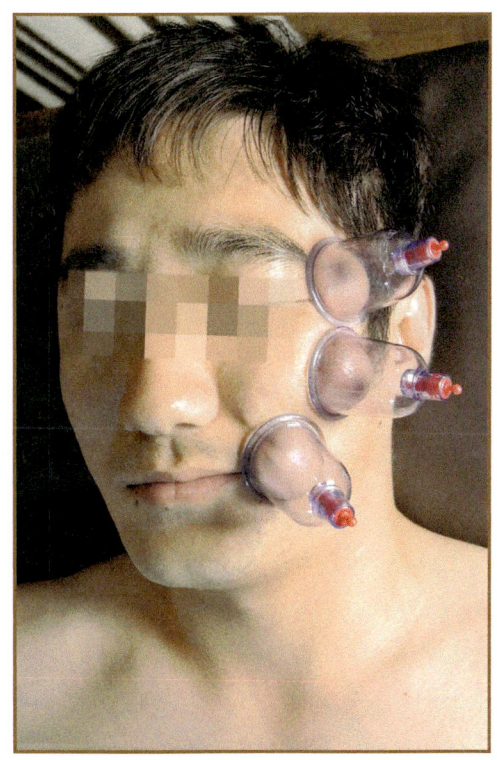

사진 10-1 구안와사의 부항치료

(2) 약침치료

CS(주목나무 기름) 약침을 구안와사가 발생한 환측 안면(지창, 협거, 태양혈, 인중 등) 혈에 각 혈당 0.05cc 분량으로 주입하면 구안와사가 빨리 호전된다.★★

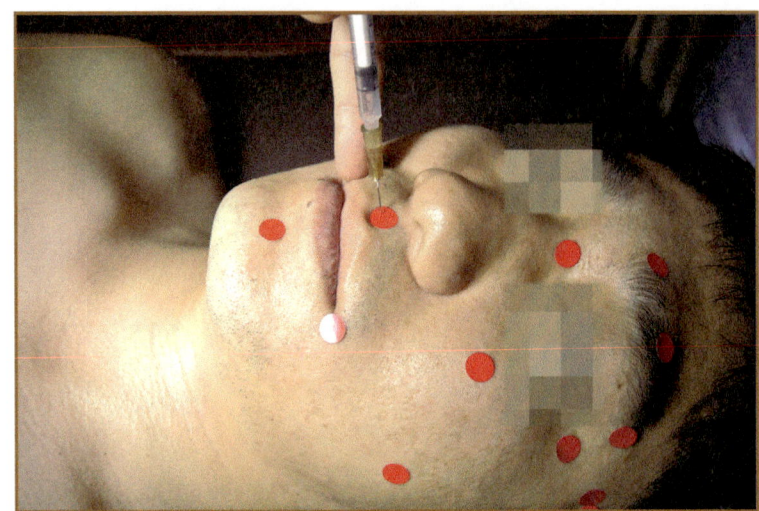

사진 10-2 구안와사의 약침치료

(3) 일반침 치료 + 전침요법

입술과 뺨주위는 일반침(0.30×40) 침으로 자침하고 눈주위는 일반침(0.25×30) 침으로 자침하는 것이 효과적이고 시술시 통증이 적다.** 침 시술후 전침요법을 병행하면 더욱 더 효과적인 치료를 할 수 있다.

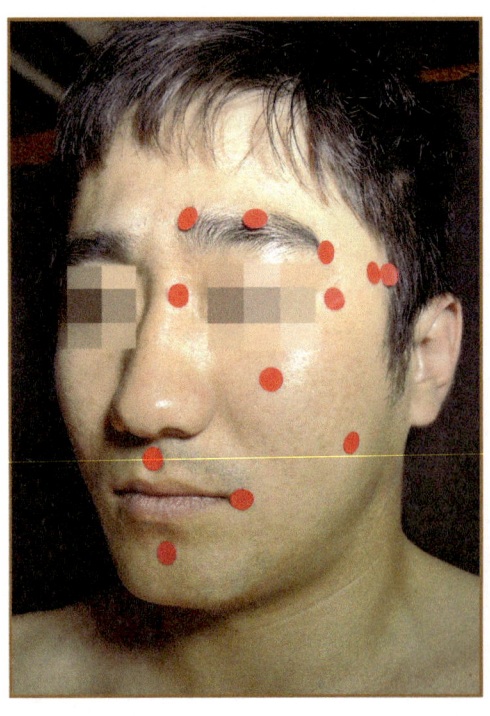
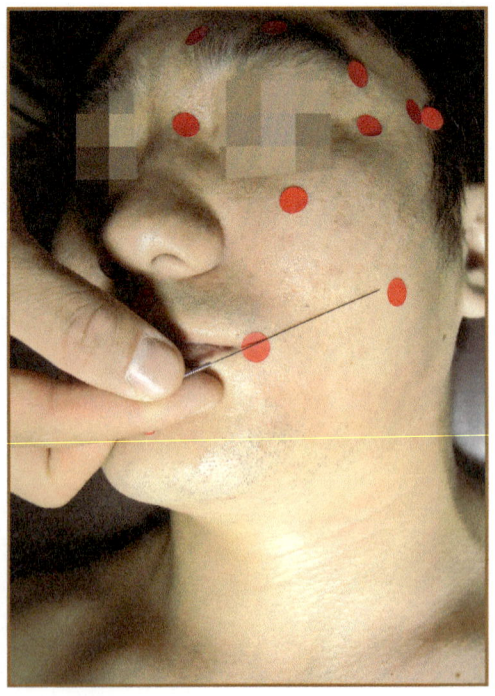

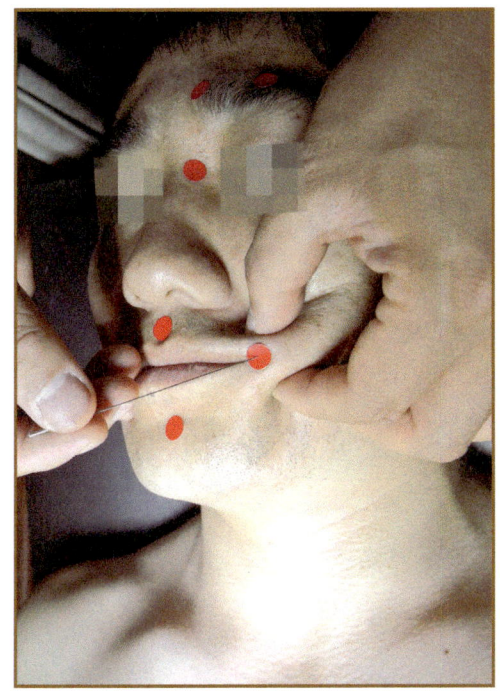 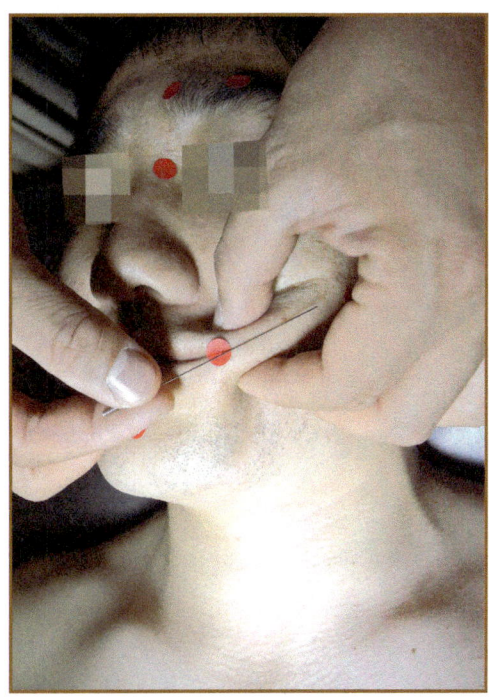

사진 10-3 구안와사의 일반침 치료 + 전침요법

(4) 한약치료

▶ 이기거풍산_강활, 독활, 청피, 진피, 지각, 길경, 남성, 반하, 오약, 천마, 천궁, 백지, 방풍, 형개, 백작약 각3g, 감초 2g, 강 5

▶ 계갈탕가미_계지 12g, 창출 8g, 형개, 건강 각5g, 방풍, 백작약, 산수유, 산약, 갈근, 오약 각6g, 승마, 소엽 각4g, 감초 3g, 홍화 2g, 당귀, 천궁 각6g
　+ 석창포 12g, 원지 8g

안면경련

1) 정의

안면신경이 분포하는 눈주위와 입주위의 근육이 발작적, 지속적으로 수축이 일어나면서 불수의적으로 안면떨림 증상이 나타나는 질환이다.

2) 원인

▶ 가벼운 안면떨림_피로 누적과 스트레스, 수면부족, 가족력, 뇌수술 후유증, 구안와사 후유증, 지나친 음주

▶ 난치성 안면 경련_뇌에서 나온 안면신경의 뿌리 부분에 혈관이 압박한 상태에서 혈관이 박동을 할 때마다 신경자극이 가해져서 발생한다. 드물지만 뇌혈관 기형, 뇌동맥류, 뇌종양 등에서도 발생할 수 있다.

3) 증상

▶ 가벼운 경련에서 안면근 전체로 퍼져 나간다.
▶ 통증 동반 및 우울증, 대인 공포증이 유발될 수 있다.
▶ 수면 중에도 안면경련 증상이 나타난다.
▶ 스트레스를 받거나 긴장된 상황에서 증상이 더 심해진다.
▶ 심한 경우 계속적인 눈주위 근수축으로 시야 장애가 발생하기도 한다.

4) 치료

(1) 일반침 치료

▶ 동씨침의 明黃穴, 其黃穴, 腎關穴에 자침하면 안면경련이 호전된다.★★
▶ 明黃穴, 其黃穴, 腎關穴, 鎭靜穴은 파킨슨병, 수전증에 효과적이다.★★

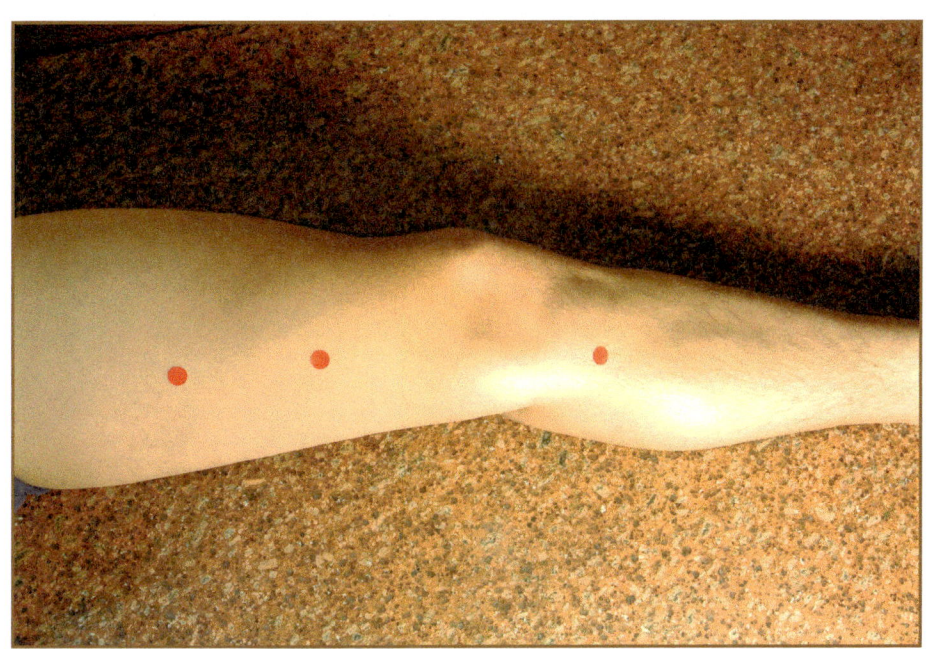

사진 10-4 안면경련의 침 치료

(2) 한약치료

▸ 청열서근탕_방풍, 당귀, 천궁, 백작약, 생지황 각8g, 모과 4g, 창출, 황백, 백지 각4g, 감초 3g, 위령선 4g, 세신 2g

5) 환자 관리

가벼운 안면떨림은 마그네슘의 부족으로 오는 경우가 많다. 따라서 마그네슘이 많이 들어 있는 푸른잎 채소, 정제하지 않은 밀, 아몬드, 밤, 호두, 꿀, 시금치, 참치 등을 섭취하는 것이 좋다. 간편하게 스포츠 이온음료를 하루에 자주 나눠서 마시는 것도 안면떨림 치료에 도움이 된다.★★

11장. 대사질환

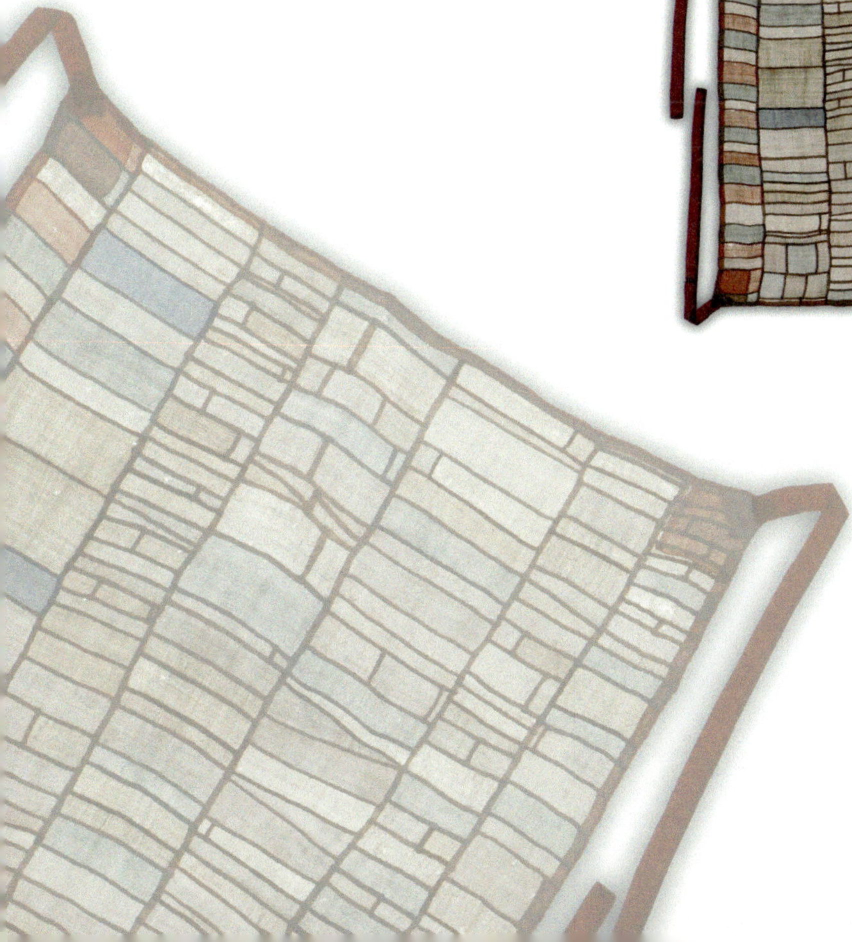

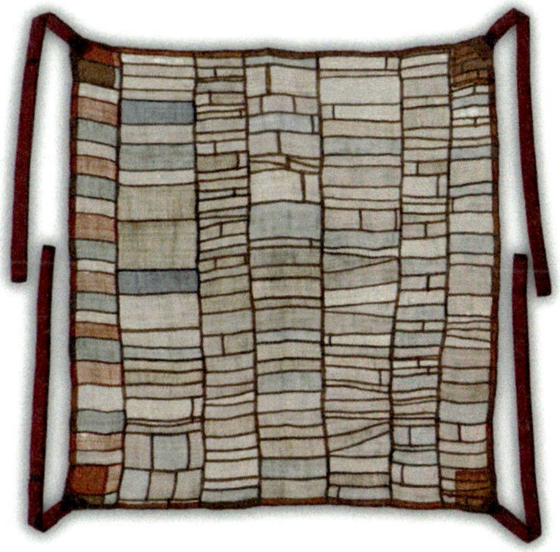

당뇨병

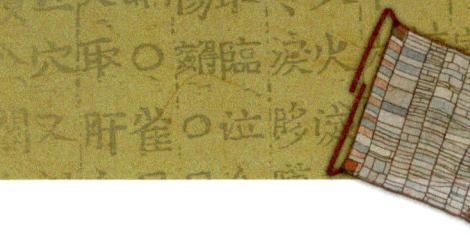

1) 정의·진단

췌장에서의 인슐린 분비량이 부족하거나 인슐린이 정상적인 기능이 이루어지지 않아 발생한다. 혈중 고혈당으로 인해 여러 증상 및 징후를 일으키고 소변에서 포도당이 배출된다.

▶ **진단**_ 혈액 검사
금식후 8시간 ≫ 혈당 126 이상
식사후 2시간 ≫ 혈당 200 이상

인슐린의 역할

▶ 인슐린은 우리 몸의 물질대사 체계에 중요한 역할을 하는 호르몬 중 하나이다. 췌장의 랑게르한스 섬 베타 세포에서 분비되며, 혈액 속의 포도당 수치인 혈당량을 일정하게 유지시키는 역할을 한다. 혈당량이 일정 이상으로 높아지면 인슐린이 분비되며, 혈액내의 포도당을 세포 내로 유입해 다시 다당류(글리코겐)의 형태로 저장하는 작용을 촉진시킨다. 이러한 인슐린의 분비에 이상이 있는 사람의 경우에는 포도당을 오줌으로 배출하는 당뇨병에 걸리기 쉽다.

▶ 인슐린이 혈당량을 낮추는 작용은 2가지로 이루어진다. 먼저, 간세포에서 포도당을 글리코겐으로 저장시키는 작용이 있다. 그리고 혈액 내의 포도당을 세포 내로 이동시켜 포도당의 산화를 촉진시키는 작용이 있다.

---

2) 원인

▶ **제1형 당뇨병(소아 당뇨병)**_ 인슐린을 전혀 생산하지 못하는 것이 원인이 되어 발생하는 질환이다.

▶ **제2형 당뇨병**_ 인슐린이 상대적으로 부족한 단계이다. 식생활의 서구화에 따른 고열량, 고지방, 고단백의 식단, 운동 부족, 스트레스 등 환경적인 요인이 크게 작용하는 것으로 보인다.

3) 증상

약한 고혈당에서는 대부분의 환자들이 증상을 느끼지 못하거나 모호해서 당뇨병이라고 생각하기 어렵다. 혈당이 많이 올라가면 갈증이 나서 물을 많이 마시게 되고, 소변량이 늘어 화장실을 자주 가게 된다. 또한 체중이 빠지게 된다.

> **합병증**
>
> 오랜 기간 고혈당 상태가 유지되면 신체에서 여러 합병증이 발생한다.
> 처음에는 손발 등 말단부위에 저림, 시림, 통증 등의 신경 병증이 나타나고 더 진행이 될 경우 망막병증, 신기능장애, 심혈관계 질환의 위험이 높아지게 된다.

4) 치 료

(1) 한약치료

① 한약치료

▶ 육미지황탕 + 천화분, 산약, 연자육, 맥문동 각8g, 산수유 6g 오미자 4g

② 환약 치료

▶ 당뇨환***__ 초기 당뇨에 혈당 조절이 잘 되고, 만성 당뇨에도 효과적이다.
숙지황, 황기 각16g, 천화분, 산약, 산수유 각8g, 진피, 백복령, 목단피, 택사 각6g, 맥문동, 구기자, 사인, 백두구, 오미자, 갈근, 상백피, 현삼, 백강잠, 원잠아, 달개비 각4g × 20
+ 검은콩(초) 소승 1되, 검은깨(초) 소승 1되, 의이인(초) 소승 1되, 우담 2개 밀환 오자대로 50환씩 1일 3회 복용

5) 환자 관리***

당뇨 환자의 경우 혈당 조절이 잘 될 경우 합병증을 최소화할 수 있다. 당뇨병은 간단하게 췌장에 기름이 끼어서 인슐린 분비가 잘 안 되서 발생하게 된다. 따라서 피를 맑게 하는 것이 무엇보다 중요하다. 특히 비만환자에 경우에는 살을 빼는 것이 가장 중요하고 마른 환자의 경우도 고지혈증 등이 없도록 해야 한다.

초기 당뇨 환자의 경우에는 육류섭취와 유제품 섭취를 억제하고 현미를 위주로 한 잡곡식과 야채식 위주로 하면 당뇨치료에 효과적이다. 그리고 꾸준한 유산소 운동을 병행해야 당뇨병을 효과적으로 치료 및 관리할 수 있다.

(1) 당뇨병 식사요법의 기본 원칙

당뇨병 식사요법의 목적은 섭취한 음식과 운동, 그리고 인슐린주사나 먹는 약이 균형을 이루어 혈당과 혈중지질이 가능한 정상과 가까운 수준으로 유지되도록 하는 것이다.

당뇨병환자는 적절한 체중을 유지하기 위해서 일상생활에 필요한 만큼의 열량을 섭취하여야 하는데, 하루 필요열량은 신장, 체중, 연령, 활동 및 당뇨병 정도에 따라 다르다. 소아의 경우는 특히 성장기에 있으므로 성장에 필요한 충분한 열량을 공급하여야 한다. 당뇨병환자가 혈당을 정상범위로 조절하고 적절한 체중을 유지하면 급성합병증과 대혈관, 눈, 신경, 신장 등의 만성합병증을 예방할 수 있다.

일상생활에서 건강을 유지하는 가장 알맞은 체중을 표준체중이라고 하며 자신의 키에서 100을 빼고, 0.9를 곱해서 구한다. 표준체중보다 뚱뚱한 환자는 아무리 노력해도 표준체중까지 줄이기는 어렵지만 조금이라도 체중을 줄이면 혈당조절이 개선될 수 있다. 현재 체중보다 5kg 정도를 줄인다면 매우 효과적이다. 체중 감소를 위해서는 영양소가 골고루 배분되면서도 열량 제한 식사와 운동을 병행하도록 해야 한다. 열량 제한이란 평소 식사량에서 500칼로리 정도를 감량하는 것이다.

우리 몸에 필요한 여러 영양소는 몸 안에서 각각 다른 작용을 하여 영양소들 사이의 상호 보완관계를 유지하고 있으므로 어느 한 영양소라도 과다하게 섭취하거나 부족하면 영양의 균형이 깨어지게 된다. 따라서, 체중을 줄이는 동안에도 식사 내용의 균형을 유지하는 것이 중요하다. 어떤 음식을 먹느냐도 혈당에 영향을 준다. 우리가 먹는 식품 중에는 에너지를 내는 영양소인 당질, 단백질, 지방이 들어있다. 이중 당질은 혈당이 오르는 것과 가장 관련이 많다.

당질이 들어간 음식을 많이 먹으면 혈당이 많이 올라간다. 밥 2공기를 먹으면 밥 1공기를 먹는 것에 비해 혈당이 2배로 올라간다. 나의 평소 식사습관을 잘 살펴보아 당질이 들어 있는 음식을 지나치게 많이 먹고 있는지를 살펴보아야 한다. 당질이 주로 들어 있는 식품은 곡류와 과일류이며, 우유에도 당질이 소량 들어가 있다. 예를 들어, 한 끼에 밥을 1과 1/3공기씩 먹고, 하루에 귤을 5개씩 먹었다면 한끼 밥량을 1공기로 줄이고, 귤을 하루에 1개로 줄이면 당질이 많은 식품을 줄이면서 평소 식사량에서 500칼로리를 감량할 수 있다.

기름기가 없는 육류나 생선과 채소찬은 매끼 적정량을 갖추어 먹도록 하여 균형 있는 식단이 될 수 있도록 해야 한다. 채소찬은 양에 제한 없이 충분히 섭취해도 좋지만 육류나 생선도 많이 먹으면 혈당을 올릴 수 있고, 섭취량이 많아지면 체중도 증가시키게 되므로 한번 먹을 때 고기는 기름기가 없는 부위로 5~6점, 생선은 1토막, 또는 두부는 1/6모 정도로 제한하도록 하고 우유는 하루에 1잔 정도 섭취하는 것이 좋다. 같은 열량섭취라도 규칙적으로 배분해 먹는 것이 한꺼번에 과식하는 것 보다는 혈당조절에 유리하다. 식사는 매일 일정한 시간에 먹고 일정한 간격을 두는 것이 필요하며 식사간격은 4~5시간이 적당하다. 인슐린을 맞는 경우, 저혈당을 방지하기 위하여 식사를 거르지 않으며 반드시 식사시간을 지키도록 한다.

당뇨식사는 특정 식품을 제한하거나 특정식품을 먹어야하는 것이 아니다. 적절한 열량을 다양한 식품을 통해 섭취하는 건강식이며, 약물요법이나 운동요법과 조화를 이루는 것이 가장 중요하다.

(2) 육식의 섭취요령

당뇨병환자들 중에는 당뇨병에는 돼지고기, 닭고기가 안 좋다고 알고 안 먹는 경우가 많다. "무조건 줄여 먹는 것이 좋다고 들었어요.", "육류와 계란이 안 좋다고 하던데요?" 등의 말씀을 하는 분들이 있다. 당뇨병 환자에게는 정말 고기가 안 좋은 걸까?

육류는 단백질이 풍부한 식품이며, 단백질이란 우리 몸의 여러 신체조직을 만드는데 반드시 필요한 영양소이다. 그런데 우리 몸을 구성하는데 탁월한 단백질은 소고기, 돼지고기, 닭고기 등의 육류 뿐 아니라 생선, 계란, 두부에도 있다. 이중에서 어느 것을 섭취해도 좋으나 사람마다 몸에서 필요로 하는 양에는 다소 차이가 있다.

식사로부터 섭취해야 하는 단백질의 하루 필요량은 1,000칼로리의 경우는 3단위, 1,200~1,400칼로리는 4단위, 1,600~2,000칼로리는 5단위, 2,200칼로리는 6단위 등으로 처방 열량에 따라 다르며, 1단위의 양은 소고기, 돼지고기, 닭고기 등의 기름기를 완전히 제거한 살코기로 40그램(불고기 4~5점 정도), 생선은 50그램(1토막), 계란 1개, 두부 80그램(1/6모) 정도이다. 이렇게 고기, 생선, 계란, 두부 등의 양질의 단백질 식품을 하루 필요량 만큼 반드시 섭취해야 우리 몸은 건강을 유지할 수 있다.

그런데, 당뇨병환자들 중에는 협심증, 심근경색증과 같은 합병증을 동반한 경우가 있는데, 이는 대체로 콜레스테롤 수치가 높을 때 잘 생긴다. 이런 환자들은 단백질 음식 중에서도 포화지방산과 콜레스테롤이 많은 식품들을 1주일에 1~2번 정도로 줄이는 것이 좋다.

여기서 포화지방산이란 주로 동물성 기름에 많이 있는 것으로, 혈중 콜레스테롤 및 중성지방 수치를 증가시켜서 심장혈관계 질환에 영향을 주는 지방산을 말한다. 포화지방산이 많은 식품에는 소기름, 돼지기름, 베이컨, 삼겹살, 쇼트닝, 라아드, 버터, 그리고 과자나 라면을 튀길 때 이용되는 팜유, 코코넛유 등이 있다.

또한 콜레스테롤이 많은 식품으로는 계란노른자, 메추리알, 새우, 오징어, 문어, 전복, 뱀장어, 닭간, 소간, 곱창 등이 있다. 그밖에도 심혈관계 합병증을 동반한 경우에 육류보다는 생선을 자주 먹고 닭고기를 먹을 때도 반드시 껍질을 벗기고 먹기를 권장해야 한다.

그리고 섬유소가 많은 채소류, 해조류, 잡곡밥 등을 먹어서 혈중 콜레스테롤의 수치가 낮아지도록 하는 노력이 필요하다. 일반적으로 식물성 기름인 콩기름, 옥수수기름, 참기름, 들기름 등에는 콜레스테롤이 없으므로 소기름, 돼지기름, 버터, 팜유 등을 대체하여 이용해야 한다.

한편 신장에 합병증이 온 경우에는 엄격한 혈당 및 혈압조절과 함께 상태에 따라서 단백질을 줄이고 좀 더 싱겁게 먹는 것이 신장을 보호하는 방법이 된다. 일반적으로 투석을 하지 않는 경우에는 단백질 음식이 허용되며, 당뇨병만 있는 경우에 비해서 하루에 필요한 식품군별 섭취단위가 대부분 변화되므로 다시 한 번 식사교육을 받는 것이 바람직하다.

당뇨병 환자의 식사요법에서 가장 중요한 것은 적절한 열량을 균형 있게, 그리고 규칙적으로 식사하는 것이다. 따라서 단백질 음식만을 중요시하거나 당뇨에 좋다는 일부 한가지 식품만을 집중적으로 섭취하는 것은 바람직하지 않다.

다시 말해서 모든 음식은 사람의 몸에 들어와 하는 일이 다르며, 그 어떤 것도 경중을 따질 수는 없다. 처방된 열량을 골고루 균형있게 먹는 것이 건강 유지에 중요하다.

(3) 외식시의 식사요령

점심시간에 사업상의 약속이 있거나 이웃과 저녁식사를 함께 하거나 아이들과 패스트푸드점에서 식사를 하는 일 등 외식은 우리 일상생활의 일부분이다. 간편하고 즐겁고 여러 음식을 먹을 수 있어 사람들은 외식을 선호 한다. 그러나, 일반적으로 외식은 고열량인 경우가 많고, 영양소가 종종 불균형을 이루기 쉬우며, 염분 섭취도 많아진다. 식사 중에서도 서양식(양식)은 한식에 비하여 열량이 높으며, 중국음식은 지방, 염분이 많이 들어 있다. 한정식은 주식량에 비해 부식의 종류가 다양하기 때문에 염분이 많이 들어 있는 젓갈류나 장아찌류를 제한 한다면 권장할 만하다. 외식을 하여 영양 불균형이 생기면 그날의 다른 끼니에서 영양분이 보충되어야 한다. 즉, 점심 외식시 부족한 식품은 아침과 저녁식사에서 보완하도록 계획하여야 한다. 자주 외식을 하는 당뇨병환자라면 식사계획에 따를 수 있는 방법을 미리 알아 두어야 한다. 먼저 원하는 식품을 선택할 수 있도록 다양한 식사가 제공되는 음식점을 택하는 것이 좋다.

음식점에서 음식을 주문할 때 주의할 점
▸ 재료와 분량을 모를 때는 물어서 확인하고 주문한다(재료와 분량을 알기 어려운 음식은 피한다).
▸ 식품군이 골고루 포함된 음식을 선택한다(국수류를 한끼 식사로 섭취할 수 있지만 곡류군에만 편중되어 있으므로 균형 있는 식품군의 섭취가 어렵다).

- 계획된 식사양 만큼 먹는다(1인 분량이 많으면 먹기 전에 덜어내어 포장을 부탁하거나 또는 옆사람과 나누어 먹는다).
- 설탕이나 기름이 많이 사용된 음식, 밀가루와 빵가루를 묻혔거나 튀긴 음식은 피한다.(서양식은 지방 함량이 높고, 열량이 많으며 중국 음식도 설탕과 기름을 다량 사용하는 조리법이 많아서 바람직하지 않다)
- 기름기가 많은 국물은 남긴다. 예 곰탕, 설렁탕
- 대체 식품을 이용한다(감자튀김 대신에 채소를 많이 달라고 요청한다. 대체 식품을 찾기 어렵다면 기름기가 많은 식품은 남긴다).
- 메뉴에 없더라도 저열량 품목이 있는지 물어본다(고지방 드레싱 대신 식초와 기름, 간장소스, 혹은 레몬즙을 선택하도록 한다).
- 천천히 먹는다.
- 술은 피한다(술은 영양소는 없고 열량만 낸다. 대신 저열량음료를 선택한다).

경구혈당강하제나 인슐린을 사용하는 경우에는 '무엇을 먹을 것인가' 뿐 아니라 '언제 먹을 것인가'를 고려해야 한다. 이것도 역시 미리 계획을 세우면 해결할 수 있다.

- 다른 사람과 함께 외식을 하는 경우에는 정해진 식사 시간에 약속을 정한다.
- 미리 계획을 세워서 식사가 준비되는 동안 기다리지 않도록 한다.
- 미리 예약을 하고 정각에 도착한다. 기다리지 않도록 음식점이 붐비는 시간은 피한다.
- 점심이나 저녁식사가 계획된 시간보다 늦어진다면, 2끼니에 배분된 식품중 과일군 1단위나 곡류군 0.5단위를 정해진 식사시간에 미리 먹도록 한다.
- 저녁 식사 시간이 많이 늦어진다면, 취침전 간식을 저녁식사시간에 먹고, 나중에 저녁식사로 배분된 양을 먹는다. 경우에 따라서는 인슐린 용량을 조정해야 하는 경우도 있다.

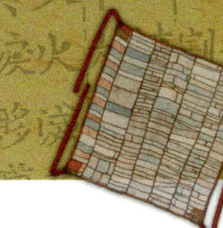

(4) 당뇨병에 비교적 좋은 식품과 나쁜 식품

좋은 식품	나쁜 식품
보리, 율무, 팥, 수수, 차조, 기장, 아스파라가스, 상추, 배추, 미역, 김, 다시마, 당근, 무, 연근, 산마, 시금치, 두릅, 다래, 가지, 호박, 멸치, 새우, 미꾸라지, 순두부, 굴, 옥수수수염, 흑대두, 석류, 수박, 샐러리, 양배추, 오이, 숙주나물, 열무잎, 토마토, 미나리, 딸기, 참외, 파, 호도, 두부, 된장, 간장, 참기름, 명란젓, 치즈, 달걀, 소고기, 굴비, 조기, 칡, 녹두, 치자	옥수수, 무화과, 포도, 배, 감, 캔디, 사과, 술, 귤, 파인애플, 감자, 밀가루, 메밀, 고구마, 마늘, 고추장, 돼지고기, 닭고기, 콜라, 사이다, 단 과자, 아이스크림, 쿠키, 푸딩, 튀긴 고기류, 파이, 올리브, 통조림용 과일, 복숭아, 레몬, 오렌지주스, 사과주스, 당면, 흰떡, 고추, 밤, 설탕

(5) 당뇨병과 운동

① 당뇨병환자에게 운동이 좋은점

운동은 칼로리를 소모시켜 식사요법의 효과를 항진시키고 혈당을 직접적으로 떨어뜨리며 장기적으로 당뇨병의 합병증을 예방하고 스트레스를 해소시키고 정신 건강에도 좋다. 운동의 장점은 다음과 같다.

- 당뇨병이 발생할 가능성이 높은 위험군에서 제 2형 당뇨병의 발생 빈도를 감소시키며 혈당의 조절을 돕고, 제 1형 당뇨병에서 인슐린의 효능을 높여 인슐린의 필요량을 줄일 수 있다.
- 심혈관계 질환(동맥경화증, 심장병, 중풍)의 발생 위험이 감소된다. 이는 운동요법으로 지질대사의 장애를 교정하고(저밀도지단백-콜레스테롤이 감소되고 고밀도지단백-콜레스테롤이 증가되며), 심근의 혈류가 개선되고, 폐기능이 향상되며 동시에 고혈압도 개선됨에 따른 효과이다.
- 비만형 인슐린의존형 당뇨병에서 체중감량을 위하여 식사요법의 보완수단으로도 운동은 큰 효과가 있다.
- 운동으로 인한 말초조직에서의 인슐린 작용의 증가효과로 고혈당이 개선 될 뿐만 아니라 인슐린의 요구량이나 경구 혈당 강하제의 요구량을 감소시킬 수 있다.
- 당뇨병환자에서 위축되기 쉬운 근력의 향상을 기대할 수 있다.
- 혈액의 점성도를 낮춰 혈액 순환이 잘되게 하며 혈소판의 기능에도 영향을 주어 혈전

증의 예방에도 도움이 된다.
▶ 정신적인 안정감, 불안감 해소, 숙면은 물론 현대인의 복잡한 사회생활에서 누적되기 쉬운 스트레스의 해소에도 크게 도움이 되며, 생활에 활력을 얻고 기분이 상쾌하여 삶의 질을 높일 수 있다.

② 당뇨병환자가 운동하는 방법

환자 개인별로 자신에게 알맞은 운동을 어느 정도로 해야 할 것인가, 그리고 삼가야 할 운동은 무엇인가 등을 미리 알아야 한다. 매일 규칙적으로 할 수 있는 운동이 바람직하다. 통근시간을 이용하여 걷기, 엘리베이터를 이용하지 않고 계단을 오르기, 아침체조, 일주일에 3~4회 씩 자전거타기 등 여러 가지 운동을 할 수 있다.

운동의 시기는 비만한 환자이고 식사요법만 하는 경우라면 식전과 식후 어느 때나 해도 좋으며, 경구혈당강하제나 인슐린을 사용하고 있는 환자라면 식후에 운동을 하는 것이 저혈당의 예방을 위하여 좋다. 당뇨병의 합병증이 심하거나 간장이 나쁜 경우 또는 동맥경화증이 심한 때는 식후에 심한 운동은 심장과 혈관에 무리가 될 수 있다. 각자의 건강 상태와 취미에 따라 하되, 정적인 운동과 동적인 운동을 매일 생활화하여 시행하는 것이 필요하다. 운동시간은 가능한 매일 같은 시각에 실시하며 가급적이면 식후 30분에 시작하여 30분 내지 1시간 씩 하는 것이 효과적이다. 인슐린을 맞는 사람은 보통 인슐린의 효과가 최소이고 혈당이 높아졌을 때 시행하며 인슐린 주사부위의 근육 운동은 삼가는 것이 좋다.

운동을 얼마만큼 강하게 할 것인가는 숨이 조금 찰 정도의 운동의 강도로 하루에 30~60분 가량 실시하는 것이 좋다. 운동 요법은 일시적으로 실시해서는 그 효과를 기대할 수 없으며, 하루 300칼로리 이상 소비할 수 있는 운동(1시간)을 택하여 지속적으로 실시해야 한다. 그러나 무리한 운동으로 너무 많이 땀을 흘리는 것은 오히려 몸을 해칠 수 있으므로 산책, 조깅, 맨손체조, 자전거 타기 등의 가벼운 전신 운동이 좋다. 매일 30분 정도 빠른 속도로 걷거나, 자전거 타기를 30분 정도 하거나 테니스를 30분 정도 치는 것은 바람직하다. 운동의 빈도는 혈당의 조절을 위하여 일주일에 3일 이상 하는 것이 좋은 것으로 되어 있다.

의사의 처방에 따라서 자신에게 맞는 운동을 찾아 꾸준하게 하는 것이 무엇보다 중요하다. 운동을 했다고 해서 칼로리가 많이 소모되었다고 음식물을 많이 섭취하면 혈당이 생각보다 많이 올라간다. 운동량에 비해 소모되는 칼로리의 양은 의외로 적다. 또한 혈당이 조절되지 않는 상황에서는 등산, 수영 등 격렬한 운동을 하면 오히려 혈당이 더 올라가기 때문에 처음에는 가벼운 산책을 꾸준히 하는 것이 좋다. 너무 격렬하게 운동을 하면 혈당 강하제를 사용하는 환자에서는 저혈당이 오는 경우도 있으므로 주의해야 한다. 신발의 크기에도 세심한 주의를 해야 하며 특히 운동화는 발이 편하고 잘 맞는 것을 골라야 한다. 당뇨병에 걸리면 혈액 순환이 잘되지 않아 발궤양이 생길 우려가 많고 발 상처가 나면 잘 낫지 않게 되므로 주의해야 한다.

(6) 당뇨인이 정기적으로 해야 할 검사

당뇨병환자들에게 정기검진의 목적은 합병증의 증상이 나타나기 전에 미미한 증상이라도 조기에 발견함으로써 합병증에 대한 대책을 수립하고 조기 치료를 통하여 건강한 생활을 유지하는데 있다고 할 수 있다. 여기에서는 당뇨병환자에 필요한 정기 검진의 종류 및 시기에 대하여 소개한다.

① 외래 방문시 매번 실시해야 할 검사

▶ **혈당 검사**_보통 외래에서는 공복시 또는 식후 검사가 통용되나 최근에는 자가 혈당 측정 방법이 널리 이용되어 환자가 병원을 방문하지 않고도 혈당 측정이 가능하게 되었다. 혈당이 잘 조절되는 안정된 환자는 일주 1~2회 측정으로 충분하나, 잘 조절되지 않는 환자에서는 조절 목표에 달성할 때까지 매일 측정하는 것이 바람직하다.

▶ **혈 압**_당뇨병이 있는 사람은 일반인보다 고혈압의 빈도가 높은 것으로 되어 있고, 당뇨병에서 고혈압이 생기면 당뇨병이 없는 사람보다 동맥 경화증이 더 심해지고 합병증이 쉽게 오기 때문에 고혈압을 엄격하게 조절해야 한다. 고혈압은 보통 아무런 증상이 없으므로 병원을 방문할 때마다 혈압을 측정하는 것이 좋다. 정상 혈압은 120/80 mmHg이다.

② 2~3개월 마다 실시해야 할 검사

▶ **당화 혈색소 검사**_혈당 검사가 매일의 혈당 상태를 알 수 있는 반면에 당화혈색소는 평균 2~3개월 간의 혈당치를 반영한다. 공복시 혈당과는 달리 식사와 관계없이 채혈할 수 있다는 장점이 있으며 최근 수개월동안 혈당 조절이 잘되고 있는지를 알아보는 지표로 이용할 수 있다.

③ 매년 실시해야 할 검사

▶ **간기능 검사**_당뇨병환자의 약 50%에서 간조직 검사상 지방간이 동반된다. 지방간은 특히 비만한 인슐린 비의존형 당뇨병환자에서 흔하다.

지방간은 적극적인 체중조절 및 운동요법을 통해 정상으로 회복될 수 있으므로 매년 정기검진에서 간기능을 확인하는 것이 필요 하다. 즉 당뇨병을 잘 조절하면 지방간은 저절로 좋아진다.

- ▶ 지질 검사_당뇨병에서는 지질대사 이상의 빈도가 높아 동맥경화증의 발생을 가속화 시킨다. 혈액내 지질검사는 공복시 채혈을 통해 쉽게 알 수 있는데, 이상이 발견되면 식사요법이나 경우에 따라서는 약물요법을 통하여 교정하도록 해야 한다.
- ▶ 안과 검진_당뇨병이 있는 사람에서 잘 동반하는 안과 질환으로는 망막증 및 백내장이 있다. 당뇨가 있는 사람은 적어도 1년에 한 번씩은 정기적으로 시력검사를 실시하여야 하며 망막증이 의심되는 경우에는 형광안저 조영술을 받도록 한다.
- ▶ 신장기능 검사_당뇨병성 신증의 초기검사로서 단백뇨에 대한 검사를 한다. 신증은 당뇨병환자의 전반적인 예후를 결정하는 가장 중요한 인자이며, 단백뇨가 있는 인슐린비의존형 환자는 심혈관 질환에 의한 사망률 또한 증가 한다. 따라서 당뇨병을 진단받게 되면 혈액검사와 소변 검사를 실시하여 신장기능을 평가해야 한다.
- ▶ 심전도 및 흉부X선 검사_외래에서 허혈성 심질환을 선별하는 방법으로는 심전도가 가장 용이하며 이에 이상이 발견될 시에는 정밀검사가 요구된다.

(7) 고혈당과 저혈당

액속의 당분을 '혈당'이라고 하며 당뇨병은 바로 이 '혈당'이 높은 질환으로, 합병증을 예방하기 위해서는 혈당을 조절해야 한다는 것을 우리는 잘 알고 있다. 당뇨병의 합병증은 한마디로 혈관이 망가지는 병이며 머리끝부터 발끝까지 혈관이 없는 곳이 없으므로 어디든지 다양하게 생길 수 있다. 혈관을 수도관으로 비유 한다면, 맑은 물이 흐르는 수도관과 구정물이 흐르는 수도관의 수명을 비교했을 때 맑은 물의 수도관이 더 오래가는 이치와 같다. 고혈당의 혈액은 시간이 갈수록 혈관을 망가뜨리므로 혈당을 정상으로 유지하는 하는 것이 곧 합병증을 예방하는 길이다.

정상인들은 식사나 운동과 관련하여 혈당이 70~140 사이에서 변화되는데, 그 범위를 벗어나게 되면 고혈당과 저혈당으로 구분된다. 좀 더 정확하게 진단 기준을 살펴본다면, 식전 공복시 혈당이 140 이상인 경우와 검사 시간에 관계없이 혈당 측정을 했을 때 200 이상이 2회 이상 나온 경우 당뇨병으로 진단한다. 이렇게 당뇨병으로 진단이 되었을 경우 임상적으로 조절이 필요하다고 우려되는 고혈당 수치는 180 이상이다. 그래서 당뇨병으로 치료받고 계신 분들의 조절 범위를 다음과 같이 정하고 있다. 위와 같은 목표 혈당을 벗어나서 고혈당을 바로 조절하지 못할 경우, 피로감, 공복감, 체중 감소, 다음, 다뇨, 다식, 손발 저림 등의 위험증상을 경험하게 된다. 그리고 상처를 입었을 때 쉽게 아물지 않고, 피부병, 치주 질환, 감기, 독감 등의 전신 감염도 잘 생긴다.

저혈당은 반대로 혈당이 70 이하로 떨어지는 경우인데, 약물치료시 간혹 나타날 수 있는 부작용으로 그 증상을 잘 아는 것이 중요하다. 간혹 혈당이 70이었는데 증상이 나타나지 않았다고 말씀하시는 분이 많은데 개인마다 조금씩 다른 이유도 있겠지만 보통 50 이하로 떨어질 경우 증상이 나타난다.

저혈당의 증상은 공복감, 떨림, 오한, 식은 땀, 가슴 떨림, 불안감이 생기고 빨리 응급조치를 취하지 않으면 의식을 잃고 쓰러질 수도 있다. 고혈당은 당장 위험하지는 않지만 저혈당은 바로 조치가 필요한 증상이므로 증상이 생겼을 때 혈당을 빨리 올리는 포도당 사탕, 사탕, 주스, 설탕 등의 음식을 섭취해야 한다.

또한 저혈당을 경험한 후에는 혈당이 치솟을 수 있으므로 되도록이면 저혈당이 생기지 않도록 주의하는 것이 좋다. 혈당 조절 목표를 잘 유지하여 항상 좋은 컨디션을 유지해야 한다.

고혈압

1) 혈압단계
- **정상혈압**_수축기 혈압 120 미만, 확장기 혈압 80 미만
- **고혈압 전단계**_수축기 혈압 120~139, 확장기 혈압 80~89
- **1기 고혈압(경도 고혈압)**_수축기 혈압 140~159, 확장기 혈압 90~99
- **2기 고혈압(중등도 이상 고혈압)**_수축기 혈압 160 이상, 확장기 혈압 100 이상

2) 원 인

비만, 고지혈증, 당뇨병, 심혈관질환의 가족력(유전), 60세 이후 노년층, 폐경이후 여성, 식사성 요인(Na, 지방 및 알코올의 과잉섭취 K, Mg, Ca의 섭취부족), 흡연, 약물요인(경구 피임약, 제산제, 항염제, 식욕억제제)

3) 증 상

고혈압은 '침묵의 살인자'라고 할 정도로 증상이 없는 경우가 대부분입니다. 간혹 증상이 있어서 병원을 찾는 경우는 두통이나 어지러움, 심계항진, 피로감 등의 혈압상승에 의한 증상과 코피나 혈뇨, 시력저하, 뇌혈관 장애증상, 협심증 등 고혈압성 혈관질환에 의한 증상이 나타난 경우이다.

4) 치 료

(1) 침치료

① **일반침 치료**★

고혈압을 조절하는데 도움이 되는 혈로써는 족삼리혈과 태충혈이 있다. 이 혈을 일반침(0.30×40)을 사용해서 자침한 후 한 혈당 100회 이상 염전(좌우회전)으로 자극을 주면 혈압이 내려가는 것을 볼 수 있다.

(2) 부항 치료★

풍지혈과 견정혈에 부항을 실시하면 목부위 긴장을 풀어주고 머리쪽의 혈액순환을 원활하게 해서 혈압을 내리는데 도움이 된다.

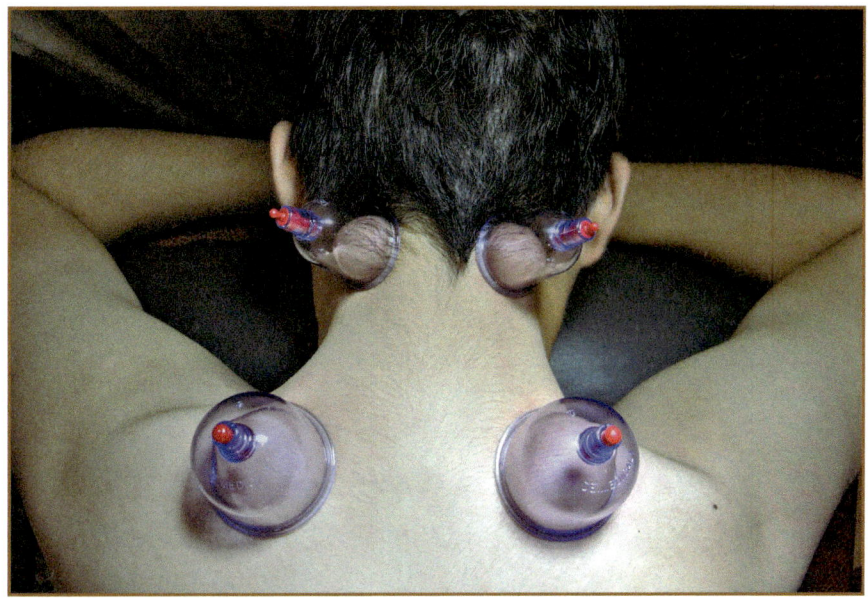

사진 11-1 고혈압의 부항치료

(3) 약침 치료★

　CS(주목나무) 약침을 견정혈과 풍지혈에 각 0.05cc씩 주입하면 머리가 맑아지고 눈이 시원해지며 피로가 풀리는 것을 경험할 수 있다. 또한 혈압 강하효과도 기대할 수 있다.

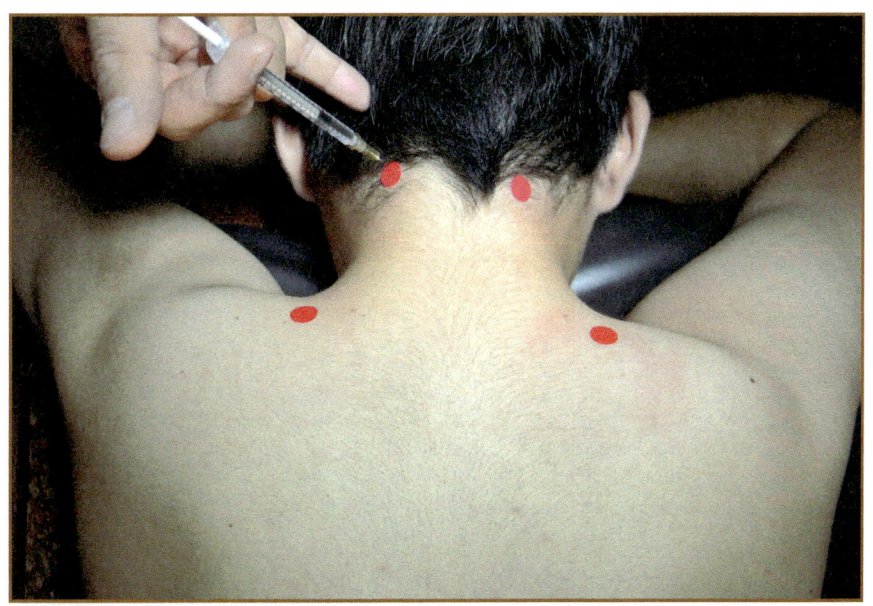

사진 11-2 고혈압의 약침치료

(4) 한약치료

▶ 고혈압방_갈근 16g, 조구등, 승마, 길경, 지각, 나복자 각6g, 고본, 우슬, 창출, 황금, 황연, 강활, 백지, 석창포, 구기자, 사인, 신곡, 맥아 각4g

두통 ≫ + 방풍, 세신, 독활, 만형자, 감국 각4g

5) 운동요법

걷기, 수영, 자전거타기 등 유산도 운동을 꾸준히 하면 고혈압이 낮춰지는 효과가 있다.

6) 환자관리

▶ 통곡물류가 혈압을 낮추는데 작용한다. 통곡물을 하루 정도 물에 불린 다음 은근한 불에 오래 요리해야 먹기가 쉽다. 그리고 오래 씹어 먹어야 흡수가 잘 될 수 있다.
▶ 귀리는 콜레스테롤 감소시키고 베타카로틴성분이 중금속이나 지방을 둘러싸서 몸 밖으로 내보내는 역할을 한다.
▶ 메밀은 모세 혈관을 튼튼하게 한다.
▶ 현미는 식이섬유 많고 미네랄 성분이 많다.
▶ 바나나, 양배추, 시금치는 칼륨성분이 많아 나트륨성분을 배출하도록 도와 혈압이 낮춰준다.
▶ 자색 고구마는 안토시안 성분이 활성산소를 제거하는 황산화 작용이 뛰어나고 식이섬유가 풍부하다. 생으로 자주 먹으면 고혈압을 낮출 수 있다.
▶ 녹차의 탄닌성분이 지방을 제거하는데 도와주고 녹차에는 칼륨 성분이 있어서 나트륨을 체외로 배출하도록 하며, 카테킨 성분이 혈압상승을 억제하는 효과를 가지고 있다.
▶ 삼채는 식이유황성분이 풍부한 식물로 피를 맑게 해 고혈압, 당뇨에 효과적이고 함암 작용도 뛰어나다.
▶ 육류나 유제품을 섭취하지 않고 현미식과 야채와 과일위주 식사를 하면 고혈압이 쉽게 정상화 될 수 있다.

> **주 의**
> 평소 고혈압약을 복용중인 환자들 중에 혈압을 낮추는 성분의 음식물을 섭취할 경우 지나치게 혈압이 내려갈 수 있어 평소 매일 혈압을 측정하면서 혈압 변동이 심한 경우 전문의사와 상담을 하면서 섭취하는 것이 좋다.**

청혈주스

기름을 분해하는 생강과 양파를 섭취하면 배변 활동이 원활해 질 뿐만 아니라 혈관의 기름때를 제거하는데 탁월한 효과가 있다. 피 해독과 지방분해에 탁월하다.

▶ 당근 400g, 사과 200g, 귤 100g, 양파 10g, 생강 10g, 물 30cc 넣고 갈아서 아침 공복에 먹는다.

해독주스

야채를 삶아 주스로 마시므로 야채 흡수율을 높인다. 각종 유해물질 섭취와 스트레스로 인해 생성된 활성산소를 제거하는 효과가 있고 몸속에 있는 독을 제거하고 면역력을 높여주는 효과가 있다. 식이 섬유를 많이 섭취하게 되므로 몸 속 노폐물을 제거하고 포만감을 유발 다이어트에도 효과적이다.

▶ 브로콜리, 양배추, 당근, 토마토를 잘게 썰어 냄비에 넣고 물을 붓고 10~15분 정도 끓여준다. 적당히 삶아진 채소를 걸러 식혀준다. 익힌 채소와 채소를 끓인 물, 생과일(사과, 바나나)을 넣고 믹서로 갈아준다. 냉장고에 두고 먹는다.

고혈압을 낮추는 음식 순위

▶ 01위_육류, 유제품 배제한 현미식 + 야채식
▶ 02위_청혈주스
▶ 03위_해독주스
▶ 04위_삼채
▶ 05위_녹차
▶ 06위_통곡물(귀리, 메밀, 현미)
▶ 07위_자색고구마
▶ 08위_양배추, 시금치 등 칼륨 많은 야채
▶ 09위_바나나
▶ 10위_해조류

만성 간질환

1) 간질환 구분

(1) 급성 바이러스성 간염

몇 주 정도의 잠복기를 지나서 감기 몸살처럼 소화불량과 같은 식욕부진, 심한 구토와 구역질, 피로, 근육통, 두통 등의 증상과 함께 발병한다. 황달 증상이 나타나기도 한다.

▸ A형, E형 간염__보통 오염된 음식이나 음료수를 통해 발병
▸ B형, C형 간염__출산 전후, 수혈이나 오염된 주사기를 통해 감염

(2) 만성간염

간염증상이 6개월 이상 지속될 경우 만성간염으로 진단한다.

증상이 서서히 진행되고 심한 증상이 나타나지 않는 경우도 많다. 식욕저하와 피로감 증가, 몸살과 미열, 구역질과 우측 상복부 통증, 소변색이 짙어지고 얼굴색이 검어지거나 황달 증상이 나타나기도 한다.

(3) 지방간

지방간은 간세포에 중성지방이 쌓여 간이 비대해진 것을 말한다. 평소 비만인 경우 술과 고기를 좋아하는 사람에게 많이 발생한다.

보통은 특별한 증상은 없으며, 오른쪽 갈비뼈아래의 불쾌함 혹은 피로감, 식욕부진, 무기력 등의 증상이 나타날 수도 있다.

다른 만성 간질환들에 비해 금주하고, 체중감량 등을 실시하면 특별한 약 복용 없이도 정상적으로 회복할 수 있다.

(4) 간경변증

간경변증은 간이 단단하게 굳어지는 질병을 말한다.

간이 굳어지면서 모양이 일그러지며, 4~50대 남성들에게서 드물지 않게 발생합니다.

정상적으로 회복될 수 있는 간염과는 달리 간경변증이 되면 간이 굳어 정상복원이 될 수 없어 주의를 요한다. 대표적인 증상으로는 메스꺼움, 구토, 체중감소, 황달, 복수, 식욕부진 등의 현상이 나타날 수 있다.

2) 치 료

(1) 침치료

① **일반침 치료**

동씨침의 肝炎穴(족내과상 2촌)과 肝門穴(팔내측 손목과 팔꿈치 중간부위)에 자침한다.

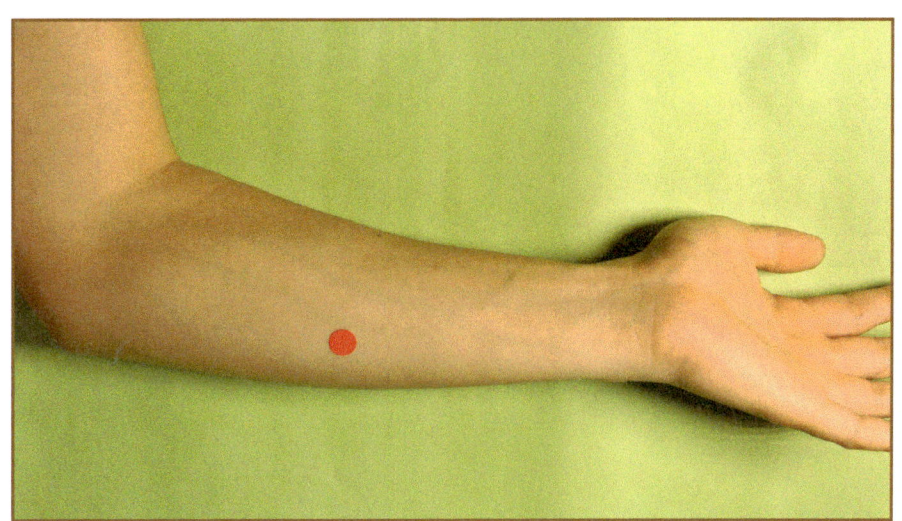

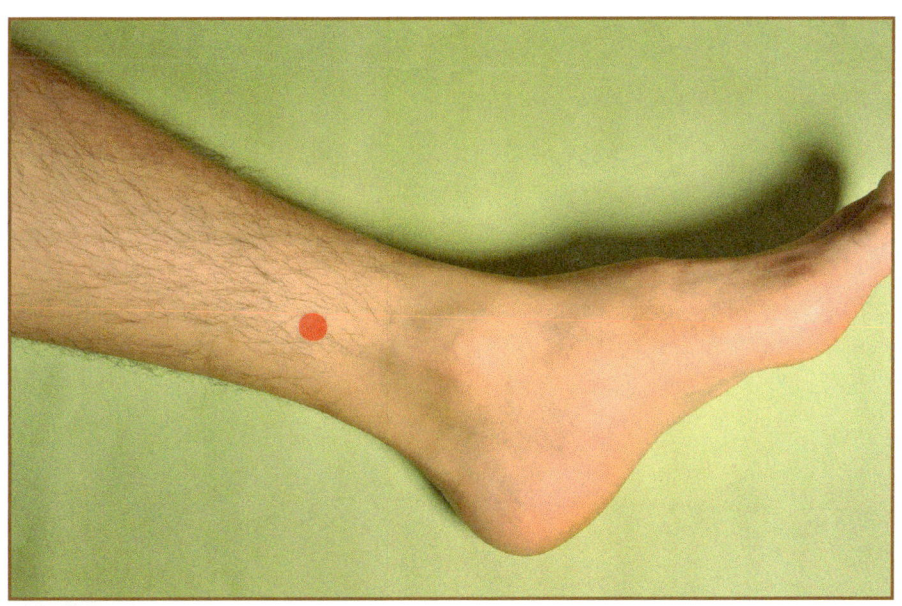

사진 11-3 만성간질환의 침 치료

② 피내침 치료
동씨침의 肝炎穴과 肝門穴에 피내침을 붙인다.

(2) 한약치료
① 한약치료
▸ 생간건비탕_인진 20g, 택사 10g, 산사, 맥아 각8g, 창출, 백출, 저령, 적복령, 후박, 진피 각4g, 나복자 5g, 사인, 신곡, 청피, 초룡담, 곽향, 반하, 대복피, 삼릉, 봉출, 감초 각4g, 강 3
▸ 음주해독방_지속적으로 음주가 많은 경우 사용한다.
진피 12g, 후박, 창출, 감초 각4g, 강 3
+ 갈근 20g, 갈화 8g, 인진 12g, 적복령, 사인, 신곡 각4g, 양강 8g, 초두구 4g, 비파엽 8g, 백두구 5g, 죽여 4g, 반하 4g, 정향 2g, 지구자 8

② 환약치료
유근피환을 복용하면 간염에 도움이 될 수 있다. 유근피는 소염 작용을 한다.

3) 환자관리
(1) 간경화 환자 피해야 할 음식
① **구리가 많이 함유된 음식**[**]
간경화 환자는 구리를 대사하는 능력이 떨어져 구리의 함양이 높은 식품을 섭취할 경우 복수, 황달 등이 유발된다.
㉠ 해파리, 오징어, 새우, 우렁이, 다슬기, 조개류, 소라, 코코아, 버섯

② **단백질 섭취를 제한해야 한다.**[**]
간에서 단백질이 분해되면서 발생하는 암모니아를 대사하는데, 간기능이 떨어지면 암모니아 대사 기능이 떨어져 암모니아 독소가 혈중에 축적되어 뇌어 들어가면 간성혼수가 발생하여 사망을 할 수도 있다.
㉠ 고단백 식품(닭가슴살), 보양식품(장어, 삼계탕, 곰국, 보신탕, 염소탕, 설렁탕 등)

12장. 기 타

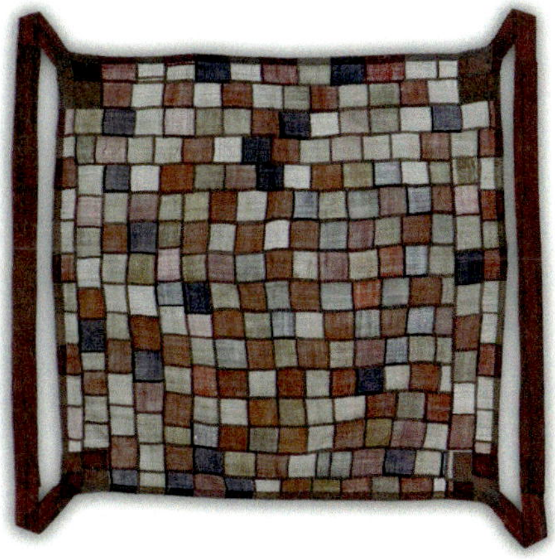

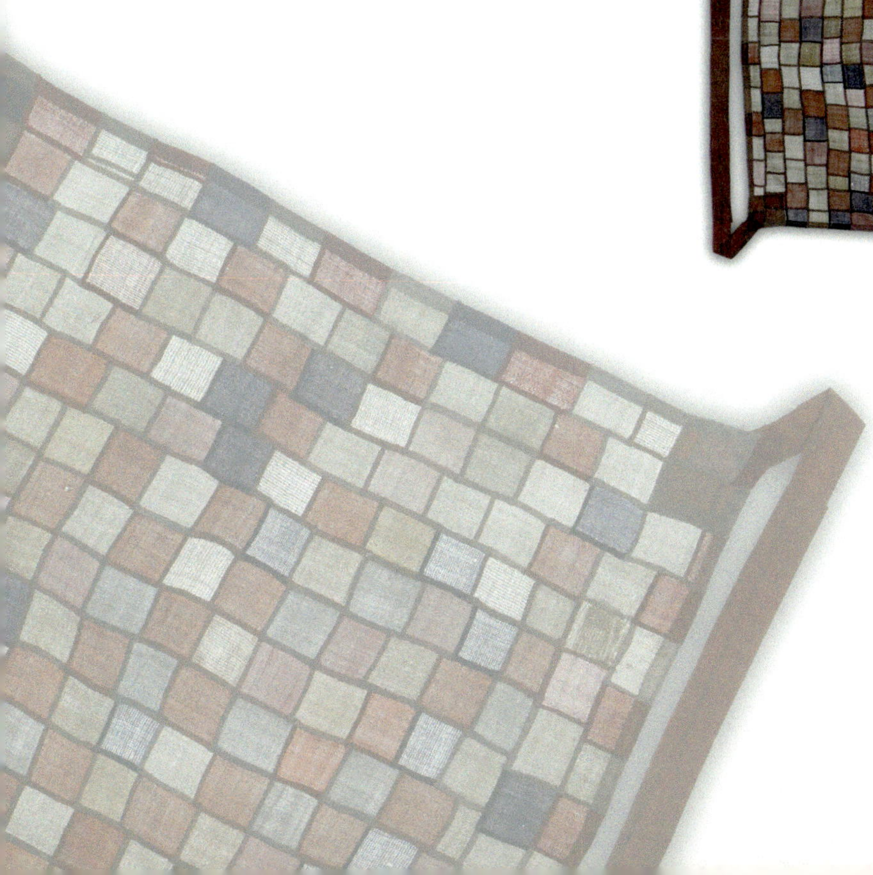

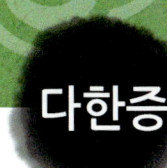

다한증

1) 원인

다한증은 일상생활에 지장을 초래할 정도로 과도한 땀이 분비되는 경우를 말한다. 다한증은 원인에 따라 1차성(원발성) 다한증과 2차성(속발성) 다한증으로 구분한다. 다한증의 90%를 차지하는 1차성 다한증은 특별하게 원인과 질환이 나타나지 않고 땀샘을 지배하고 있는 말초 교감신경의 조절쪽으로 장애가 생겼을 때 나타난다. 2차성 다한증은 감염, 갑상선 질환, 염증성 질환, 전신질환에 의해서 2차적으로 나타나는 것을 말한다.

특별한 원인이 없는 원발성 다한증은 온도의 상승이나 활동량 증가보다는 정신적 긴장 상태에서 나타나므로 집중력을 요하는 작업의 수행과 대인관계의 어려움으로 사회생활에 지장을 주고 이차적인 정신적 위축을 초래하게 된다.

2) 증상

전체 성인 인구의 약 0.6~1.0%가 원발성 다한증을 호소하며 특히 증상이 장기간 변화 없이 평생 동안 계속되며 예민한 사춘기 동안에 더욱 심해지는 것으로 알려져 있다. 다른 부위에 비하여 땀샘이 밀집되어 있는 손 발, 얼굴, 머리 및 겨드랑이에 국소적으로 나타나는 경우가 대부분이다. 겨드랑이는 땀샘과 함께 아포크린선이 분포되어 있어서, 땀샘에서의 과도한 발한시 이차적으로 각질층에 세균이나 곰팡이가 감염되어 악취가 나는 경우가 있을 뿐 아니라. 아포크린선의 분비물이 피부표면의 세균에 의해 분해되어 심한 액취증을 동반하게 될 수 있다.

3) 치료

(1) 침치료

① 일반침 치료★★

동씨침의 止汗穴에 자침하면 가벼운 다한증은 호전되는 것을 볼 수 있다.

① 피내침 치료★★

침치료가 힘든 소아의 경우나 자주 내원하기 힘든 환자의 경우에 피내침을 사용해서 止汗穴에 피내침을 붙여도 동일하게 땀이 줄여 드는 효과가 있다.

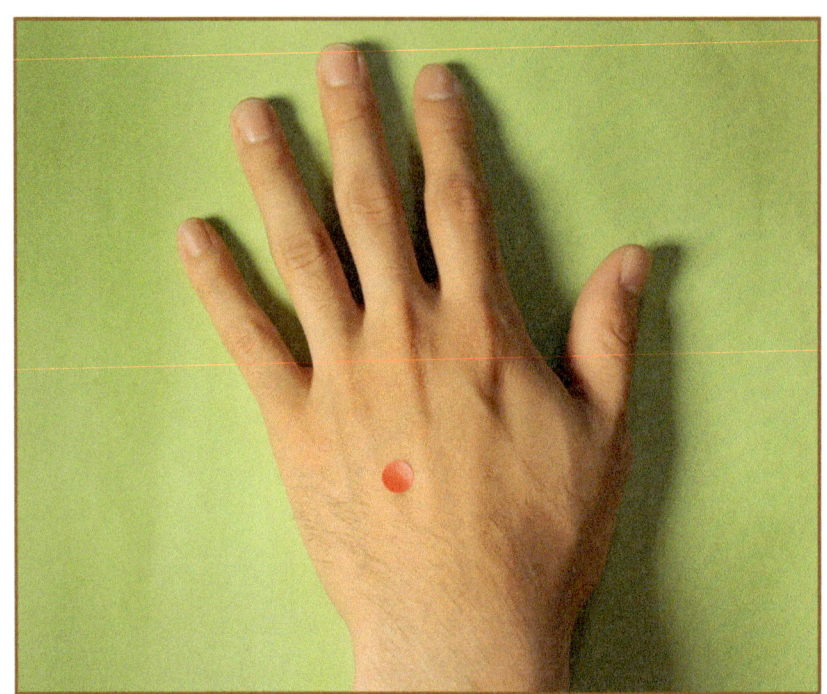

사진 12-1 다한증의 일반 침 치료

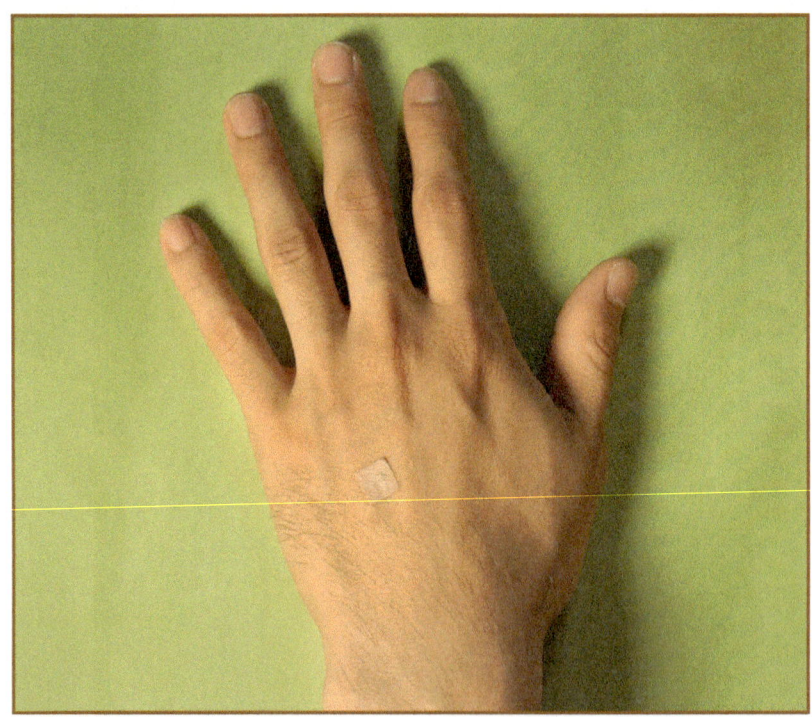

사진 12-2 다한증의 피내침 치료

(2) 한약치료

▶ 가미팔물탕**__숙지황, 당귀, 천궁, 백작약, 인삼, 백출, 백복령 각5g, 감초 4g, 맥문동 8g, 황기 12g, 오미자 4g, 계지 8g, 시호, 황금, 마황근, 방풍 각4g
▶ 생맥산가미__맥문동 8g, 인삼, 오미자 4g + 황기 12g

4) 환자관리

　다한증의 경우에는 한방 침치료와 한약치료가 효과적이다. 그러나 심한 다한증의 경우에는 치료가 전혀 안 되는 경우도 발생한다. 그리므로 환자와 보호자에게 다한증이 난치병임을 상기시키고 치료가 쉽지 않음을 미리 설명하고 치료에 임하는 것이 중요하다.*

수족다한증

1) 원인

팔과 다리쪽에 걸쳐 있는 교감신경의 항진으로 발생한다. 긴장하거나 초조한 상황에서 교감신경이 항진되어 수족다한증이 심해진다.

2) 증상

수족다한증은 손과 발에 땀이 지나치게 많이 나는 것을 말한다. 수족다한증은 대부분 양수족에 발생한다. 긴장하거나 초조한 상황에서 수족다한증이 심해진다.

3) 치료

(1) 침치료

① 일반침 치료★★

동씨침의 止汗穴에 자침하면 가벼운 수족다한증은 호전되는 것을 볼 수 있다. 그리고 마음을 안정시키는 鎭靜穴에 자침해서 마음을 안정시키는 것도 수족다한증 치료에 도움이 된다.

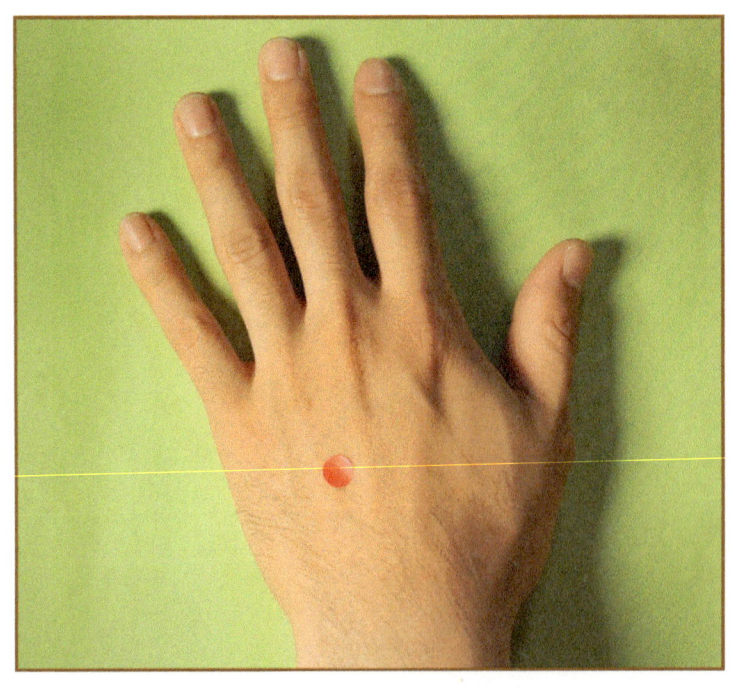

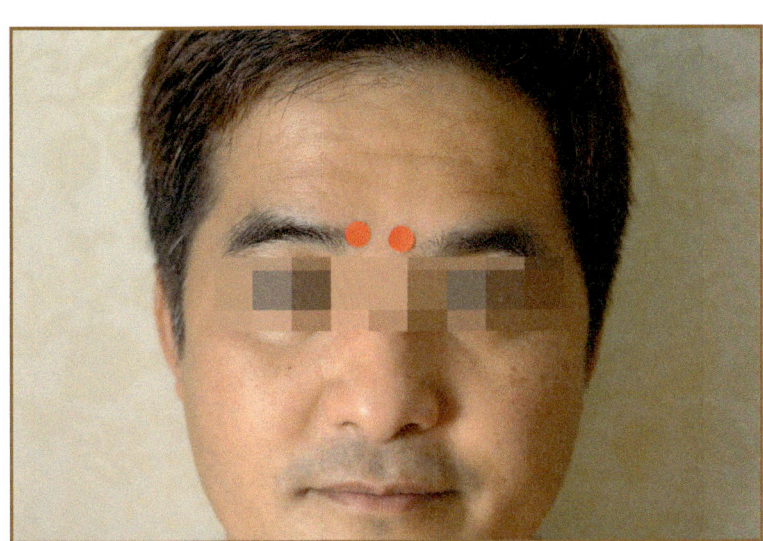

사진 12-3 수족다한증의 일반 침 치료

② **피내침 치료**★★

　침치료가 힘든 소아의 경우나 자주 내원하기 힘든 환자의 경우에 피내침을 사용해서 止汗穴에 피내침을 붙여도 동일하게 수족다한증이 개선되는 효과를 발생한다. 동씨침의 鎭靜穴에 피내침을 붙이면 마음이 편안해지게 되어 교감신경항진을 감소시키므로 수족다한증 치료에 도움이 된다.

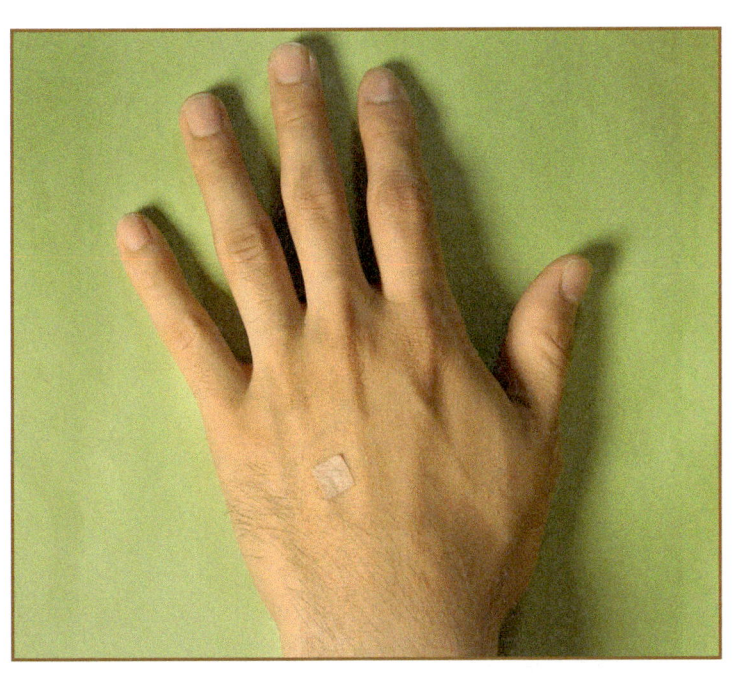

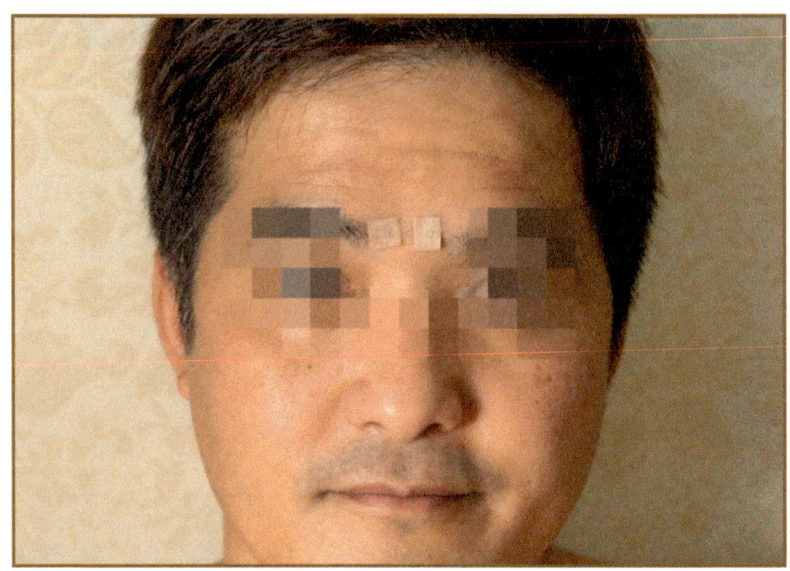

사진 12-4 수족다한증의 피내침 치료

(2) 한약치료

▶ 가미팔물탕**__인삼, 백출, 백복령, 숙지황, 백작약, 천궁, 당귀 각5g, 감초 4g, 반하 6g, 백복령 10g, 백부자, 천오 각2g

4) 환자관리

가벼운 수족다한증의 경우에는 한방 침치료와 한약치료가 효과적이고 근본적인 치료가 가능하다. 그러나 심한 수족다한증의 경우에는 치료가 전혀 안 되는 경우도 발생한다. 그러므로 환자와 보호자에게 수족다한증이 난치병임을 상기시키고 치료가 쉽지 않음을 미리 설명하고 치료에 임하는 것이 중요하다. 전신 다한증보다 수족다한증이 치료가 더 어려운 편이다.**

수족냉증

1) 원인
말초혈액순환 장애로 발생한다.

2) 증상
손발이 차고 심한 경우 실내에 있어도 손발에 동상이 걸리는 경우도 있다.

3) 치료

(1) 침치료

① **일반침 치료**★★

수소음심경(火經)의 소부혈(火穴)은, 화중의 화로써 몸을 따뜻하게 하는 최고의 혈이다. 족태음비경(土經)의 태백혈(토혈)은 土克水의 원리로 水(寒)를 물리치는 최고의 혈이다. 이 소부혈과 태백혈에 자침하면 한기를 물리치고 몸을 따뜻하게 할 수 있다.

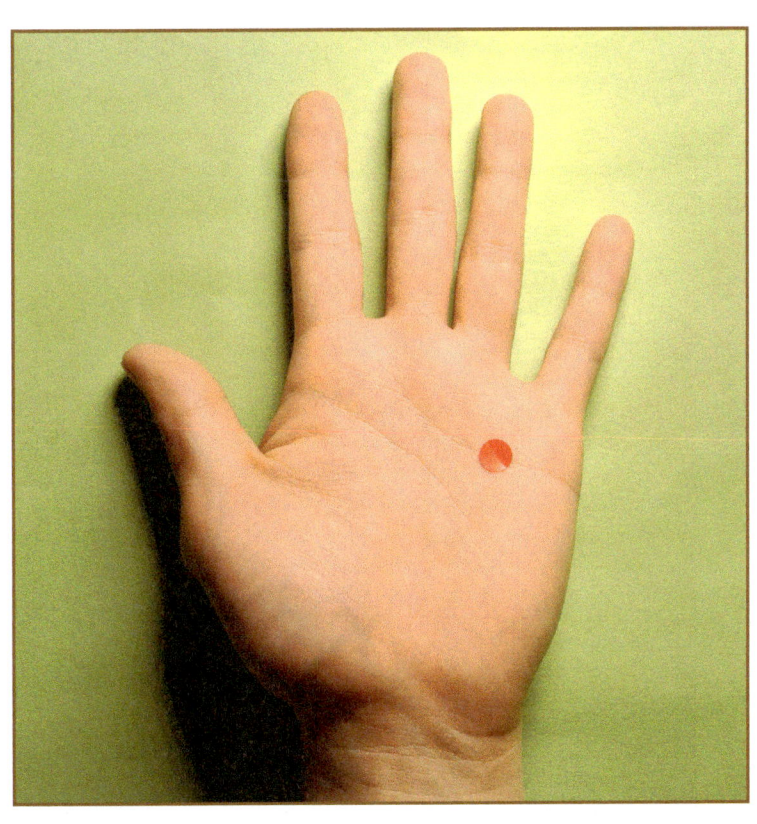

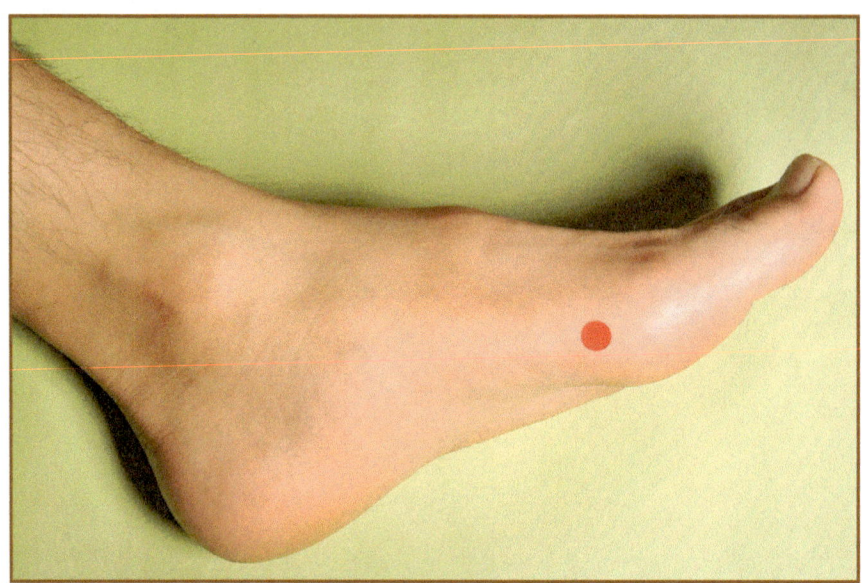

사진 12-5 수족냉증의 침 치료

동상치료 사혈침 치료
동상이 있는 부위(안면, 귀, 손가락, 발가락)에 바닥에 신문지를 깔거나 화장지를 밑에 받치고 사혈용 란셋을 사용해서 동상부위에 亂刺해서 수십 군데 사혈을 해서 어혈이 나오게 하면 동상부위가 빠르게 호전된다. 출혈이 있는 부위는 바로 지혈하지 말고 출혈이후 자연스럽게 출혈이 멈춘 후 소독해 주면 좋다.★★★

(2) 한약치료

▶ 팔물탕가미★★_팔물탕 + 부자 4g, 계지 12g, 건강, 육계, 강황 각4g

4) 운동요법

수족냉증이 있는 경우 평소 하체 근육을 강화시키는 운동(자전거, 걷기, 수영, 발끼리 부딪치기)을 하는 것이 좋다. 심장에서 보낸 혈액을 하체, 특히 허벅지 근육에서 짜주면서 다시 심장으로 보내주는 역할을 한다.

양쪽 발을 서로 부딪치는 동작을 하면 하지 혈액 순환을 개선시키고 하체 근육을 단련하는 효과가 있어 전신혈액순환에 도움이 되어 몸을 따뜻하게 하는 효과가 뛰어나다.★★

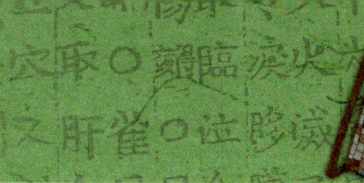

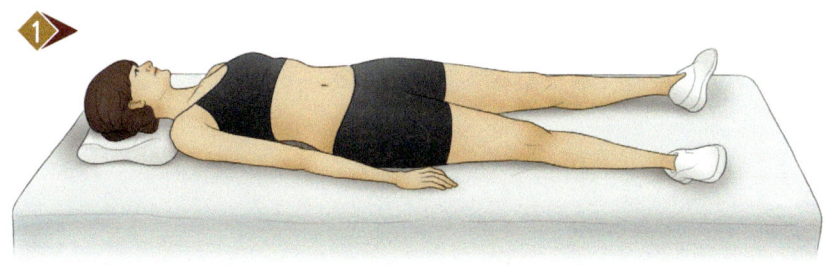

똑바로 누운 상태에서 다리를 편안하게 한다.

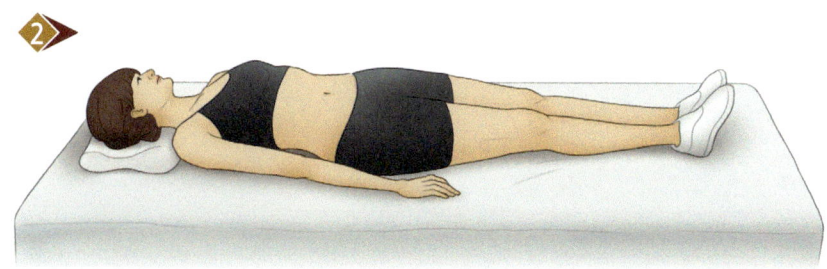

다리를 붙이면서 발을 서로 부딪친다.

그림 12-1 수족냉증의 운동요법

5) 환자관리

　음식중 매운 음식들(생강, 강황, 울금, 마늘, 부추, 파, 양파)이 혈액순환을 개선시키는 효과가 좋으므로 자주 먹는 것이 좋다. 카레를 자주 먹는 것도 혈액순환을 도와준다. 그리고 족욕이나 반식욕을 실시하는 것도 혈액순환에 도움을 줄 수 있다. 족욕후 발이 다시 차가와 지는 것을 막기 위해 면제품의 양발과 장갑을 착용하는 것이 좋다.

수족열감

1) 원 인

자율신경기능 실조로 인한 혈관운동신경장애로 발생한다. 국소의 열증은 국소의 혈류량 증가현상으로 볼 수 있다. 혈액이 말단부위로 갔다가 되돌아오는 것이 정체되어 순환장애가 발생하여 열감을 느끼게 된다.

2) 증 상

수족이 화끈 거리는 열감 발생한다.

3) 치 료

(1) 침치료

① 일반침 치료★

족태양방광경(水經)의 통곡혈(水穴)은 水中의 水, 족소음신경(水經)의 음곡혈(水穴)도 水中의 水이다. 이 통곡혈과 음곡혈은 물로써 불을 제압하는 효과가 있는 혈로써 몸의 열을 식혀줄 수 있다.

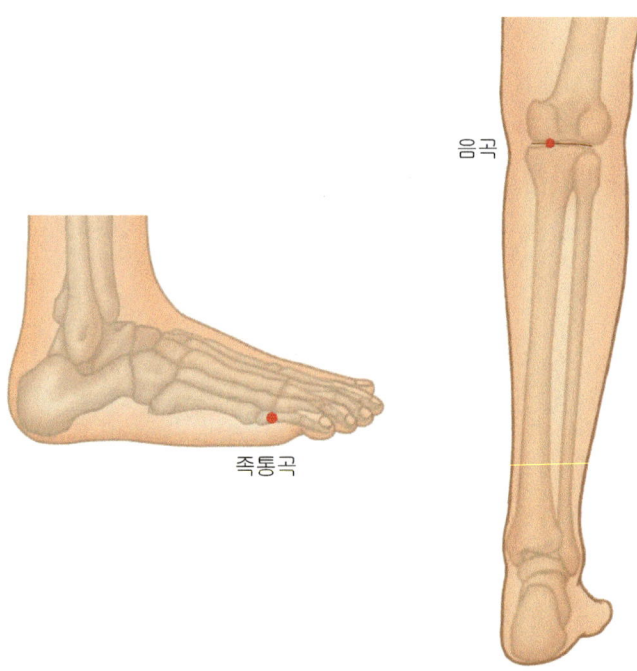

그림 12-2 족통곡혈과 음곡혈

② **사혈 치료**★

열감이 심함 손가락 끝과, 발가락 끝부분을 사혈을 실시하면 빠르게 열감을 개선시킬 수 있다.

(2) 한약치료

▶ **자음승양탕**__건지황, 향부자 각12g, 독활 10g, 승마 8g, 파고지 6g, 황백, 지골피, 현삼 각4g, 감초 2g, 강 3

4) 운동요법

수족열증이 있는 경우 평소 하체 근육을 강화시키는 운동(자전거, 걷기, 수영, 발끼리 부딪치기)을 하는 것이 좋다. 심장에서 보낸 혈액을 하체, 특히 허벅지 근육에서 짜주면서 다시 심장으로 보내주는 역할을 한다.

양쪽 발을 서로 부딪치는 동작을 하면 하지 혈액 순환을 개선시키고 하체 근육을 단련하는 효과가 있어 전신 및 말초혈액순환에 도움이 된다.★★

누운 상태에서 손과 발을 들고 흔들어 주는 진전운동의 경우에도 말초 순환 장애를 개선시킬 수 있다.

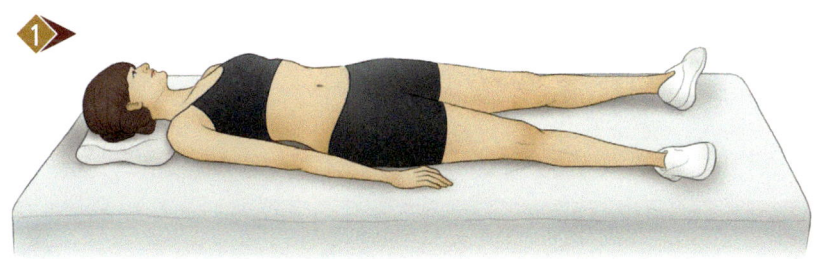

┃똑바로 누운 상태에서 다리를 편안하게 한다.

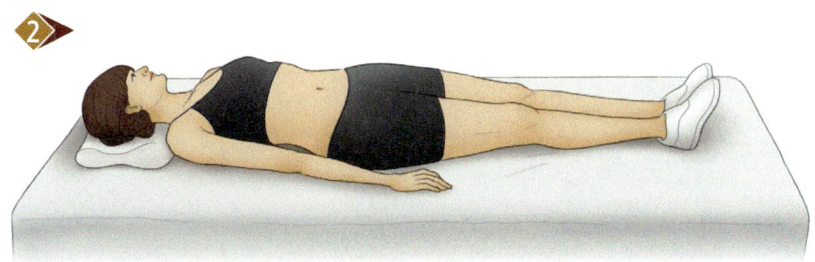

┃다리를 붙이면서 발을 서로 부딪친다.

그림 12-3 수족열감의 운동요법

5) 환자관리

수족 열감도 혈액이 말단 부위에 갔다가 다시 되돌아오지 못해 정체되어 발생한다.
음식중 매운음식들(생강, 강황, 울금, 마늘, 부추, 파, 양파)이 혈액순환을 개선시키는 효과가 좋으므로 자주 먹는 것이 좋다. 카레를 자주 먹는 것도 혈액순환을 도와준다. 그리고 족욕이나 반식욕을 실시하는 것도 혈액순환에 도움을 준다.

치 질

1) 원인

치질(치핵)은 치핵조직이 항문 밖으로 빠져나오는 내치핵과 항문 밖의 치핵조직이 부풀어 올라 덩어리처럼 만져지는 외치핵으로 구분된다.

치질의 원인으로 유전적 소인, 잘못된 배변습관(배변시 과도한 힘 주기와 장기간 변기에 앉아 있는 습관, 변비), 음주 등이 치질을 악화시키는 경우가 많다. 여성들의 경우 임신 및 출산시 골반 혈액 순환이 원활하지 못하고, 항문주위 혈관의 울혈이 발생하기 쉬워 치핵이 생기거나 악화되는 경우가 많다.

특히 변비가 심한 경우 항문주위 정맥에 울혈이 생겨 치질이 되는 경우가 많다.

2) 증상

치핵의 가장 흔한 증상은 출혈과 탈항이다. 배변시 선혈이 묻어 나오는 경우가 대부분이고, 치핵이 진행할수록 항문의 치핵조직이 밖으로 빠져나와서 만져지기도 하며 아주 심한 경우에는 평소에도 항문 밖으로 나와 있기도 한다. 항문이 빠지는 듯한 불편감 및 통증이 있는 경우도 있다.

3) 치료

(1) 한약치료

- 진교창출탕_ 진교, 조각자, 도인 각4g, 창출, 방풍 각3g, 황백, 당귀미, 택사, 빈랑, 대황 각2g
- 消痔方_ 창출 8g, 진피, 후박 각6g, 감초 3g, 산사 8g, 당귀, 지각 각6g, 지유 8g, 형개(초) 6g, 조각자 4g, 진교8g
- 消痔丸_ 창출, 산사, 진피, 후박, 지각, 당귀, 지유 각10g, 진교, 형개(초), 조각자 각 10g, 도인, 빈랑 각8g

(2) 산제 치료

치선액

4) 환자관리

평소 식이섬유와 유산균 제품, 발효식품 등을 자주 먹어 변비가 생기지 않도록 하는 것이 중요하다. 대변을 볼 때 오래 앉아 있을 경우에도 오래되면 치질을 유발할 수 있다.

좌변기에 앉은 상태에서 발의 뒤꿈치를 들어주면 무릎이 올라가게 되고 골반이 사이 각도가 좁아지면서 항문이 좀 더 열리게 되어 변을 쉽게 볼 수 있게 된다.★

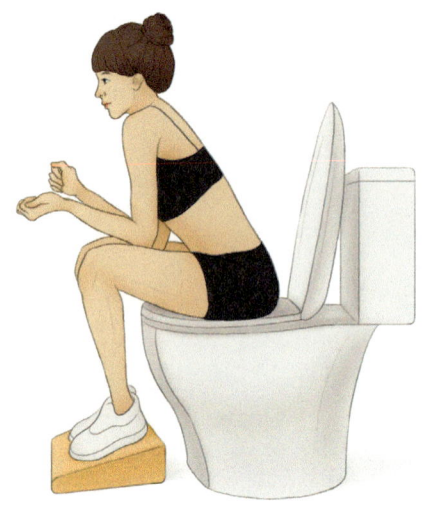
좌변기에 대변을 볼 때 발밑에 작은 받침대를 두고 발을 올리고 변을 보면 항문이 벌어져 변보기가 쉬워진다.

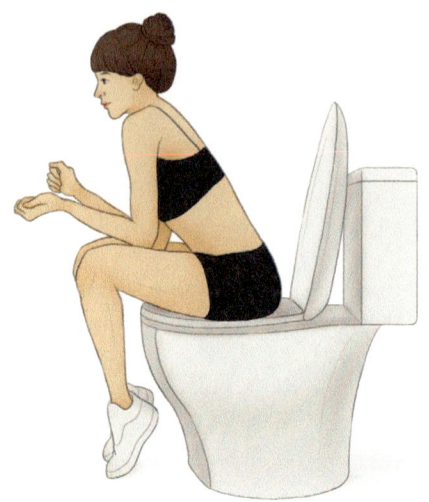
발 받침대가 없을 경우 뒤꿈치를 들면 항문이 좀 더 벌어지게 되어 배변활동이 쉬어 진다.

그림 12-4 변비 치료에 도움이 되는 좌변기 자세(항문을 열어주는 자세)★★

탈모·원형탈모

1) 탈모의 종류

(1) 원형탈모증

원형 탈모증은 모낭과 드물지 않게 조갑을 침범하는 염증성 질환이다. 동전처럼 원형의 모양으로 털이 빠지는 것으로 경계가 뚜렷하기 때문에 쉽게 구별이 되며 대부분이 아무런 증상이 없이 갑자기 나타나는 것이 특징이다. 또 두피 이외에 수염, 눈썹, 속눈썹 기타 부위에서도 나타날 수 있다.

(2) 남성형 탈모증

주로 남성에서 발생하며 머리의 앞부분과 중심부위에 진행성으로 양측모두에 광범위한 탈모를 보이는 경우가 많으며 심한 경우에는 후반 부에 몇 개의 모발만 남기는 경우도 있다.

(3) 여성형 탈모증

여성에서 남성에서 대머리와 유사한 모양의 탈모가 일어날 수 있다. 측두부위가 남성들보다 덜 빠지고 두정부위에서 균등하게 탈모가 된다.

2) 원 인

모발주기의 이상으로 나타나는 탈모는 휴지기 탈모증, 생장기 탈모증, 원형탈모증 등이 있다. 휴지기 탈모증은 내분비 이상, 약물, 다양한 물리적, 정신적 스트레스에 대한 반응으로 나타날 수 있고, 생장기 탈모증은 방사선요법이나 항암제와 관련되어 나타날 수 있다. 원형탈모증은 아직 병인이 불확실하지만 자가면역질환으로 분류되고 있다. 안드로겐탈모증은 남성 호르몬과 유전에 의해 발생하며 국소성 모발 생성 장애 탈모로 분류된다.

3) 치 료

(1) 침치료

① **일반침 치료**

탈모가 진행된 부위에 일반침(0.30×40)을 집중적으로 자침한다.

② 사혈 치료★

　탈모가 진행된 부위에 사혈을 실시하면 혈액순환이 개선되고 세포재생 효과가 있어 치료에 도움이 된다.

③ 약침 치료★★

　HO(홍화씨) 약침이 원형탈모에 매우 효과적이다.

(2) 한약치료

① 한약치료

▶ 가미팔미지황탕 _ 원형탈모증, 세균성탈모증
　팔미지황탕 + 맥문동, 오미자, 황정, 원지, 석창포 각4g

▶ 보혈자음탕 _ 전체탈모증, 원형탈모증
　황정 16g, 사상자, 당귀, 구기자, 숙지황, 백작약, 천궁, 백출, 백복령, 고삼, 파고지, 맥문동, 오미자, 산약, 산수유, 목단피, 택사, 원지 각4g, 황백, 감초 각2g

▶ 탈모환 _ 1개월 분량
　백복령 400g, 인삼 320g, 숙지황 240g, 사인 280g

▶ 발모차 _ 어성초 2, 소엽1, 녹차1의 비율로 다려서 차로 꾸준히 복용하면 탈모치료에 도움이 된다.

② 발모액 치료

　어성초 20g, 소엽 10g, 녹차 10g을 알콜 30도 증류주 1.5리터에 넣어 3개월 발효시킨 후 아침, 저녁에 샴푸 후 두피에 뿌려주면 모발이 자라는데 도움을 줄 수 있다.

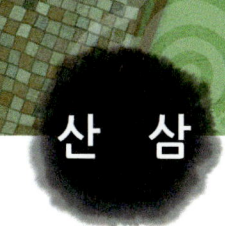

산 삼

1) 산삼의 효능

- 피로회복 _ 원기를 도와 피로를 빨리 풀어주고 기운을 나게 한다.
- 면역기능 강화 _ 면역력을 증진시켜 감기, 비염 등을 예방하는 효과가 있다.
- 통증완화 _ 각종 통증에 대한 통증 개선효과가 뚜렷하다.
- 염증개선 _ 급만성 질환에 대한 염증 개선효과가 있다.
- 혈액순환 개선 _ 혈액순환개선으로 수족냉증을 치료하는 효과가 있다.
- 함암작용 _ 암환자들에게 항암치료의 후유증 감소(구토 증상 개선, 피로회복), 암 진행을 억제하는 작용을 한다.
- 간기능 개선, 알콜 해독 _ 간손상을 회복시키고 알콜 해독을 증진시키는 효과가 있다.
- 노화 억제 _ 항산화작용으로 활성산소를 제거해 노화를 억제하는 효과가 있다.
- 학습능력 증진, 치매 예방 _ 기억력 감퇴를 개선하는 작용이 있어 학습능력을 증진시킨다. 뇌손상을 방어하는 작용을 해서 치매를 예방하는 효과가 있다.
- 혈압강하 _ 지속적으로 복용시 혈압강하 작용이 있다.
- 혈당강하 _ 지속적으로 복용하면 혈당을 강하해서 당뇨병을 개선하는 작용이 있다.
- 우울증, 불면증 개선 _ 스트레스를 줄여주고 화병, 우울증, 불면증 치료에도 도움이 된다.

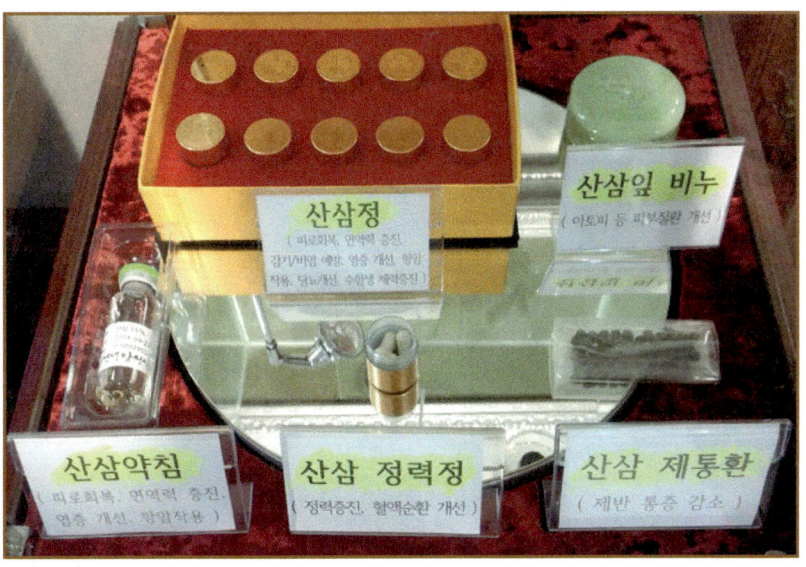

사진 12-6 산삼을 활용한 다양한 제품

2) 산삼 치료의 장점

- **신속한 치료효과**__피로, 염증 질환, 음주 해독, 발기부전 등에 즉각적인 효과를 발휘한다.
- **뛰어난 치료효과**__피로, 각종 염증, 각종 통증, 혈액순환장애, 암 질환에 대한 뛰어난 치료효과가 있다.
- **탁월한 예방효과**__면역기능을 개선시키고 원기를 도와 피로를 풀어주고 감기, 비염 등 각종 질환에 예방효과가 탁월하다.
- **손쉬운 복용법**__산삼제품을 환이나 캡슐형으로 제작해서 간편하게 복용할 수 있다.

3) 산삼 활용 방법

- **산삼정**__피로회복, 면역력 증진, 감기·비염 예방, 염증 개선, 항암 작용, 당뇨개선, 수험생 체력증진·기억력증진
- **산삼정력정**__발기부전 개선, 정력증진, 혈액순환개선
- **산삼제통환**__제반통증 감소
- **산삼약침**__피로회복, 면역력 증진, 염증 개선, 항암작용
- **산삼잎 비누**__아토피 등 피부질환 개선
- **산삼잎 차**__피로회복, 면역력 증진, 혈액순환개선

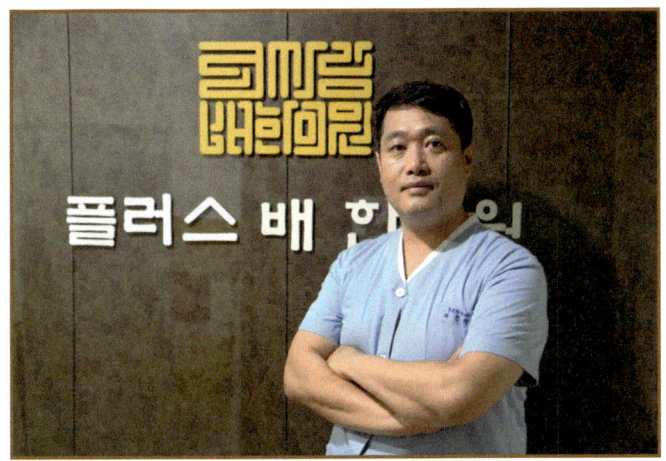

플러스배한의원 원장
한의학박사 **배 진 석**

약 력

- 순천 매산고 졸업
- 상지대학교 한의과대학 졸업
- 동신대학교 한의과대학 석사·박사 취득
- 한방 안이비인후과 인정의
- 대한침구학회 정회원
- 대한약침학회 정회원
- 노인장기요양보험 심사위원
- 누가TLC 의료선교회 총무
- KBS 라디오 방송 건강 상담 한의사
- CBS 라디오 방송 건강 상담 한의사
- 現 플러스배한의원 원장

<플러스배한의원 이념과 목표>

- 최고의 의료와 최선의 서비스를 실행한다.
- 환자와 의료진 모두가 사랑받고 행복할 수 있도록 한다.
- 한의학 발전과 지역 사회의 보건과 봉사에 최선을 다한다.

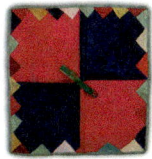

책에 수록된 보자기 사진들은 세계적인 건축가인 안도타다오씨의 소장품으로
한국 전통미의 아름다움을 보여주는 작품들입니다.
아름다운 예술품 사진을 이 책에 수록하는데 협조해 주신
제주 본태박물관 관계자들과 안도타다오씨께 진심어린 감사를 드립니다.

Memo

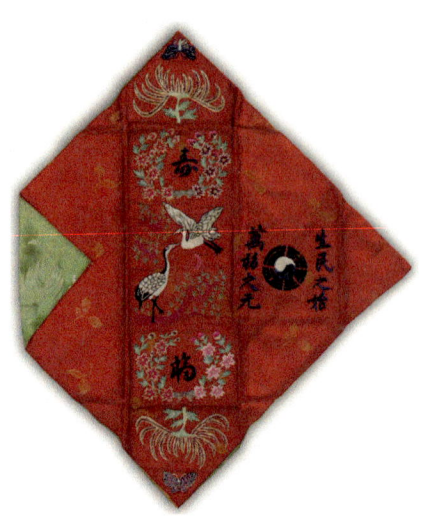

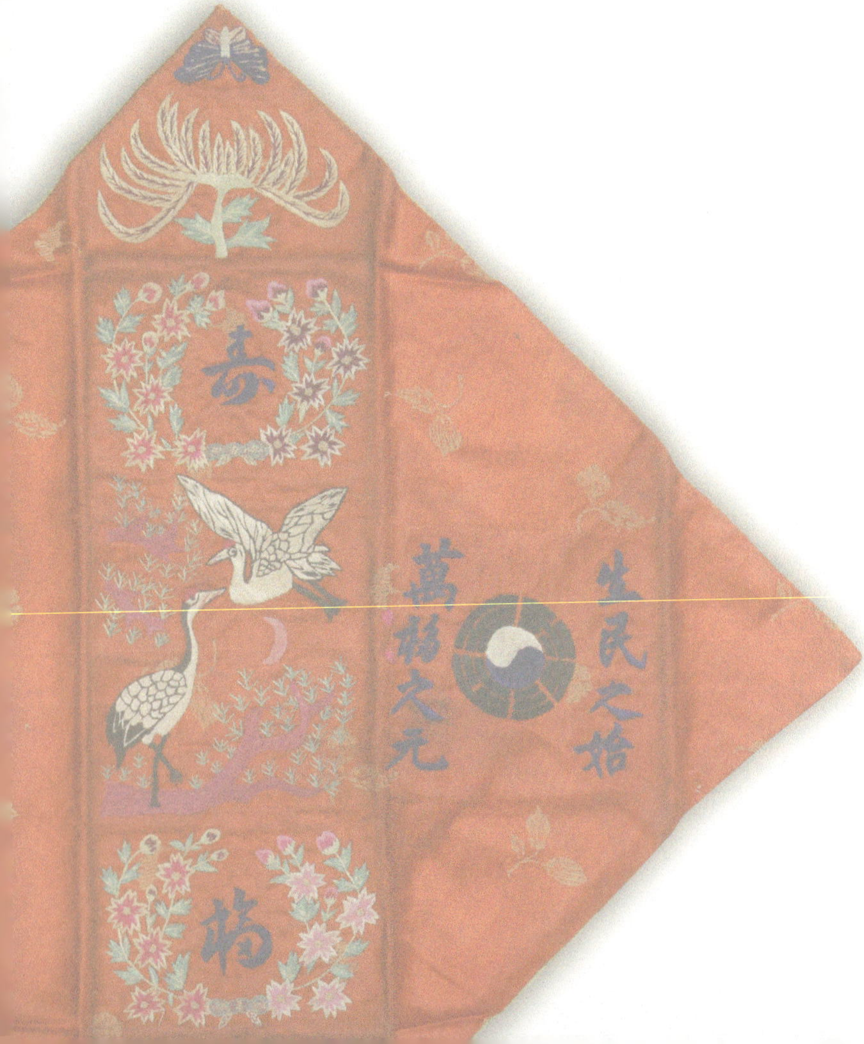

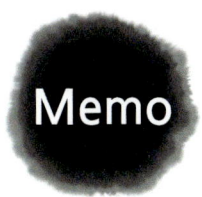

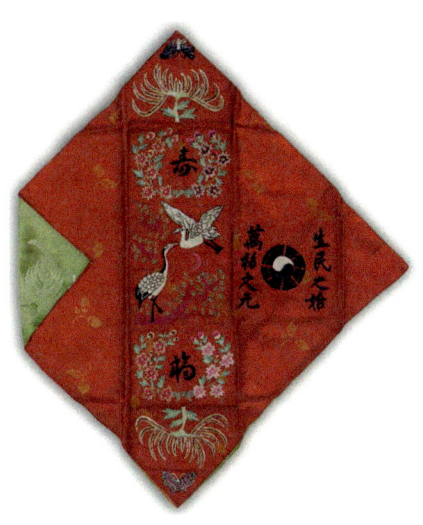

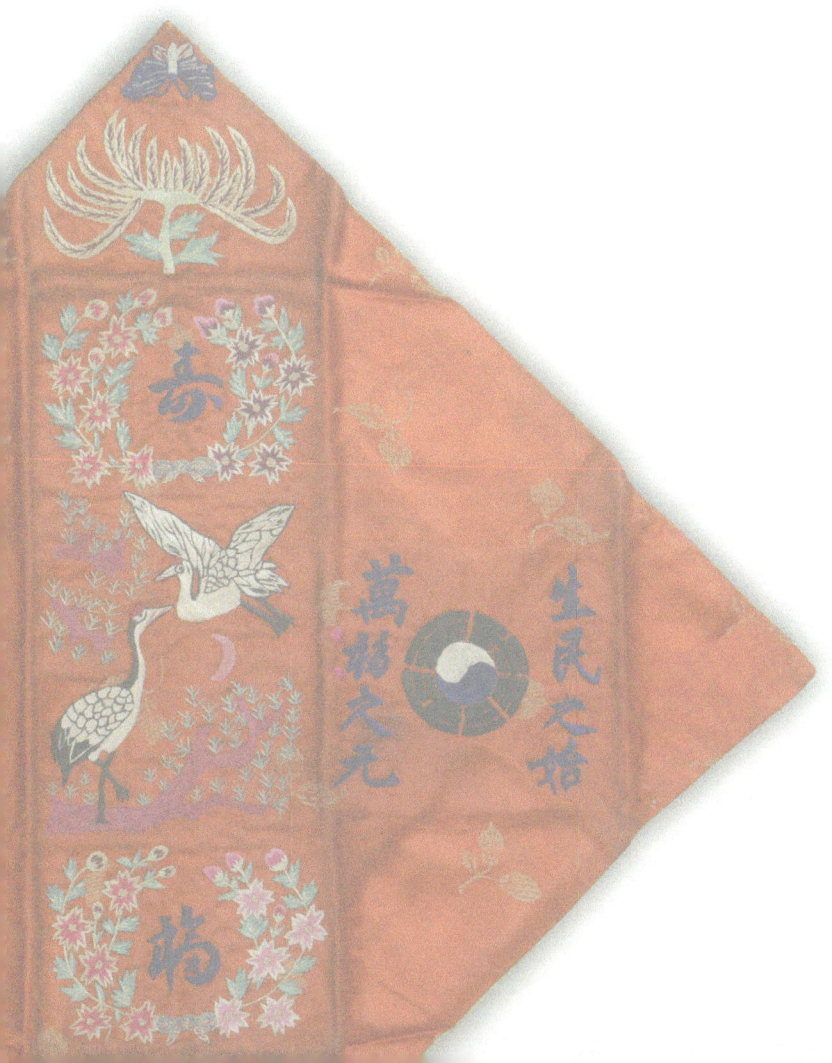

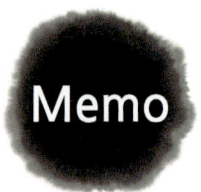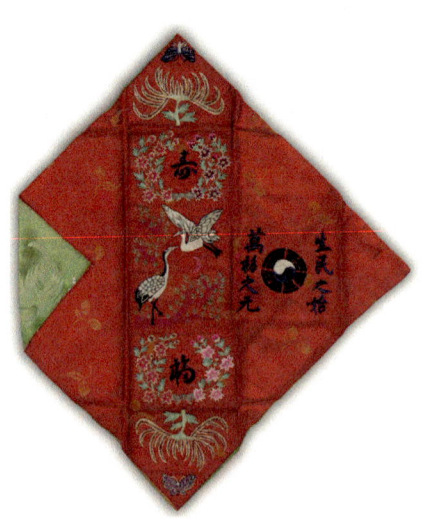

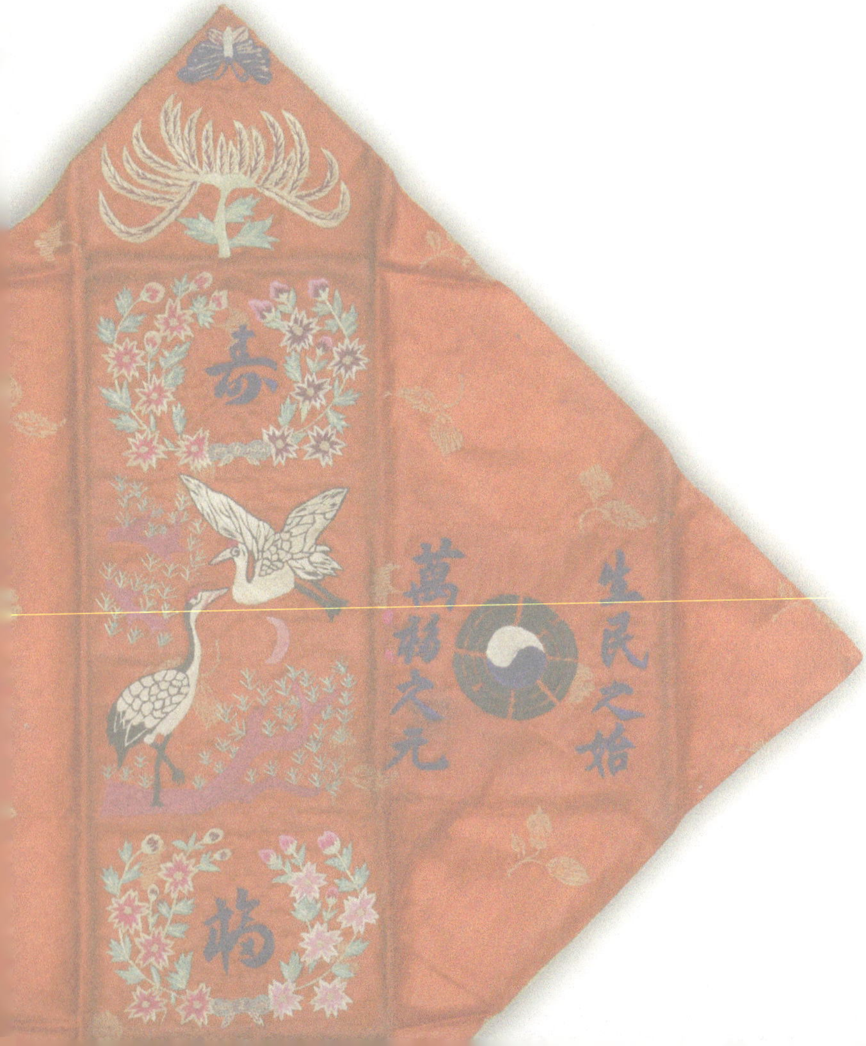

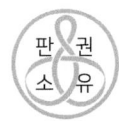

임상 지침서
최강실전한방

2015. 04. 20. 초판발행
2023. 09. 12. 재판발행

저　자 : 배　진　석
발행인 : 김　대　경
발행처 : 도서 의 성 당

주　소 : 서울특별시 강서구 공항대로 222 발산W타워 704호
　　　　1969.12.19. 제11-45호
전　화 : (02) 2666-7771~2
팩　스 : (02) 2607-6071
이메일 : esmedipia@naver.com
홈페이지 : www.esdang.com (의성당)
ISBN : 978-89-97223-49-7-93510

정　가 : 55,000원

이 책은 저작권법에 따라 도보 및 내용을 허락 없이 복사 또는 인용하실 수 없습니다.